BIBLIOTHÈQUE D'HYGIÈNE THÉRAPEUTIQUE

Dirigée par le Professeur PROUST

Hygiène et Thérapeutique
des
Maladies de la Bouche

Dr Cruet

Préface
par le Prof. Lannelongue

PARIS
Masson & Cie

T_C 12

109 XII

HYGIÈNE ET THÉRAPEUTIQUE

DES

MALADIES DE LA BOUCHE

VOLUMES PUBLIÉS OU EN PRÉPARATION :

Hygiène du goutteux (Prof. A. Proust et Dr A. Mathieu).

Hygiène des asthmatiques (Dr Brissaud).

Hygiène de l'obèse (Prof. A. Proust et Dr A. Mathieu).

Hygiène du syphilitique (Dr Bourges).

Hygiène et thérapeutique thermales (Dr Delfau).

Les cures thermales (Dr Delfau).

Hygiène du neurasthénique (Prof. Proust et Dr Ballet).

Hygiène des albuminuriques (Dr Springer).

Hygiène du tuberculeux (Drs Daremberg et Chuquet).

Hygiène et thérapeutique des Maladies de la bouche (Dr Cruet).

Hygiène des Maladies du cœur (Dr Vaquez.)

Hygiène du diabétique (Prof. Proust et Dr Mathieu.)

Hygiène des dyspeptiques (Dr Linossier).

Hygiène thérapeutique des maladies de la peau (Dr Thibierge).

BIBLIOTHÈQUE D'HYGIÈNE THÉRAPEUTIQUE
Dirigée par le professeur PROUST

HYGIÈNE ET THÉRAPEUTIQUE

DES

MALADIES DE LA BOUCHE

PAR

le Dr CRUET

Ancien interne des hôpitaux de Paris

PRÉCÉDÉ D'UNE PRÉFACE

PAR

le Prof. LANNELONGUE

Membre de l'Institut

PARIS

MASSON ET Cie, ÉDITEURS

LIBRAIRES DE L'ACADÉMIE DE MÉDECINE

120, BOULEVARD SAINT-GERMAIN

1899

Tous droits réservés.

PRÉFACE

L'ouvrage d'un de mes anciens internes, que je suis heureux d'avoir à apprécier, est intitulé : Hygiène et Thérapeutique des maladies de la Bouche. Il répond de tous points à son titre. C'est un livre excellent dont les différentes parties sont présentées avec une telle clarté qu'il semble qu'on ait voulu le mettre à la portée de tout le monde. Et pourtant, ce volume, qui présente aussi à un haut degré la marque originale de son auteur, n'est fait que pour le corps médical; il s'inspire uniquement des données actuelles de la Pathologie Générale et des travaux les plus récents des diverses branches de nos connaissances médico-chirurgicales. L'auteur, en s'y révélant comme un clinicien habile et un pathologiste érudit, fait bien vite oublier au lecteur qu'il est un dentiste professionnel, bien que ce dernier puisse y trouver des notions indipensables à l'exercice de son art.

En parcourant la table, on aura une idée des nombreux sujets traités, non pas avec de longs détails, mais avec une concision voulue, et dans la pensée de mettre en relief combien il est utile et presque nécessaire d'appliquer à la bouche une hygiène bien entendue, et des soins éclairés dans le traitement de ses maladies.

Avant d'aborder, très sommairement d'ailleurs, l'examen de quelques questions, qu'il me soit permis de m'arrêter un peu sur le rôle important que Cruet fait à très juste titre jouer à l'infection dans la production des troubles morbides de tout ordre. L'infection polymicrobienne devient ainsi la cause des phlegmons locaux ou ganglionnaires de toutes sortes, des alvéo-périostites, des pulpites, des ostéomyélites, des kystes folliculaires, des accidents de la dent de sagesse, de l'éruption des dents de la première et de la seconde dentition, etc. Sur ce dernier chapitre des accidents de la dentition, je sens le besoin de m'expliquer. Avec Magitot et Galippe, Cruet n'admet pas qu'il y ait des accidents de dentition autres que les accidents locaux. Mais, tandis que Galippe et Magitot, ne pouvant nier les accidents généraux durant la dentition, disent que ce sont des troubles contemporains, Cruet, lui, les rapporte à une infection provoquée par l'éruption dentaire, au moment où la muqueuse gingivale se trouvant très amincie laisse pénétrer certains microbes virulents de la salive.

Il y a plus de vingt ans qu'à propos des ostéites apophysaires et des ostéomyélites pendant la croissance, j'ai émis une opinion à laquelle j'attache d'autant plus d'importance que je la considère comme essentiellement tutélaire et protectrice de la santé des jeunes sujets : à savoir que les phénomènes d'accroissement des os en longueur et en volume, dans tous les sens en un mot, doivent, à l'état normal, s'accomplir absolument sans aucune douleur ni gêne, dans le silence le plus complet et, j'ajoute, le sujet restant dans l'ignorance entière de leur production. Cela veut dire que la croissance du squelette, c'est-à-dire la croissance générale de l'homme, doit se faire en plein calme, et que si la douleur ou une gêne s'y montrent localisées ou assez diffuses, ce sont des troubles morbides qui apparaissent, qui se surajoutent, et qui vont dénaturer en l'exagérant ou en l'entravant le développement régulier du squelette. Dans mon *travail sur les exostoses apophysaires j'avais, en donnant des exemples de chacun d'eux, signalé comme cause de ces troubles, en plus de la fatigue, le rhumatisme, la tuberculose, le traumatisme, les maladies infectieuses*[1].

Les prétendues douleurs de croissance que les parents invoquent si souvent, et qu'on a coutume de considérer comme choses indifférentes et négligeables, sont souvent le début lent et obscur d'une Coxotuberculose, d'un mal de Pott, d'un Rhumatisme osseux plus ou moins accusé; il y a donc lieu de les envisager à leur vraie valeur, sous peine de commettre les plus grosses erreurs à l'égard de ces maladies. L'expérience apprend malheureusement que ces méprises ne sont que trop fréquentes.

Je serais donc très porté à partager l'opinion de Galippe, Magitot et Cruet si l'éruption dentaire se faisait toujours à froid comme l'accroissement des os; mais il n'en est pas ainsi. La dent qui pousse est inaltérable dans sa forme; en quelques jours, elle doit traverser un organe épais, presque inextensible; pour cela, elle le détruit en le comprimant, elle sépare ses élé-

---

[1]. Mémoire sur les exostoses apophysaires pendant la croissance (*Bulletin et Mém. de la Société de chirurgie*, p. 162, 1878).

ments en les refoulant jusqu'à ce que la pellicule épithéliale dernière subisse le même sort et disparaisse à son tour. Il y a là un ensemble de phénomènes à part; la compression exercée par la dent sur la gencive est favorisée souvent par la compression en sens inverse produite par le mâchonnement des sujets, leurs petits doigts ou ceux de la mère, un objet quelconque enfin.

La gencive n'est pas insensible à ces actes mécaniques, traumatiques en réalité; l'enfant le montre souvent aux agacements, aux impatiences qu'il ressent; il peut s'ajouter alors d'autres actes réflexes de diverse nature, des troubles congestifs, c'est-à-dire des dilatations vaso-motrices sur les régions voisines ou plus ou moins éloignées, caractérisées par des rougeurs, des congestions, des effets sécrétoires. Je n'ai aucune répugnance à admettre que chez des enfants nés de parents nerveux à divers titres, alcooliques ou syphilitiques, etc., l'hérédité ne puisse s'affirmer déjà à cet âge par l'apparition de troubles nerveux divers, les convulsions, par exemple, si fréquentes chez les jeunes sujets.

Le chapitre des anomalies dentaires mérite d'attirer l'attention. On y voit d'abord la confirmation du rôle joué par l'hérédité dans la transmission de la variété de l'anomalie; le type est fixé par elle dans chaque espèce. Le fait le plus important qui se dégage de cette étude au point de vue pratique est celui du sort étroit qui unit la dent et le tissu alvéolaire qui l'enserre. Si on enlève la dent, l'alvéole disparaît; il se reforme au contraire solidement autour de la dent qu'on déplace. Il y a en un mot une disposition très heureuse du terrain alvéolaire qui se prête admirablement à des combinaisons de traction, de déplacement et de replacement des dents, réclamées par chaque cas particulier. Le parallèle est intéressant entre le déplacement thérapeutique des dents et l'emploi des appareils redresseurs; l'une et l'autre méthode sont appréciées, et leurs indications thérapeutiques nettement posées. Il y avait là un point délicat à résoudre.

Il n'est pas jusqu'à l'application des rayons de Rœntgen qui ne soit indiquée pour le diagnostic toujours difficile de fusion des racines des dents voisines les unes des autres.

Les spécialistes appellent kystes radiculaires ou périostiques de petites cavités, purulentes le plus souvent, possédant toutes dans leur intérieur un sommet radiculaire, avec ou sans prolification épithéliale. La carie dentaire pénétrante, ou plutôt l'infection qui l'accompagne, *amène ces modifications suppuratives dans l'intérieur de l'alvéole. Sont-ce bien là des kystes, au sens propre de ce mot? J'en ai toujours douté, et j'en doute encore. Je ne vois dans cette affection que les phénomènes ordinaires d'une suppuration infectieuse, enkystée, dans les tissus de l'alvéole transformée en cavité purulente, et la présence accidentelle de masses épithéliales n'est pas un argument de nature à modifier mon opinion, cet épithélium ayant une origine bien connue depuis les recherches de Malassez. Le traitement de cette affection est d'ailleurs bien étudié.*

Je ne puis qu'indiquer sommairement l'intérêt qu'on trouve à lire l'histoire des périostites alvéolo-dentaires des fistules dentaires et de leur traitement et celle plus spéciale de la carie proprement dite, de sa pathogénie microbienne, ou de ses rapports avec le plus ou moins de matière minérale (Galippe), de ses complications multiples.

Le côté opératoire comportait dans l'espèce une étude spéciale de l'anesthésie, et Cruet a mis en relief les grandes ressources que possède aujourd'hui l'anesthésie locale pour ne plus recommander que par exception l'anesthésie générale par le protoxyde d'azote ou le bromure d'éthyle de préférence.

A la suite de l'anesthésie devait se placer l'hygiène des opérations. Dans la bouche le danger des accidents opératoires est au moins aussi grand qu'ailleurs, et contrairement aux préjugés répandus, il comporte des précautions particulières. Ici, en effet, la porte d'entrée est plus difficile à fermer et à rendre impénétrable aux liquides septiques. Tout est donc à envisager, la préparation et les suites opératoires.

Je ne parlerai pas des opérations qui sont d'habitude simples, l'auteur n'envisageant pas la grande chirurgie buccale, mais je rappellerai que, fidèle à son titre, Cruet termine son ouvrage par d'excellents conseils d'hygiène que chacun devrait connaître.

Comme la bouche est exposée à des variations incessantes par les aliments qui y séjournent plus ou moins détériorés, par des hôtes permanents ou de passage, par la nature des sécrétions qui y affluent, il y a lieu de chercher à la mettre à l'abri des influences nocives qui peuvent porter atteinte à l'un quelconque de ses organes, spécialement à l'appareil dentaire, qui paraît être le plus résistant, mais qui est le moins susceptible de se défendre cependant.

C'est là le but que doit atteindre une hygiène

journalière de toute cavité buccale, bien entendue et jamais excessive.

Mais il est utile également de ne pas négliger en les abandonnant à eux-mêmes les groupements humains permanents comme ceux des écoliers ou des militaires. Une surveillance régulière doit y être exercée dans le double but de mieux assurer la conservation individuelle, et d'éviter la propagation des maladies contagieuses qui sévissent parfois épidémiquement dans ces agglomérations.

Lannelongue.

Paris, le 20 octobre 1898.

HYGIÈNE ET THÉRAPEUTIQUE

DES

MALADIES DE LA BOUCHE

PREMIÈRE PARTIE

NOTIONS ANATOMIQUES ET PHYSIOLOGIQUES

CHAPITRE I

Notions anatomiques.

Bouche en général. — La bouche se trouve placée à l'extrémité supérieure du tube digestif dont on peut la considérer comme une dilatation, de même que les fosses nasales semblent constituer la dilatation de l'extrémité supérieure des voies aériennes. C'est une cavité de forme ovalaire, à grand diamètre antéro-postérieur, à petit diamètre vertical. Elle a pour limites : en haut, la voûte palatine qui la sépare des fosses nasales ; en bas, le plancher de la bouche et la langue ; sur les côtés, les joues ; en avant les lèvres, paroi incomplète et mobile, par la boutonnière transversale qu'elles présentent constituent l'ouverture buccale antérieure ; en arrière enfin, les piliers du voile du palais, la luette, la base de la langue forment une paroi très incomplète et limitent l'isthme du gosier.

La bouche se trouve divisée en deux parties bien distinctes par les arcades alvéolaires des mâchoires. La partie située en arrière est la bouche proprement dite ; celle située en avant entre les arcades, les lèvres et les joues, est le vestibule de la bouche. Les deux parties communiquent plus ou moins complètement entre elles suivant l'écartement plus ou moins grand des mâchoires. On remarquera d'ailleurs qu'aucun des diamètres de la cavité buccale n'est fixe, la mobilité des lèvres, des joues et des mâchoires faisant à chaque instant varier leurs dimensions. Lorsque toutes ces parties se rapprochent, au contraire, la bouche n'existe plus pour ainsi dire qu'à l'état de cavité virtuelle, la langue remplissant à elle seule l'espace situé entre les arcades et l'isthme bucco-pharyngien.

Les dimensions, la forme de la cavité buccale présentent des variations ethnologiques et individuelles importantes ; les variations qui résultent de la race affectent particulièrement le diamètre antéro-postérieur : d'une manière générale, ce diamètre augmente à mesure qu'on se rapproche des races inférieures pour produire la disposition connue sous le nom de prognathisme. La disposition contraire, beaucoup plus rare et plutôt individuelle ou anormale, caractérise les opistognathes. Les races supérieures sont orthognathes, c'est-à-dire que les arcades alvéolaires sont verticales et qu'un rapport parfait existe entre les diverses parties de la bouche pour lui donner cet aspect régulier et harmonieux qui n'existe que chez les races blanches.

Les variations individuelles sont pour ainsi dire infinies, quoique susceptibles de classification. Quand elles dépassent certaines limites elles constituent de véritables anomalies et peuvent placer ceux qui les portent dans des conditions particulièrement défavorables, soit pour la genèse des affections de la bouche, soit pour leur traitement. Ce sont celles qui doivent nous intéresser le plus vivement et que nous aurons par la suite à mettre plus particulièrement en lumière.

Vestibule de la bouche. — Le vestibule de la bouche a la forme d'une cavité en fer à cheval, concave en arrière, contournant les arcades alvéolaires qui forment la paroi postérieure rigide, les lèvres et les joues formant sa paroi antérieure mobile. Quand les mâchoires sont rapprochées, le vestibule communique avec la cavité buccale proprement dite par l'espace situé en arrière des dents de sagesse et dans lequel on peut introduire la langue; l'air et les liquides peuvent encore passer d'une cavité dans l'autre par les interstices dentaires; si les mâchoires s'écartent, la communication se trouve largement établie.

La hauteur du vestibule est limitée par le point

où la muqueuse buccale se réfléchit des lèvres et des joues sur les arcades alvéolaires pour former les sillons ou gouttières alvéolaires. De chaque côté du frein, repli formé par la muqueuse sur la ligne médiane, la profondeur du sillon inférieur diminue d'avant en arrière, affectant des rapports divers avec l'extrémité des racines des dents. Au niveau des incisives et des canines, il correspond à leur sommet, mais il se relève au niveau des racines des prémolaires, et surtout des molaires au point de répondre seulement au tiers ou à la moitié de leur hauteur. Comme nous le verrons plus tard, cette disposition a une haute importance au point de vue des déductions pathologiques, thérapeutiques et opératoires.

La gouttière alvéolaire supérieure correspond à peu près au niveau de l'extrémité des racines des dents ou même les dépasse, et suit à peu près le bord inférieur du sinus maxillaire, accessible par cette voie.

Dans l'intérieur du vestibule, sur la paroi externe, se trouve l'orifice du canal de Sténon, qui répond généralement au collet de la deuxième grosse molaire supérieure.

Nous devons maintenant décrire au moins sommairement les diverses parties constituantes de la bouche considérée dans son ensemble et qui comprennent ses parois, son revêtement, ses annexes, son squelette, et les organes pour lesquels elle paraît plus particulièrement constituée, c'est-à-dire les dents et le système dentaire.

Parois de la bouche. — LÈVRES. — Les lèvres

sont formées de deux parois musculo-membraneuses mobiles et contractiles séparées par une fente transversale qui est la fente buccale et réunies de chaque côté au niveau des commissures au delà desquelles elles se confondent avec les joues. Leur hauteur et leur épaisseur offrent de grandes variétés individuelles. A l'état de tonicité et de repos elles doivent s'appliquer immédiatement sur les arcades alvéolaires et les dents et les recouvrir complètement. Avant l'apparition des dents chez le nouveau-né et après leur disparition chez le vieillard, elles forment des replis flottants, appareil de succion parfait pour le premier, signe de décrépitude chez le second. Chez certains individus, les lèvres trop courtes découvrent une partie des dents même à l'état de repos et, lorsqu'elles se contractent, les alvéoles et les gencives. Les lèvres trop grosses, surtout la supérieure, caractérisent certains états constitutionnels comme la scrofulose, et ont alors tendance à se renverser en dehors. Minces et longues, elles sont souvent saisies entre les dents et blessées par des mouvements inconscients qui chez les enfants et même chez quelques adultes deviennent une habitude fâcheuse.

La fente buccale est très variable de largeur et d'amplitude, ce qui produit les grandes et les petites bouches et tous les degrés intermédiaires. Les très petites bouches, plus fréquentes chez la femme, sont particulièrement défavorables lorsqu'il s'agit de soigner les dents, pour toutes les manœuvres nécessaires. Si l'on ajoute que les petites bouches sont généralement dures, c'est-à-dire se contractent avec plus d'énergie et se dilatent plus difficilement que les grandes, on les trouvera peut-être moins enviables, quoique recherchées.

Structure des lèvres. — La peau, en dehors, plus ou moins recouverte de poils; la muqueuse en dedans et sur les bords; au milieu, un substratum essentiellement musculaire qui leur donne l'infinie variété des mouvements; sous la muqueuse, les glandes muqueuses; sous la peau, des follicules pilo-sébacés très nombreux, tels sont les éléments qui constituent les lèvres. Il faut y joindre un tissu cellulo-adipeux très abondant entre la couche musculaire et la muqueuse; des vaisseaux et des nerfs. Les glandes sous-muqueuses forment à la face interne des lèvres, des saillies que la langue perçoit sous forme de nombreuses et petites granulations. Nous n'avons pas à décrire les dix-huit muscles contracteurs et dilatateurs des lèvres; l'entrecroisement de leurs fibres au niveau des commissures rend la déchirure de celles-ci heureusement difficile, de sorte que la dilatation même violente des lèvres nécessitée si souvent par les opérations, n'amène que des tiraillements ou des gerçures de la muqueuse commissurale.

La disposition des vaisseaux et en particulier de l'artère coronaire doit fixer l'attention. Celle-ci forme autour des lèvres, dans le plan sous-muqueux superficiel, près du bord libre, un cercle artériel dont on peut sentir le battement en pinçant le bord entre les doigts. On n'oubliera point cette disposition si l'on ne veut blesser ces vaisseaux dans les manœuvres opératoires qui se font sur la bouche.

Joues. — Les joues forment les parois latérales de la cavité buccale ; leur limite est : en avant, le sillon naso-labial ; en arrière, la branche verticale du maxillaire inférieur ; en haut, la pommette ; en bas, la ligne oblique externe du maxillaire inférieur.

Leur structure ne diffère pas essentiellement de celle des lèvres par ses éléments constitutifs : muscles, peau et muqueuse, glandes et tissu cellulo-adipeux. Ce dernier, particulièrement lâche et abondant, offre un terrain de prédilection à l'envahissement des liquides extravasés dans le phénomène si fréquent de la fluxion.

La boule graisseuse de Bichat, qui n'appartient qu'en partie à la joue, occupe une loge triangulaire qui correspond à l'espace situé en arrière des dents de sagesse. Chez certains individus elle prend un grand développement et se trouve chassée en dedans par le jeu des muscles. Lorsque cette disposition, si fréquente chez le vieillard, existe, elle constitue un obstacle absolu à l'application des pièces de prothèse à ressorts.

Le canal de Sténon, que nous avons vu s'ouvrir au niveau de la seconde molaire supérieure, se dirige suivant une ligne qui va du lobule de l'oreille à la commissure labiale, disposition qu'il faut se rappeler dans les opérations qu'on peut avoir à pratiquer sur les joues.

VOUTE PALATINE. — Limitée en avant et sur les côtés par la partie interne de l'arcade alvéolaire supérieure et continuée en arrière par le voile du palais, la voûte palatine forme le plancher supérieur rigide de la bouche. La ligne médiane antéro-postérieure ou *raphé* qui, à l'état normal, présente à peine un léger relief, se soulève parfois en une crête plus ou moin saillante et dure qui peut mettre un sérieux obstacle à l'application des pièces dites à succion. Il ne faut pas confondre celle-ci avec les saillies quelquefois très prononcées en lignes obliques des papilles muqueuses qui, par le développement de leur surface molle, offrent au contraire un excellent terrain pour ces même appareils.

Les diamètres et les courbures de la voûte palatine présentent de grandes variétés. Lorsque sa hauteur ou sa profondeur augmente, le diamètre transversal diminue et inversement. Les voûtes palatines très profondes correspondent à des bouches étroites mais souvent aussi à des dents mal placées et même parfois à une véritable atrésie du maxillaire supérieur.

Dans la *structure* de la voûte palatine, il faut considérer particulièrement la charpente osseuse, la muqueuse et les vaisseaux.

La charpente osseuse est formée par la réunion des apophyses palatines des maxillaires supérieurs, des lames horizontales des deux os palatins et des deux os intermaxillaires ou incisifs. Elle est beaucoup plus épaisse en avant qu'en arrière.

Le périoste, dur, épais et résistant, est très adhérent aux os de la voûte, particulièrement sur les parties latérales et antérieure; beaucoup moins en arrière et sur la ligne médiane.

La muqueuse, très épaisse également et adhérente au périoste, forme avec celui-ci, sur la voûte, un revêtement dur et compact, très bien approprié à ses fonctions, qui consistent à résister aux pressions alimentaires.

Cette disposition du périoste et de la muqueuse a des conséquences en pathologie buccale. Les abcès d'origine dentaire qui se produisent du côté la voûte palatine sont particulièrement douloureux en raison de la résistance qu'ils éprouvent, après avoir détruit la paroi alvéolaire, à soulever le périoste et la muqueuse et à les traverser ensuite. Il est rare, d'ailleurs, qu'ils restent confinés au voisinage de la dent d'origine; ils ont presque toujours tendance à se rapprocher de la ligne médiane où ils trouvent moins de résistance pour se développer.

Les artères de la voûte palatine, venues de la maxillaire interne, pénètrent par l'orifice inférieur du canal palatin postérieur.

La *palatine postérieure* se distribue au voile du palais.

La *palatine antérieure* se dirige en avant, immédiatement située sous le périoste, pour aller s'anastomoser avec sa congénère au niveau du trou palatin antérieur.

Dans les incisions profondes de la voûte palatine, on ne devra pas oublier la direction antéropostérieure de ces vaisseaux.

Plancher de la bouche. — Le plancher buccal, encadré dans la concavité du maxillaire inférieur, est formé par toutes les parties molles comprises entre la muqueuse et la peau : muscles surtout, vaisseaux et nerfs.

La langue dont nous parlons plus loin en est comme une expansion et le recouvre en totalité.

La partie libre du plancher de la bouche, entre la langue et la concavité du maxillaire inférieur, forme le sillon alvéolo-lingual. Sur la ligne médiane, le sillon est interrompu par le frein de la langue, repli de la muqueuse plus ou moins lâche, qui s'étend des apophyses géni à la face inférieure de la langue. De chaque côté du frein la muqueuse est soulevée par la saillie des glandes sublinguales, dont l'orifice, qui termine le canal de Warthon, vient s'ouvrir sur un mamelon, la caroncule.

Les vaisseaux et nerfs cheminent dans le tissu cellulo-graisseux très abondant du plancher de la bouche, se divisent et se distribuent dans les différents plans musculaires ; il est souvent très difficile de les éviter dans les incisions du plancher.

Langue. — Invaginée dans la muqueuse buccale qui affecte à son niveau des caractères particuliers, la langue est un organe musculo-membraneux, à fonctions multiples et également importantes de préhension, de mastication, de goût, de tact et de phonation. La portion libre ou buccale de la langue a la forme d'un cône aplati verticalement dont le sommet répond à la face postérieure des incisives.

La face supérieure de la langue est hérissée de papilles qui présentent surtout un grand développement en arrière, de chaque côté du trou borgne ou foramen cœcum de Morgagni.

La face inférieure, lisse, est recouverte d'une muqueuse qui se continue avec celle du plancher inférieur de la bouche.

Les bords de la langue, minces en avant, plus épais en arrière, portent parfois la trace des espaces inter-dentaires, sous forme de saillies et de sillons, disposition en rapport surtout avec le volume exagéré de la langue, ou certaines altérations de la muqueuse.

Il serait trop long de décrire ici les moyens de fixité de la langue, son squelette fibreux, les muscles innombrables qui forment sa masse, non plus que le trajet compliqué de leurs vaisseaux ou de leurs nerfs. Signalons à la face inférieure de la langue le réseau des veines très apparentes, surtout les veines ranines, de chaque côté de la ligne médiane.

Muqueuse buccale. — La muqueuse buccale revêt la cavité buccale proprement dite et le vestibule de la bouche, continue à elle-même en arrière des dents de sagesse, et se confondant au niveau des arcades alvéolaires et des dents sous le nom de gencives, avec les ligaments dentaires. Sur le bord des lèvres elle se continue avec la peau dont elle prend peu à peu les caractères. Enfin elle pénètre dans les glandes qui s'ouvrent à sa surface pour constituer la paroi interne de leurs canaux excréteurs.

Dans le vestibule de la bouche, elle forme sur la ligne médiane deux replis ou filet des lèvres, beaucoup plus prononcé à la lèvre supérieure. Parfois même celui-ci, très épais et très long, vient s'insérer à sa partie inférieure entre les deux incisives médianes qu'il écarte par une disposition anormale ou un défaut de soudure des os incisifs.

Les parties de la muqueuse qui recouvrent la face interne des lèvres, des joues et même une partie du plancher de la bouche, présentent des caractères à peu près semblables soit au point de vue de l'épaisseur, de la consistance et de la structure. Sur ces points, lisse, mince et généralement peu adhérente, elle est formée d'un épithélium pavimenteux stratifié recouvrant un derme où les fibres élastiques s'entrecroisent aux faisceaux abondants du tissu conjonctif. L'aspect bosselé qu'elle présente est dû aux nombreuses saillies que font à sa surface les glandes sous-jacentes.

En deux points, la muqueuse buccale prend des caractères très différentiels, en raison des fonctions particulières qu'elle doit remplir et de sa structure. Elle doit y être étudiée à part. Nous voulons parler de la muqueuse gingivale ou des gencives et de la muqueuse linguale. Nous ne reviendrons pas sur les particularités de la muqueuse palatine.

Gencives. — Extérieurement, les gencives se présentent sous forme d'un bourrelet blanc rosé, échancré et festonné à sa partie libre qui répond au collet des dents, et se continuant en changeant de consistance avec la muqueuse de la face interne des lèvres et des joues, du plancher de la bouche et de la voûte palatine. C'est une fibro-muqueuse. Chez le nouveau-né, avant l'apparition des dents, elle recouvre le bord libre des arcades alvéolaires, disposition qu'elle reprend après leur chute chez le vieillard. Mais, lorsque les dents existent, la muqueuse arrivant au bord libre des alvéoles se divise en deux lames; une profonde, qui forme le périoste ou plutôt les ligaments dentaires; l'autre, superficielle, qui entoure le collet de la dent en forme de manchon et se continue dans les espaces interdentaires avec le reste de la muqueuse.

Plus dure, plus épaisse, plus adhérente aux parties profondes que la muqueuse des parties voisines, celle des gencives s'en distingue encore par sa stucture. On y remarque l'absence complète de fibres élastiques et de glandes[1]; par contre on y trouve des papilles nombreuses et volumineuses et un tissu conjonctif abondant qui se confond intimement avec le ligament dentaire à sa partie profonde, ce qui explique l'intime rapport qui peut exister entre les affections des gencives et celles des alvéoles. Cette structure spéciale de la gencive explique aussi que, si elle participe souvent aux affections générales de la bouche, elle a ses maladies particulières.

Les gencives sont riches en vaisseaux qui,

---

1. Les glandes dites de Serres n'existent pas : ce sont de simples amas d'épithelium.

venus des artères et veines voisines, forment un réseau abondant et très fourni. Les lymphatiques vont aux ganglions carotidiens. Les nerfs sont relativement peu abondants, ce qui explique le peu de sensibilité des gencives à l'état normal ; à l'état pathologique, il est vrai, cette sensibilité se développe singulièrement.

Muqueuse linguale. — En passant sur la langue, qu'elle enveloppe comme un étui, la muqueuse buccale, ou plutôt bucco-pharyngée, prend des caractères particuliers d'épaisseur, d'adhérence et de structure qui lui donnent un aspect spécial et des propriétés nouvelles répondant à ses multiples fonctions.

Blanche rosée à la face dorsale de la langue, elle devient plus rouge sur les bords et la face inférieure. On sait d'ailleurs à quelles variations est sujette cette couleur, surtout à la face dorsale dans les cas de maladies et même à l'état normal.

Très épaisse à la face dorsale et d'une épaisseur qui va en diminuant sur les parties latérales, la muqueuse est presque transparente à la face inférieure où elle laisse apercevoir les vaisseaux.

Mais ce qui caractérise au plus haut degré la muqueuse buccale, c'est la présence des papilles dont le nombre et le volume sont également remarquables. Ces papilles se distinguent depuis Albinus en grandes, petites et moyennes. Les petites ou *filiformes* ne dépassent guère la surface épithéliale qui les dissimule. Les grandes, ou *papilles caliciformes*, occupent un siège spécial, le

V lingual, situé entre la portion buccale de la langue et la portion pharyngienne. Les papilles caliciformes sont au nombre de dix environ et peuvent être aperçues lorsque la langue est tirée hors de la bouche; chez quelques individus, ces papilles sont si volumineuses, même à l'état normal, qu'elles apparaissent comme de petites tumeurs et donnent à la région qu'elles occupent un aspect particulier, souvent confondu par des esprits inquiets avec un état pathologique : c'est la maladie imaginaire de la langue (Poyet). Cette prétendue affection peut aussi provenir de l'apparence des follicules linguaux ou amygdales linguales, sorte de tissu lymphoïde constituant des saillies visibles séparées par des dépressions plus ou moins profondes à la base de la langue.

Les *papilles moyennes* ou *fungiformes* existent surtout dans les deux tiers antérieurs de la face dorsale de la langue et à la pointe.

Structure de la muqueuse buccale. — L'épithélium est pavimenteux à trois couches : *couche superficielle* de cellules aplaties; *couche moyenne* de cellules polyédriques; *couche profonde* de cellules dentelées. L'épithélium lingual régresse et se détruit avec une grande rapidité et mue continuellement. Drach a démontré que c'était surtout dans la couche profonde que résidait l'activité génératrice de cet épithélium.

Glandes. — La langue est pourvue d'un riche appareil glandulaire du groupe acineux. Elles sont ou muqueuses, c'est-à-dire sécrétant un liquide riche en mucine, ou séreuses avec sécrétion aqueuse et riche en albumine. Ces glandes séreuses, annexées en grand nombre aux papilles de la langue et pourvues de nerfs, jouent, d'après Ranvier, un rôle important dans la perception des saveurs.

Vaisseaux. — Les artères sont communes à la muqueuse et aux muscles; le réseau veineux très abondant donne à certaines régions de la partie inférieure de la langue l'apparence de tissu érectile. Les lymphatiques forment un riche réseau particulier autour des papilles et se rendent presque tous aux ganglions sus-hyoïdiens et jugulaires.

Nerfs. — La richesse nerveuse de la muqueuse linguale rend compte de ses doubles fonctions de tact et de goût et de son extrême sensibilité sous toutes les formes. Nous n'avons pas à décrire les terminaisons nerveuses dans les corpuscules du tact analogues à ceux de la peau, corpuscules de Pacini, de Kraus et de Erbst, ni dans les corpuscules du goût des papilles. Qu'il nous suffise de dire que ces nerfs viennent du lingual pour les deux tiers antérieurs de la langue et du glosso-pharyngien pour la région du V lingual et de la base.

Glandes annexes de la bouche. — Ce sont les glandes salivaires. Elles ne nous intéressent que par le liquide qu'elles sécrètent, la salive, et par l'ouverture de leurs canaux excréteurs à la surface de la muqueuse. Nous en parlerons plus utilement plus loin en étudiant le milieu buccal.

Squelette de la bouche. — Le squelette de la bouche est principalement, sinon uniquement constitué par les os maxillaires supérieurs et inférieurs qui forment les points d'attache et de support des parties que nous avons déjà décrites. Ces os appartiennent surtout à la bouche par leur bord libre ou arcades alvéolaires qui contiennent les dents.

La portion fixe du squelette buccal est formée par la réunion des deux os maxillaires supérieurs qui sont l'enclume sur laquelle vient frapper, dans l'acte de la mastication, le maxillaire inférieur, portion mobile.

Os maxillaires supérieurs. — L'apophyse alvéolaire du maxillaire seule fait, à proprement parler, partie de la cavité buccale; elle représente un bord large, épais, dont la courbure, en s'adaptant à la courbure de l'os homologue, forme l'arcade alvéolaire supérieure; en réalité, ce bord est formé de deux lames osseuses aplaties, réunies par des cloisons transversales limitant des cavités destinées à recevoir les racines des dents. La lame alvéolaire interne est beaucoup plus résistante que l'externe, qui se laisse facilement distendre, d'où l'indication, lorsqu'on arrache les dents supérieures, et en particulier les molaires, de les incliner d'abord en dehors.

La face externe de l'apophyse alvéolaire présente de nombreuses saillies répondant aux racines des dents. La plus considérable, l'éminence canine, correspond à la dent de ce nom en arrière de laquelle se trouve une dépression, la fosse canine, point d'élection souvent choisi pour l'ouverture du sinus.

La face antérieure de l'os maxillaire présente, au-dessous du rebord orbitaire, le trou sous-orbitaire, qui donne passage aux vaisseaux et nerfs sous-orbitaires, siège fréquent des névralgies faciales d'origine dentaire; point d'émergence qu'on doit éviter d'atteindre dans les opérations pratiquées extérieurement sur les sinus.

Le corps du maxillaire est creusé d'une cavité remplie d'air, tapissée sur le vivant par un prolongement de la muqueuse pituitaire : c'est le sinus maxillaire. Celui-ci est si fréquemment atteint secondairement dans les affections des dents, que nous devons indiquer ses rapports anatomiques.

Sinus maxillaire. — Sa forme est celle du corps même de l'os, c'est une pyramide dont la base regarde les fosses nasales. Son volume, sa capacité plus grands chez l'adulte que chez l'enfant, sont très variables chez les différents sujets, et peuvent même varier d'un côté à l'autre chez le même individu. Plus souvent, sa cavité est libre et unique, parfois elle est divisée en loges plus ou moins nombreuses par des cloisons perpendiculaires aux parois; cette disposition en loges distinctes et sans communications entre elles rend compte de la difficulté du traitement de certains empyèmes. Les cloisons peuvent d'ailleurs être incomplètes et les loges communiquer entre elles.

Sur la base du sinus, on remarque l'orifice qui s'ouvre dans le méat moyen des fosses nasales; cet orifice, presque toujours très étroit sur le vivant et assez difficilement accessible par les fosses nasales, est, on le remarquera, situé sur un point trop élevé du sinus pour offrir une issue favorable aux liquides accumulés dans sa cavité. C'est cependant leur évacuation par cet orifice, lorsque le sinus est rempli, qui attire le plus souvent l'attention sur les sinusites suppurantes.

Le plancher du sinus présente une surface inégale, bosselée par des saillies correspondant aux dents molaires. Les racines de ces dents ne sont généralement recouvertes à ce niveau que par une très mince couche osseuse, parfois même uniquement par la muqueuse. Les dents qui sont dans le rapport le plus intime avec le sinus sont la première et la seconde molaire ; mais la racine de la dent de sagesse et même celles des prémolaires et de la canine peuvent pénétrer dans sa cavité.

Dans l'ordre que nous indiquons, les affections, en particulier les abcès des racines, peuvent donc médiatement ou immédiatement déterminer des accidents du côté du sinus.

Les autres parois du sinus, y compris la paroi supérieure ou orbitaire, sont minces et faibles. Aussi n'est-il pas rare de voir la compression intérieure, produite par l'accumulation des liquides pathologiques, se traduire du côté de l'œil par des phénomènes plus ou moins graves, névralgies violentes, exophtalmie, etc. Certains kystes radiculaires, au contraire, développés en dehors du sinus, dépriment parfois la paroi externe sans la perforer, au point d'effacer complètement la cavité propre du sinus et, dans ce cas, le diagnostic peut présenter les plus grandes difficultés.

MAXILLAIRE INFÉRIEUR. — Partie mobile du squelette de la bouche, le maxillaire inférieur est surtout destiné à recevoir les dents qui, dans le mouvement de la mastication, viennent frapper les dents homologues de la mâchoire supérieure. Il a la forme d'un fer à cheval à courbure parabolique, aplati transversalement, dont les extrémités se relèvent pour former de chaque côté la branche ascendante du maxillaire.

La face externe de l'os est interrompue sur la ligne médiane par une saillie rugueuse, la symphyse du menton. Le trou mentonnier, terminaison du canal dentaire inférieur, s'ouvre chez l'adulte à égale distance des deux bords en un point qui correspond à l'interstice des deux prémolaires. Dans l'ouverture des abcès auxquels peuvent donner lieu ces dents, il faut penser à éviter le nerf mentonnier et les vaisseaux qui pourraient être atteints.

Le bord supérieur ou alvéolaire de l'os présente à peu près les mêmes particularités de structure que le bord de la mâchoire supérieure : une série de loges, séparées par des cloisons poreuses, reçoivent les racines des dents et les enveloppent exactement. La paroi externe de la portion alvéolaire se renforce singulièrement et s'épaissit au niveau des secondes molaires et de la dent de sagesse, là où se termine la ligne oblique externe du maxillaire inférieur.

L'articulation temporo-maxillaire qui réunit les

deux mâchoires est formée de deux condyles reçus dans les cavités glénoïdes des temporaux. Les ligaments qui retiennent ces parties sont assez lâches pour permettre à l'articulation de grandes variétés de mouvements. Chez certains individus même, la mâchoire inférieure se luxe avec une grande facilité, comme, par exemple, dans l'acte du bâillement ou lorsque le traitement des dents nécessite l'écartement des mâchoires. Mais si les condyles se portent facilement en avant de la cavité glénoïde ils ne peuvent être portés en arrière. Le rapport exact des deux mâchoires et des dents n'existe donc que lorsque le condyle occupe sa cavité articulaire.

Système dentaire. — Le système dentaire comprend l'étude des dents et de leur articulation ou des ligaments dentaires plus connus sous le nom de périoste alvéolo-dentaire.

Dents. — Les dents sont des masses dures fixées sur le bord des mâchoires et destinées à la préhension et à la mastication des aliments. Si, par leur aspect, elles se rapprochent des os, elles s'en éloignent par leur origine et leur développement.

Les dents, implantées dans les alvéoles, s'élèvent toutes au même niveau ; elles sont en contiguïté parfaite à l'état normal, laissant entre elles, sur le squelette, un léger espace près du collet, rempli sur le vivant par les prolongements des gencives. Elles sont disposées sur une ligne parabolique dont le rayon est plus grand à la mâchoire supérieure, ce qui fait que, lorsque la bouche se ferme, les incisives supérieures passent en avant des inférieures et que les molaires supérieures débordent les inférieures par leur tubercule externe. En outre, les dents des deux mâchoires, au lieu de se correspondre dans la ligne verticale, se dépassent mutuellement, c'est-à-dire qu'une dent de la mâchoire supérieure répond toujours à deux dents de la mâchoire inférieure et réciproquement. Heureuse disposition qui fait que l'absence d'une dent unique ne prive pas complètement la dent homologue d'antagoniste.

Chaque dent se divise en trois parties : la couronne, le collet et la racine. La couronne, placée en dehors de l'alvéole et de la gencive, est recouverte par l'émail. La racine contenue dans l'alvéole est recouverte par le cément. Le collet n'est qu'une ligne séparant ces deux parties et répond au bord de la gencive.

D'une manière générale, les dents étant situées sur une ligne courbe et en contiguïté, on peut établir qu'elles sont plus larges sur leur face labiale ou externe que sur leur face interne ou linguale. C'est une notion qu'il ne faut pas perdre de vue lorsqu'il s'agit de pratiquer l'extraction d'une dent et en particulier d'une molaire ; on comprend que le renversement en dedans de ces organes pourrait avoir de graves inconvénients par l'écartement des dents voisines qu'il doit inévitablement produire.

Par leur forme et leur volume, les dents se différencient en incisives, canines, prémolaires et molaires.

Incisives. — Elles sont au nombre de quatre à

chaque mâchoire : deux centrales, deux latérales ; les premières plus volumineuses que les secondes ; toutes ayant la forme d'un cône plus ou moins régulier. A la mâchoire supérieure, les racines des incisives sont plus exactement coniques, *pivotantes*. Aussi, ces dents doivent-elles être mobilisées dans l'extraction par des mouvements alternatifs de rotation. Les incisives inférieures, plus longues et aplaties transversalement, surtout au niveau de leur racine, doivent être mobilisées par des mouvements antéro-postérieurs.

Les *canines* ou *cuspidées*, plus volumineuses, à couronne arrondie, présentent aux deux mâchoires une racine conique et pivotante et doivent s'extraire comme les incisives inférieures.

Les *prémolaires* ou *bicuspidées* sont au nombre de huit, quatre en haut, quatre en bas. Les prémolaires supérieures ont une racine très aplatie transversalement, souvent bifide dans toute ou partie de sa longueur. Ces extrémités radiculaires très effilées se fracturent fréquemment lorsque l'extraction est devenue nécessaire. Les canaux de ces mêmes racines sont souvent imperméables même aux instruments les plus fins. Les racines des bicuspidées inférieures sont plus arrondies, presque toujours uniques, avec un seul canal radiculaire.

Les *grosses molaires supérieures*, au nombre de trois de chaque côté, ont une couronne de forme cubique, à quatre tubercules presque égaux. Les racines sont au nombre de trois, deux externes et une interne ou palatine, plus grosse.

La dent de sagesse supérieure est généralement plus petite que les autres molaires, à tubercules effacés, avec une racine souvent unique résultant de la réunion des trois racines.

Les *grosses molaires inférieures*, au nombre de trois également de chaque côté, présentent cinq tubercules sur leur couronne. Leurs deux racines, aplaties dans le sens antéro-postérieur, sont généralement pourvues chacune de deux canaux radiculaires. La troisième molaire ou dent de sagesse inférieure présente souvent de nombreuses irrégularités, soit dans sa couronne, soit dans sa racine, chez les civilisés. On ne retrouve plus guère sa forme typique que chez les races inférieures.

Dents de lait. — Nous n'avons parlé jusqu'ici que des dents permanentes ; il nous faut dire au moins quelques mots des dents de lait. Celles-ci, au nombre de vingt seulement, comprennent quatre incisives, deux canines et quatre prémolaires à chaque mâchoire. Elles se distinguent des dents permanentes correspondantes par les principaux caractères suivants : elles sont plus courtes, petites, avec un bourrelet d'émail près du collet. Une couronne plus épaisse, comme ventrue, avec des bords et des tubercules mousses, comme usés. Leur couleur est plus transparente.

Les prémolaires de lait ressemblent plutôt aux molaires permanentes avec un tubercule en moins; elles ont d'ailleurs trois racines en haut et deux en bas.

Si la distinction entre les dents permanentes et

les dents de lait est en général facile pour le spécialiste, elles n'est pas toujours faite par le médecin dont l'expérience est insuffisante.

Tissus dentaires. — Les dents se composent de tissus durs et de tissus mous. Les tissus durs sont l'émail, la dentine ou ivoire, le cément.

Les tissus mous sont formés par la papille ou pulpe dentaire.

Émail. — L'émail recouvre la couronne des dents jusqu'au collet. C'est le plus dur et le plus dense des tissus humains. Tissu protecteur par excellence, recouvert lui-même d'une membrane très résistante, la membrane de Nasmyth, il offre un aspect lisse et poli, malheureusement interrompu souvent par des fissures s'enfonçant jusqu'à la dentine et qui sont les voies de pénétration habituelles de la carie. On y rencontre, comme dans l'ivoire, des espaces lacunaires, plus considérables chez certains individus et qui deviennent pour la carie des points de moindre résistance.

Ivoire ou Dentine. — L'ivoire constitue la masse principale de la dent; il lui donne sa forme et sur lui se moulent l'émail de la couronne et le cément de la racine. Il enveloppe la pulpe. Sa densité, inférieure à celle de l'émail mais supérieure à celle du tissu osseux, subit très peu de variations individuelles, à l'état normal ou même pathologique, et le rôle qu'on a voulu faire jouer pour la production de la carie à ces variations de la densité semble avoir été très exagéré.

L'ivoire se compose essentiellement de tubes ou canalicules dentinaires parcourus par les fibrilles de Tomes émanées de la pulpe et qui ne sont probablement autres que des organes de sensibilité.

Une disposition du tissu dentinaire qui nous semble jouer un très grand rôle dans la prédisposition aux caries est la présence des espaces interglobulaires ou lacunes de l'ivoire, points où la calcification semble imparfaite, et où les vides existants sont remplis d'une substance plus molle que l'ivoire.

Cément. — Le cément est le tissu qui enveloppe les racines des dents. Mince au niveau du collet, il s'épaissit en se rapprochant du sommet des racines. Il est très analogue au tissu osseux par sa structure et sa composition chimique. On y trouve, en effet, des corpuscules osseux, des canalicules de Havers et même des vaisseaux. A l'état pathologique il présente des altérations semblables à celles du tissu osseux : résorption, exostose, etc.... Les vaisseaux viennent du périoste alvéolo-dentaire.

Pulpe dentaire. — La pulpe dentaire occupe la partie centrale de la dent dont elle est l'organe formateur. C'est elle qui donne à l'ivoire sa sensibilité et une partie de sa vitalité. Ses caractères se modifient beaucoup suivant l'âge. Molle et volumineuse chez l'enfant, de volume moyen chez l'adulte, elle diminue beaucoup chez le vieillard ou même se transforme en tissu dur. Les états pathologiques de la dent, et en particulier la carie, ont sur sa constitution la plus grande influence.

Les vaisseaux et les nerfs pénètrent dans la

pulpe par le sommet des racines au niveau du foramen, dont le calibre varie avec l'âge comme le volume de la pulpe elle-même.

PÉRIOSTE ALVÉOLO-DENTAIRE OU LIGAMENT DENTAIRE. — C'est la membrane fibro-élastique qui tapisse l'alvéole, d'une part, et la racine de la dent ou plutôt le cément, d'autre part. Se confondant avec la gencive au niveau du collet des dents, il se termine par une sorte de gaine fibreuse qui accompagne les vaisseaux et les nerfs au moment où ils pénètrent dans le foramen pour former le tissu cellulaire de la pulpe. Il constitue avec l'alvéole et la dent une articulation véritable qui a été rangée dans la classe des gomphoses. Le périoste existe-t-il à l'état de membrane ou même de double membrane, ou avec deux couches, l'une affectée au cément, l'autre à l'alvéole? Cette opinion, qui semble avoir été remise en honneur par Beltrami (thèse de Paris, 1895), a été vivement battue en brèche par les recherches histologiques de Malassez, tendant à démontrer qu'il n'y a pas autre chose que des trousseaux fibreux et élastiques qui se portent obliquement de l'alvéole au cément. Entre ces trousseaux fibreux siégeraient les masses épithéliales, débris de formation des dents, qui donnent si souvent naissance aux kystes para-dentaires. On s'accorde généralement à accepter cette dernière opinion, qui rend plus exactement compte des nombreux phénomènes pathologiques.

Les vaisseaux et les nerfs du ligament dentaire, très abondants, viennent de l'alvéole, de la pulpe et de la gencive. L'étroite liaison vasculaire et nerveuse existant entre toutes ces parties explique la communauté de leurs affections et des phénomènes douloureux qui les accompagnent.

Développement de la bouche et des dents. — Développement de la bouche. — La bouche et ses dépendances, c'est-à-dire, les deux mâchoires, le nez, le voile du palais et le pharynx se développent aux dépens du premier arc viscéral et des cellules cérébrales antérieures et moyennes.

L'orifice buccal apparaît de la manière suivante : de la cellule cérébrale antérieure (chez l'embryon de 20 jours) naît un bourgeon dit frontal, et des cellules cérébrales moyennes naissent deux bourgeons latéraux. Ces trois bourgeons se rapprochent et limitent un espace, orifice buccal, complété inférieurement par le développement de deux bourgeons inférieurs qui constituent la mâchoire inférieure et les lèvres. Le bourgeon frontal s'élargit, se fissure et forme deux bourgeons latéraux ou bourgeons incisifs qui formeront les os incisifs. Les bourgeons latéraux supérieurs, qui formeront le maxillaire et la lèvre supérieure donnent naissance à leur partie interne aux bourgeons palatins qui, en se rejoignant sur la ligne médiane, formeront la voûte palatine et sépareront la cavité buccale des fosses nasales.

Sans insister davantage, on se rend facilement compte qu'un arrêt de développement, frappant à des périodes variées ces différentes parties et empêchant totalement ou partiellement leur réunion, produira les nombreuses malformations buccales connues sous le nom de fissures et de becs de lièvre, et qui rendent si souvent l'intervention chirurgicale nécessaire.

DÉVELOPPEMENT DES DENTS. — Nous ne saurions étudier ce développement dans tous ses détails, nous ne pouvons qu'en signaler rapidement les phases principales.

Les dix dents de lait à chaque mâchoire naissent du cordon épithélial primitif qui occupe tout le bord des arcs maxillaires. Les follicules dans lesquels les dents se formeront par une imprégnation de subtance calcaire et se différencieront en tissu de l'émail, de l'ivoire et du cément, au-dessus du bulbe dentaire qui sera la pulpe, se détachent du cordon primitif vers la seizième semaine. A la naissance, la calcification se continue sur toutes les dents de façon inégale. Elle est naturellement complète lorsque chacune d'elles fait son éruption dans un ordre chronologique déterminé.

Les dents permanentes n'apparaissent chez l'embryon, par dérivation du cordon qui a déjà formé les dents de lait, qu'au moment où les premiers follicules s'en détachent. Leurs follicules évoluent en arrière des premiers exactement de la même manière, et se détachent du cordon seulement au moment de la naissance, et commencent alors leur calcification, qui ne sera achevée que beaucoup plus tard.

La première molaire naît du bourgeon épithélial primitif par un cordon indépendant. Son follicule se clôt et se détache au cinquième mois de la vie embryonnaire.

La deuxième grosse molaire naît du cordon de la première et son follicule se forme dans la première année de la naissance.

Enfin la troisième grosse molaire, ou dent de sagesse, qui vient du cordon de la deuxième, développe son follicule vers la troisième année seulement.

Tous les follicules ou sacs dentaires, soit des dents temporaires, soit des dents permanentes, sont peu à peu entourés par le développement parallèle du tissu osseux alvéolaire qui finit par former à chaque dent une loge spéciale. Cette loge n'est plus percée qu'en un point qui donne entrée aux vaisseaux et aux nerfs, et qui correspondra au sommet de leurs racines.

La sortie ou éruption des dents de lait, qui s'effectue chez l'enfant de l'âge de six mois à deux ans environ, porte le nom de première dentition. L'éruption des dents permanentes, qui se fait de six à douze ans et qui comprend quatorze dents à chaque mâchoire, porte le nom de deuxième dentition. Enfin on donne le nom de troisième dentition à la sortie de la dent de sagesse qui se fait, en général, de dix-huit à vingt-deux ans.

Il ne nous appartient pas de décrire le mécanisme de l'éruption des dents de lait, non plus que celui de l'éruption des dents permanentes; disons seulement qu'à mesure que les dents permanentes doivent remplacer les dents temporaires, les racines de ces dernières se résorbent et disparaissent pour ne plus laisser que la couronne qui se détache avec la plus grande facilité.

Les phénomènes successifs de production et de résorption du tissu osseux alvéolaire, qui accompagnent l'évolution des dents de lait et permanentes et leur éruption, font de ce tissu un organe essentiellement provisoire, pour ainsi dire, intimement lié à l'existence des dents et qui disparaît avec elles. En fait, les alvéoles sont destinés à disparaître avec les dents et c'est ce qu'on voit se produire, soit chez l'enfant, soit chez l'adulte, à la suite des extractions, et chez le vieillard à la suite de leur chute. Chez ceux-ci, le corps du maxillaire, après la disparition totale des dents, peut se trouver réduit à la moitié de sa hauteur.

En même temps que se développent les dents sur les maxillaires, ceux-ci subissent parallèlement des modifications, c'est-à-dire un accroissement général de leurs dimensions, mais qui n'est malheureusement pas toujours en rapport avec le volume de ces organes, disproportion qui produit de nombreuses anomalies et les accidents de l'éruption.

CHAPITRE II

Considérations physiologiques.

La bouche donne à la physionomie son expression particulière, complète l'harmonie de la face et la beauté du visage. D'après son aspect extérieur on peut pour ainsi dire préjuger de la perfection de ses différentes parties. Des lèvres souples, qui lorsqu'elles s'écartent découvrent des dents blanches contiguës, bien rangées sur des arcades à courbe régulière et bien développée, laissant apercevoir une muqueuse rose et humide donnent une idée favorable non seulement du bon état de la bouche, mais encore de la santé générale. Si l'on a dit avec justesse que l'on avait l'âge et la santé de ses artères, on pourrait le répéter avec plus de raison de la bouche; elle est un miroir excellent pour montrer en raccourci les étapes de l'âge et de la santé.

Par la forme et les connexions de sa cavité, la bouche joue un rôle important dans la production des sons; par sa muqueuse elle est un organe accompli du tact et du goût. Mais par son ensemble, par sa constitution générale et surtout par son système dentaire, dont elle est le soutien et le moteur, elle apparaît en définitive comme un appareil destiné à la réception, à la préhension et à la trituration des matières alimentaires. Elle doit accomplir le premier des actes digestifs, la mastication.

Phonation. — La bouche est une cavité de résonance indispensable à l'articulation des sons; c'est elle qui donne aux sons leur forme et leur signification. Chacune des parties de la bouche joue son rôle particulier dans cette fonction, et toutes sont indispensables. Les lèvres et les dents sont nécessaires pour la prononciation de certaines lettres. L'intégrité de la voûte palatine et du voile du palais n'est pas moins utile pour la direction et la résonnance de la colonne d'air qui vient les frapper avant d'arriver au dehors. Enfin on sait quel rôle joue la langue par la variété infinie de ses mouvements dans l'articulation des lettres et des mots. La muqueuse buccale elle-même doit être intacte, c'est-à-dire souple et humide, pour le jeu normal de toutes les parties qu'elle recouvre.

Tact et goût. — Le sens du tact [1] est développé dans toutes les parties de la bouche. Le sens du goût, au contraire, est plus particulièrement limité à certaines régions. Il siège surtout à la base de la langue, sur les piliers du voile du palais et un peu sur la voûte. Il forme à l'arrière-bouche une sorte de cercle gustatif qui correspond aux papilles spéciales.

Il est surtout important de savoir que le sens du goût n'existe à la voûte palatine qu'en un point assez reculé, ce qui permet l'application de plaques de prothèse et même d'appareils à succion sans le supprimer ou le compromettre.

Mastication. — La mastication est la fonction essentielle de la bouche, mais surtout des mâchoires et des dents, qui en constituent la partie capitale.

Si l'on jette en particulier un coup d'œil sur le squelette osseux, on verra que tout y est disposé pour la force et la résistance et de manière aussi

---

[1]. Les dents elles-mêmes possèdent incontestablement, à un certain degré, un sens spécial du tact qui indique le degré de résistance et de dureté des aliments, et l'effort exact exigé pour leur mastication.

CRUET. — Hyg. des malad. de la bouche.

à ce que les pressions qui s'y exercent et les chocs physiologiques qu'il reçoit ne déterminent aucun ébranlement dans les parties voisines.

Légers et résistants à la fois, réunis entre eux sur la ligne médiane, les os maxillaires supérieurs, par leurs nombreuses connexions et points d'appui sur les os de la face et du crâne, dispersent dans toutes les directions les pressions qu'ils reçoivent par l'intermédiaire des dents. Le mode d'implantation de ces organes favorise d'ailleurs singulièrement cette dispersion de forces. Les incisives correspondent au vide des fosses nasales, les prémolaires et molaires au bord inférieur de la cavité du sinus. Les grosses molaires, en particulier, embrassent celui-ci par leurs trois racines, qui divisent et perdent sur les parois de l'os le mouvement transmis par la mastication. La dent de sagesse enfin, qui répond à la tubérosité maxillaire postérieure proéminant en arrière, peut recevoir isolément les plus violentes pressions. On voit donc qu'il est pour ainsi dire impossible que, soit l'œil, soit le cerveau, reçoivent le moindre ébranlement dans l'acte de la mastication. Si l'on ajoute que les ligaments dentaires souples et élastiques amortissent encore dans une large mesure les chocs, on voit que les pressions les plus fortes peuvent impunément s'exercer à la surface des dents.

Les dents elles-mêmes, par la dureté de leurs tissus et leur résistance à l'usure, lorsqu'elles se rencontrent par leur surface dans leurs rapports normaux, sont admirablement appropriées à leur fonction. Cette fonction même devient une condition de leur conservation en vertu de la loi générale qui veut que les organes devenus inutiles s'atrophient ou disparaissent et les contraint à une activité physiologique constante. La mastication à elle seule les maintient en place dans le sens vertical ; dans le sens latéral, les lèvres, la langue et les joues, doués d'élasticité et de mouvements qui se font équilibre, contribuent aussi à les maintenir dans leur position. N'a-t-on pas attribué à ce manque d'équilibre le renversement de certaines dents en avant, et principalement des incisives, chez les Anglais, par exemple, où cette particularité se rencontre plus souvent? La langue, par la prononciation de certaines lettres dentales comme le *the*, viendrait frapper les incisives, moins résistantes chez l'enfant, avec trop de force et les repousserait en avant. Si l'on remarque que chez les mêmes enfants les lèvres, trop courtes, n'offrent pas le contre-poids nécessaire, le fait semblera moins étonnant.

La mastication, qui est fonction des dents, est donc nécessaire à leur fixité, mais aussi à leur intégrité et à leur conservation, comme à celle de toutes les parties de la bouche. La trituration des aliments, leur malaxation par les mouvements de la langue et des joues, nettoie et conserve plus efficacement ces organes que tous les médicaments, et maintiennent la fermeté et le bon état des gencives. Lorsque les fonctions de mastication, pour une cause locale ou générale, sont suspendues pendant un certain temps, les dents deviennent moins solides, douloureuses même, s'altèrent, les gencives se ramollissent, se congestionnent ou s'enflamment. Si, par une cause locale seulement, une moitié de la bouche ne remplit pas ses fonctions, les phénomènes que nous venons de signaler affectent seulement cette partie, l'autre restant saine.

Ces considérations suffisent pour montrer de quelle importance sont les dents dans l'acte digestif, quelle place prépondérante elles occupent dans la cavité buccale. On ne sera donc pas étonné de voir que leurs maladies, les complications qu'elles produisent, jouent un rôle capital dans les affections de la bouche, et que leur conservation par tous les moyens appropriés de l'hygiène et de la thérapeutique est de la plus haute importance.

CHAPITRE III

Le milieu buccal.

Le milieu buccal est essentiellement constitué par les sécrétions buccales, c'est-à-dire par la salive et le mucus, et les éléments que ces liquides renferment normalement ou anormalement, c'est-à-dire les micro-organismes.

Logiquement, nous ne devrions étudier ici que les micro-organismes qui se rencontrent dans une bouche saine, c'est-à-dire presque à l'état normal, et qui remplissent peut-être un rôle utile dans les actes de la digestion, et renvoyer l'étude des autres éléments au chapitre de la pathologie. Mais, outre que le départ est difficile à faire entre les uns et les autres, et que les plus inoffensifs peuvent devenir virulents sous des influences diverses, il nous a semblé qu'il était difficile de scinder leur étude et préférable d'en présenter un tableau d'ensemble, qui ne peut d'ailleurs qu'être incomplet.

Salive. — La salive est le mélange des produits de sécrétion des glandes salivaires. Elle est surtout abondante dans l'acte de la mastication, et sa sécrétion est activée à la fois par les mouvements des mâchoires et les contractions musculaires, et par la présence et la sapidité des matières alimentaires. C'est d'ailleurs une sécrétion continue, même dans l'intervalle des repas. Sa suppression totale ou partielle répond toujours à un état pathologique.

La *salive mixte* résulte du mélange des salives parotidienne, sous-maxillaire et sub-linguale, et du mucus buccal. Nous devons d'abord distinguer ces différentes parties.

La *salive parotidienne* est versée dans la bouche par le canal de Sténon au niveau de la deuxième molaire supérieure. Elle est fluide, limpide, plus alcaline, semble-t-il, que la salive mixte; sa densité est de 1006 environ. Après le repas, elle se trouble par précipitation d'un peu de carbonate de chaux. Pour 100 parties, elle renferme 99 d'eau, 0,21 de chlorure de sodium, 0,12 de carbonate de chaux et de phosphate, avec des traces d'albumine et de sulfocyanure de potassium. Elle exercerait surtout son action sur les matières amylacées; elle les transforme en dextrine et en sucre.

La *salive sous-maxillaire*, produite par la glande du même nom, est un liquide clair, visqueux, alcalin. Sa densité est de 1003 à 1004. Sa sécrétion est essentiellement en rapport avec la gustation; on l'excite en provoquant la surface de la langue avec un corps sapide. On sait que la corde du tympan est le nerf qui préside à cette sécrétion par l'intermédiaire du nerf lingual. La salive sous-maxillaire contient moins de principes fixes que la salive parotidienne, mais sa composition n'en diffère pas notablement.

La *salive sub-linguale*, très épaisse et visqueuse, sert plus particulièrement à agglutiner les matières alimentaires. Claude Bernard l'appelait la salive de déglutition. Son état visqueux semble tenir à la grande quantité de ptyaline qu'elle contient. Les mêmes substances qu'on rencontre dans les autres salives y entrent dans des proportions un peu différentes seulement.

Mucus buccal. — Sécrété par les innombrables glandules de la muqueuse buccale et mélangé à la salive, il forme les enduits buccaux. La sécrétion paraît surtout abondante la nuit, et c'est le mucus qui donne parfois son acidité à la salive du matin.

La *salive mixte* est le produit mélangé de tous les liquides précédents. C'est un liquide filant, plus ou moins visqueux, à réaction franchement alcaline. Il présente à l'examen microscopique un grand nombre de cellules épithéliales et de corpuscules dits corpuscules salivaires, qui ressemblent aux leucocytes. Ces corpuscules, auxquels on a fait jouer un rôle important au point de vue de la protection buccale, proviennent des follicules lymphatiques sous-muqueux de la langue et surtout de l'arrière-gorge.

La salive mixte renferme naturellement tous les éléments des diverses autres salives. Elle possède au plus haut degré la propriété de transformer l'amidon en dextrine et en sucre, propriété importante pour la digestion, car la salive accompagne les aliments dans l'estomac et y poursuit son action. Cette propriété serait due à la présence d'un ferment soluble, la ptyaline ou diastase animale.

Les propriétés chimiotactiques ou bactéricides de la salive ont fait l'objet d'intéressantes recherches inaugurées par Sanarelli, continuées par Muller et reprises par Hugenschmidt dans sa thèse (Paris 1897). Ces recherches semblent avoir démontré les faits suivants : la salive ne possède pas, à proprement parler, de propriétés bactéricides, c'est-à-dire que par elle-même elle n'a aucune influence sur la vitalité ou la nocivité des microbes pathogènes de la bouche. Mais elle a des propriétés chimiotactiques positives, ce qui veut dire que, mélangée aux produits solubles sécrétés par les nombreux microbes qu'elle héberge, elle provoque une diapédèse abondante de phagocytes. La phagocytose serait donc très active dans la bouche, particulièrement dans les cas de plaies baignées par la salive. C'est là une explication ingénieuse de l'incontestable sinon constante innocuité des opérations qui se pratiquent dans la bouche et de leur guérison rapide, mais qui nous semble insuffisante quand même.

Nous avouons préférer l'explication mécanique :

L'abondante sécrétion salivaire, en temps normal, plus abondante encore lorsqu'il y a excitation provenant de plaie ou d'ulcération, balaie incessamment les surfaces, c'est-à-dire à la fois les éléments micro-organiques et leurs sécrétions ; ceux-ci, enrobés d'ailleurs dans le mucus et dans l'épithélium, ne peuvent alors produire leurs effets nocifs. Pour la réfection rapide des plaies, Richet invoquait encore et à juste titre l'abondante vascularité de la muqueuse buccale et l'activité du mouvement nutritif.

Mais s'il est incontestable qu'une salive normale est favorable à la guérison rapide des plaies ou ulcérations buccales, il n'est pas moins douteux que certaines salives anormales semblent jouer un rôle absolument contraire. La diminution de la sécrétion salivaire telle qu'elle se produit dans certaines maladies est par elle-même une condition très défavorable. Les salives mucilagineuses, probablement par l'effet de microbes spéciaux, semblent aussi modifier le milieu buccal de la manière la plus fâcheuse, et dans ce cas les propriétés chimiotactiques de la salive semblent absolument paralysées.

Microbes de la bouche. — Par sa situation, par ses fonctions, par les conditions favorables d'humidité et de chaleur, par son milieu alcalin, la bouche est un lieu d'élection pour les micro-organismes. En communication avec l'air extérieur, soit directement à sa partie antérieure, soit indirectement à sa partie postérieure par l'intermédiaire du pharynx et des fosses nasales, elle reçoit avec celui-ci les innombrables poussières et les germes qu'il tient en suspension et dépose dans les replis de sa cavité. Elle est de plus en contact incessant avec les aliments, l'eau, les boissons et les objets de toute sorte qui y introduisent les microbes qu'ils contiennent en plus ou moins grande quantité.

Parmi ces hôtes innombrables, il est indispensable de distinguer ceux qui sont de passage seulement et qui, introduits accidentellement, n'y font qu'un séjour momentané sans y trouver les conditions propres à leur développement, et ceux qui s'y trouvent communément et se cultivent dans les liquides buccaux, constituant ce qu'on a appelé la *flore buccale*.

Parmi ces derniers, une distinction importante doit encore être faite entre les micro-organismes dits pathogènes et les microbes non pathogènes; ces derniers encore appelés *Saprophytes*. Mais cette division qui facilite la description ne peut pas en fait être absolue, car on sait que les micro-organismes qui à l'état normal semblent les plus inoffensifs, peuvent, dans des conditions nouvelles, soit par eux-mêmes, soit par leur association avec les microbes pathogènes, devenir dangereux et déterminer des accidents infectieux.

De même, les microbes pathogènes peuvent longtemps séjourner inoffensifs dans la bouche et ne reprendre leur pouvoir nocif que si les conditions du milieu buccal ou de l'état général se trouvent modifiées.

Dans le second groupe des microbes pathogènes, nous aurons soin de distinguer les microbes qui paraissent spéciaux à la carie dentaire et qui tiennent en fait une grande place dans la pathologie buccale.

On doit faire remarquer que si les microbes non pathogènes se rencontrent à peu près uniformément dans toutes les bouches, il n'en est point de même pour les microbes pathogènes, et que certains individus seulement hébergent habituellement les uns ou les autres de ces derniers.

La nature de ce travail ne comporte pas une bibliographie qui demanderait de longs développements. Nous nous bornerons à dire qu'au nom de l'illustre Pasteur, dans la série des recherches qui ont amené au point actuel l'histoire des microbes de la bouche, il faut ajouter les noms de Leuwenhoech, de Cornil, de Netter, de Miller (de Berlin), de Vignal et Galippe, etc.

MICROBES NON PATHOGÈNES. — Au nombre de ceux-ci, on peut nommer le leptothryx buccalis, le bacterium termo, le vibrio rugula, le spirochete denticola, le streptococcus de la salive : ce sont les plus communs, il y en a beaucoup d'autres. Vignal en décrit une vingtaine. Miller en a isolé une centaine; contentons-nous des principaux.

Le *Leptothryx buccalis* est le plus banal des

microbes de la bouche mais le plus remarquable par sa longueur qui atteint de 30 à 50 µ. Il est constitué par des filaments composés eux-mêmes de bacilles disposés bout à bout et séparés par une ligne de segmentation formant brisure. Il en résulte des chaînes de bacilles, faciles à reconnaître lorsqu'elles sont isolées. Il se rencontre partout dans la bouche mais principalement sur le dos de la langue. On le retrouve dans les dépôts tartariques et les cavités des caries (Lebert et Rottenstein); mais il est douteux qu'il intervienne activement, soit dans la formation du tartre, soit comme agent de la carie dentaire, sinon associé à d'autres microbes. Il est probable d'ailleurs que ces micro-organismes se divisent en nombreuses variétés qui sont loin d'être connues (Miller).

Sous le nom de *Bacterium termo* on désigne aujourd'hui un court bacille, mobile, muni d'un flagellum, à endospores et produisant la fermentation fétide. Il est le type des microbes *saprogènes*, c'est-à-dire propres à décomposer les matières organiques en produisant une odeur de putréfaction. Il habite surtout les interstices dentaires et le mucus épais qui recouvre si souvent le collet des dents.

Le *Vibrio rugula* se distingue par son caractère anaérobie, c'est un bâtonnet rectiligne ou incurvé, à mouvements serpentins. Les cultures ont une odeur repoussante. C'est surtout à ce microbe et au précédent qu'il faut attribuer l'odeur infecte de certaines bouches.

Le *Spirochete denticola* est un microbe commun de la bouche. On le trouve dans le tartre et à la surface de la langue. Il a la forme d'un filament spiral aminci à ses extrémités.

Enfin le *Streptococcus de la salive* se rencontre dans presque toutes les bouches. Il est formé de cellules rondes, isolées ou en chaînettes de plusieurs grains. Les expériences faites avec ses cultures sur le cobaye, la souris, le lapin, ont démontré son innocuité.

Tels sont les microbes principaux non pathogènes de la bouche, choisis arbitrairement il est vrai, mais qu'on a le plus souvent et le mieux décrits. On en a déjà décrit beaucoup d'autres, mais il n'est pas prouvé qu'ils ne soient des variétés de quelques espèces principales qui ne seraient autres que celles décrites plus haut[1].

Pasteur, d'autres auteurs et en particulier Vignal ont attribué à ces microbes une influence sur l'acte de la digestion. Ils agissent certainement déjà dans la digestion salivaire, puisqu'il est facile de constater dans la bouche les divers produits de la fermentation des matières organiques. Mais leur action dans l'estomac, si elle est pro-

---

[1]. Le docteur Filandro-Vincentini (1893) considère la plupart des micro-organismes de la bouche comme des dérivés d'un tronc commun : le *Leptotrix racemosa* qui, à des degrés divers de son évolution, représenterait successivement des Leptothrix, des bacilles, des bactéries, des spirilles, etc. L'idée des transformations morphologiques des micro-organismes n'est pas nouvelle (Nægeli). Mais les recherches du docteur Filandro-Vincentini demandent confirmation. Miller, entre autres, a échoué dans les essais faits pour trouver le Leptothrix racemosa.

bable est plus difficile à démontrer, car les expériences faites par Miller et Vignal n'ont pu reproduire les conditions particulières qui résultent dans l'estomac de la nature des sécrétions digestives.

Microbes pathogènes. — Les microbes pathogènes sont ceux qui, en se multipliant dans les organes, déterminent des infections, soit locales, soit générales. Ils ne se rencontrent qu'accidentellement dans la bouche; mais chez certains individus, ils y restent à demeure, en plus ou moins grand nombre, et c'est chez ceux-ci que la bouche peut devenir le point de départ d'infections redoutables, quand les microbes et par suite leurs sécrétions ont trouvé une porte d'entrée et des conditions favorables à leur développement. Nous signalerons seulement les principaux. Les uns intéressent plus particulièrement la pathologie générale, et les autres, la pathologie buccale et dentaire.

Microbes à infection générale. — Les plus connus sont : le pneumocoque, le streptocoque pyogène, le staphylocoque pyogène, le bacille encapsulé de Friedlænder; nous ne faisons qu'indiquer les bacilles exceptionnels comme ceux de la tuberculose et de la diphtérie.

Le *Pneumocoque* se rencontre chez un grand nombre de sujets; sa virulence est extrêmement variable et devient redoutable sous les influences les plus diverses : froid, surmenage, intoxications, etc... Il est l'agent de la pneumonie, mais on le rencontre seul ou associé à d'autres microbes dans nombre d'infections.

Le *Streptocoque pyogène* n'est guère moins dangereux ; on le trouve dans les angines, les pharyngites, les abcès péri-buccaux et dans un grand nombre de maladies, arthrite purulente, pyohémie et septicémie ; il produit l'érysipèle.

Le *Staphylocoque* se rencontre surtout dans les abcès de la bouche d'origine dentaire, dans les suppurations locales, dans la pyorrhée alvéolaire, et en très grande abondance. Il est par excellence le microbe de la suppuration.

Le *bacille de Friedlænder* paraît être le moins redoutable des microbes pathogènes ; on le rencontre aussi dans les abcès de la bouche et dans quelques infections générales, mais toujours associé à d'autres microbes ; son rôle précis n'est pas bien déterminé.

Nous l'avons dit, si virulents qu'ils soient, ces parasites peuvent rester longtemps inoffensifs, soit dans la bouche, la gorge et le tube digestif ; même avec une porte d'entrée due à une plaie, ils peuvent ne manifester leur présence par aucun phénomène grave. Pour que les effets nocifs se produisent, il faut que l'organisme soit en état de réceptivité, état résultant soit de la débilité, soit d'un amoindrissement de sa résistance dû à des causes diverses : froid, maladie et d'autres conditions qui seront de mieux en mieux connues à mesure que nos connaissances en bactériologie feront des progrès.

MICROBES DES DENTS. — Bien que leur histoire soit encore incomplète, et que la spécificité des microbes, soit de la carie, soit des infections pulpaires et périostiques, ne soit pas encore complètement démontrée, un ensemble de travaux importants (Miller, Vignal, Galippe) permet d'établir au moins quelques données intéressantes.

Il est constant que, dans la pulpe découverte et altérée, on trouve de nombreux micro-organismes dont les réactions spéciales ont surtout été étudiées par les auteurs que nous venons de signaler.

Miller à décrit des microbes spéciaux au nombre de cinq qu'il considère comme les agents particuliers de la carie dentaire et qu'il désigne par les lettres α, β, γ, δ, η. Chacun d'eux paraît jouir de propriétés distinctes. Le microbe β, qui affecte la forme de bâtonnets et de cocci, serait, d'après Miller, le microbe *spécifique* de la carie dentaire. Dans une série d'expériences pratiquées en dehors de la bouche il a pu, à l'aide de cultures pures de ces micro-organismes, reproduire sur des dents non infectées, tous les phénomènes de la carie; la matière minérale et la matière organique sont également détruites et, dans cette double action dissolvante, les microbes paraissent se distribuer les rôles.

Vignal et Galippe ne paraissent pas avoir été moins heureux dans leurs recherches. Ils ont pu isoler sur des dents cariées six espèces de bactéries dont quatre au moins ont été constamment trouvées. De celles-ci les deux premières espèces forment constamment de l'acide lactique avec le lait; ils seraient particulièrement agents de destruction de la matière minérale. Les deux dernières espèces seraient plutôt saprogènes et agents de putréfaction de la matière organique.

Dans les pulpes enflammées, Vignal et Galippe ont presque constamment rencontré le bactérium termo et le staphylococcus pyogène aureus; dans les putréfactions avancées, on peut y rencontrer tous les autres agents d'infection, les innombrables microbes aérobies et anaérobies qui en amènent la destruction complète.

Ces recherches variées et intéressantes ont au moins démontré que, pour la production de la carie dentaire et des accidents consécutifs, la théorie chimique de Magitot ne pouvait plus être seule invoquée. Est-ce à dire que celle-ci doive être mise de côté? Nullement, puisqu'en définitive la présence des micro-organismes, soit dans la bouche, soit dans les tissus de la dent, aboutit toujours à des réactions chimiques, acides le plus souvent, alcalines parfois, qui rongent et détruisent ces tissus.

La théorie vitale même des anciens auteurs ne doit pas être complètement rejetée, si l'on veut bien toutefois y substituer les différences de structure et de résistance constitutionnelles ou acquises, la prédisposition ou la réceptivité. La réceptivité appliquée à la carie dentaire signifie la disposition de la dent à subir plus ou moins complètement l'action chimico-parasitaire, et cela nous amène à dire quelques mots du phénomène de la décalcification.

Décalcification. — La décalcification, qu'on définit la résorption de la partie calcaire des tissus osseux, peut s'entendre du même phénomène appliqué aux tissus durs de la dent, si l'on veut bien se rappeler surtout l'analogie de composition des tissus osseux et dentaires. Les proportions de matières organiques et de substances minérales dans leur composition sont à peu près semblables et les sels de chaux forment la presque totalité de leur partie calcaire. Si les échanges nutritifs sont loin d'avoir dans la dent la même activité que dans le tissu osseux, on ne saurait nier qu'ils existent dans la première puisque les dents des vieillards et des enfants présentent des différences de proportion dans leurs matières organiques et leurs matières minérales et que les différences individuelles ne sont pas moins considérables.

Déjà, en 1870, Papillon avait observé que la suppression des phosphates et des carbonates dans l'alimentation rend les os fragiles et les *dents molles*, par déperdition et désassimilation des tissus calcaires. Il est aussi vrai qu'une alimentation différente, c'est-à-dire riche en sels de chaux, et par suite un sang abondamment chargé de ces matériaux en fournissent une plus grande quantité aux os et aux dents.

En fait, la décalcification ainsi entendue, sur la dent non encore atteinte de carie, signifie que celle-ci est moins riche en matière calcaire, que par suite elle présente des canalicules de l'ivoire plus larges et plus accessibles aux éléments infectieux, des espaces lacunaires plus grands et plus facilement envahis. Les parasites alors accomplissent plus rapidement leur œuvre en faisant disparaître la dernière trace des sels terreux et en détruisant la matière organique.

Ainsi peut-on expliquer qu'un grand nombre d'affections générales à décalcification et d'infections, jouent à des titres divers un rôle important dans la prédisposition aux altérations de la carie : le rachitisme, l'ostéomalacie, la syphilis héréditaire, la tuberculose, la fièvre typhoïde, peut-être même des affections nerveuses comme l'ataxie locomotrice, l'hystérie et l'épilepsie (troubles vaso-moteurs et nutritifs). La grossesse et l'allaitement sont peut-être des causes prédisposantes par les troubles nutritifs variés, toujours consécutifs à ces états généraux.

Une double action d'ailleurs résulte plus souvent de ces affections, car elles agissent aussi en modifiant les sécrétions buccales, en provoquant des fermentations acides qui attaquent la surface des dents et ouvrent la porte d'entrée nécessaire en définitive pour constituer le commencement de la carie.

DEUXIÈME PARTIE

PATHOLOGIE

L'ordre dans lequel nous étudierons les différentes maladies ou les états de la bouche au point de vue hygiénique et thérapeutique nous est pour ainsi dire imposé par les considérations anatomiques et physiologiques qui forment l'objet de la première partie du livre.

Toutes les affections de la bouche n'ont pas la même importance, et il est à peine besoin de dire que quelques-unes d'entre elles retiendront plus longtemps notre attention, soit à cause de leur fréquence ou de leur gravité, soit parce que les règles de l'hygiène et de la thérapeutique leur sont plus particulièrement applicables et efficaces.

CHAPITRE I

Modifications du milieu buccal. -- Tartre.

En fait, dans le chapitre précédent, nous avons étudié certaines modifications du milieu buccal avec la salive et les micro-organismes pathogènes et non pathogènes. L'altération la plus visible de ce milieu a pour résultat la production d'un dépôt particulier qui a reçu le nom de *tartre*.

Le tartre ne doit pas exister à l'état normal, quoique peu de bouches en soient absolument dépourvues. Il doit être envisagé comme le signe d'une modification pathologique du milieu buccal, comme la préface d'autres affections plus graves.

Au point de vue physique, le tartre est un enduit pierreux, jaunâtre, plus ou moins dur, qui se dépose au niveau du collet et à la surface des dents en quantité excessivement variable.

Au point de vue chimique il se compose principalement de matières minérales, phosphates et carbonates terreux en proportions qui varient chez les différents individus et chez le même individu, suivant la place qu'il occupe dans la bouche.

Une bouche saine, des dents saines ne doivent présenter aucune trace de tartre. Les conditions pathologiques dans lesquelles il se produit parfois en si grande quantité sont donc importantes à connaître. Les théories n'ont pas manqué pour expliquer sa formation.

Les glandes tartariques de Serres n'existent pas.

L'hypothèse des deux salives acide et alcaline de Dumas ne peut résister à l'analyse des faits.

La théorie suivante de Magitot a été longtemps acceptée : Le tartre résulte d'un simple dépôt par précipitation des phosphates et carbonates terreux tenus en dissolution dans la salive à la faveur de la matière organique avec laquelle il sont combinés. Les principes se dédoublent à l'arrivée de la salive dans la bouche au contact de l'air et de la muqueuse et les sels se précipitent et se déposent à la surface des dents.

Tout n'est peut-être pas à rejeter dans cette théorie : il semble évident qu'une salive très chargée de sels terreux, sursaturée, comme cela se rencontre dans certains états, aura plus de tendance à les laisser déposer. Cette théorie n'a rien de contraire à la théorie parasitaire de Galippe (1886), déjà entrevue par Schrott en 1869.

D'observations et d'expériences nombreuses, Galippe est arrivé à conclure que la précipitation des sels terreux de la salive est le fait des micro-organismes qu'elle contient, ou plutôt qu'elle trouve dans la bouche. Ces micro-organismes ne sont pas accidentellement englobés dans le dépôt, ils sont les agents de sa formation, ils y conservent leur vitalité et leur nocivité. On sait que l'auteur applique ici sa théorie générale de la formation de tous les dépôts calcaires pathologiques par intervention parasitaire. En ce qui concerne le tartre, les parasites semblent jouer en définitive le rôle de ferments provoquant le dédoublement des sels de la salive et leur dépôt consécutif.

Ainsi envisagé, le tartre n'agit donc plus seulement en déterminant des désordres mécaniques sur les gencives, en déchaussant et en ébranlant les dents, mais encore en provoquant des phénomènes infectieux, telles que les différentes variétés de gingivites et en particulier l'arthrite dentaire infectieuse.

Le tartre se dépose plus particulièrement en certains points de la bouche; les points d'élection sont le collet et la face externe des grosses molaires supérieures (canal de Sténon), la face postérieure et le collet des incisives inférieures (canal de Warthon); mais il peut se déposer sur toutes les dents et parfois en quantités énormes.

Certaines circonstances favorisent singulièrement ce dépôt; le défaut de mastication d'un côté de la bouche, l'augmente de ce côté; les dents sans antagonistes en sont plus abondamment recouvertes, et cela s'explique puisque la fonction mécanique de la mastication nettoie les dents; son absence y laisse séjourner la salive et le tartre en même temps que les fermentations microbiennes sont favorisées par la diminution de la sécrétion salivaire et la stagnation de la salive.

Ces considérations sont très importantes au point de vue hygiénique, car un des moyens les plus propres à enrayer la production du tartre consiste à rétablir les fonctions de la mastication lorsque pour une cause quelconque elles sont supprimées en totalité ou en partie : traitement des dents douloureuses, des affections diverses de la bouche, remplacement des dents manquantes, etc.

Traitement. — De toute manière, et de quelque façon qu'on envisage le tartre (et nous admettons la théorie parasitaire) une hygiène buccale bien comprise doit se préoccuper à la fois de supprimer d'une façon absolue le dépôt du produit et d'en prévenir le retour.

Le tartre s'enlève par une opération qui n'est autre que le *nettoyage de bouche*. Nous mettons de côté les moyens chimiques insuffisants ou nuisibles (acides, eau oxygénée) qui ont été proposés; nous n'avons en vue que les moyens mécaniques.

On se sert pour nettoyer les dents d'une série d'instruments dont en pratique on peut très bien réduire le nombre, qui portent le nom de *grattoirs* (*scalers*). Nous n'avons pas à entrer dans le détail d'une opération délicate pour laquelle il faut une main sûre et exercée. Disons seulement que toutes les parcelles de tartre les plus minimes doivent être supprimées, poursuivies avec le plus grand soin sur le collet et même sur la racine des dents; c'est une condition indispensable toujours, particulièrement lorsqu'on a affaire à des sujets atteints de pyorrhée alvéolaire. Les dents qu'on nettoie sont souvent déjà déchaussées, allongées, ébranlées; les plus grandes précautions sont alors à prendre pour ne pas définitivement compromettre leur solidité; quelquefois le tartre qui les recouvre est si adhérent et la dent si peu solide qu'il peut être préférable de laisser les choses en l'état. Il va sans dire que les plus grandes précautions seront toujours prises pour ne pas blesser les gencives avec des instruments naturellement infectés par l'opération.

Les résultats d'une semblable opération faite avec soin sont toujours rapides et immédiats, surtout si l'on fait suivre celle-ci des soins antiseptiques, nécessaires dans une bouche infectée.

Nous parlerons plus longuement de ces soins généraux dans un chapitre spécial; disons seulement ici que le savonnage des dents et les lavages antiseptiques (acide borique, thymol, saccharine, etc.) seront immédiatement prescrits. Sans parler du traitement particulier qui devra s'adresser aux affections concomitantes : gingivites, arthrites, caries, et du traitement médical nécessaire parfois pour combattre certains états généraux tels que la goutte, le rhumatisme, etc.

C'est ici le moment de dire une fois pour toutes, sans avoir à y revenir, que l'enlèvement du tartre, le nettoyage de la bouche, sont les opérations préliminaires qui doivent précéder toutes les opérations et tout traitement des affections variées de la bouche. Lorsqu'en étudiant ces affections nous serons au chapitre du traitement, nous ne parlerons à vrai dire que de celui qui succède à ces soins préliminaires.

CHAPITRE II

Maladies de la muqueuse buccale.

Stomatites et gingivites. — De même que nous avons rattaché l'étude anatomique de la gencive à celle de la muqueuse buccale, nous pensons devoir réunir dans un même chapitre les stomatites et les gingivites, affections communes qui reconnaissent presque toujours les mêmes causes et qui sont justiciables du même traitement.

Le mauvais état de la bouche, c'est-à-dire l'abondance et la nocivité des éléments infectieux qu'elle renferme, la porte d'entrée, érosion ou plaie; certaines conditions générales de réceptivité ou de terrain; tels sont les éléments réunis nécessaires en définitive pour déterminer les inflammations buccales et gingivales sous les formes variées où nous les passerons en revue.

La conception ou plutôt la démonstration faite de la nature microbienne de toutes les inflammations buccales a singulièrement bouleversé ou détruit les classifications anciennes qui, multipliées à l'infini, compliquaient, au lieu de la simplifier, la pathologie des gingivo-stomatites.

La nature de l'agent ou des agents infectieux, les conditions générales de l'individu infecté restent pour ainsi dire seules à considérer et suffisent à rendre compte de toutes les manifestations pathologiques.

Lorsque l'élément infectieux est parfaitement défini, il constitue *les stomatites spécifiques*.

Les stomatites spécifiques peuvent être primitives ou secondaires, c'est-à-dire qu'elles peuvent constituer le premier et parfois l'unique symptôme de la maladie (stomatite aphteuse, muguet) ou au contraire n'être que la manifestation d'une affection qui atteint l'organisme tout entier (stomatites diphtéritique, tuberculeuse, scorbutique, syphilitique).

Pour ce qui est de la stomatite syphilitique, elle peut être à la fois primitive et secondaire : primitive dans sa première manifestation, le chancre; secondaire, par les manifestions ultérieures de la maladie.

Lorsque l'élément ou les éléments infectieux dont la présence ou l'action ne peut être mise en doute ne sont pas définis ou isolés, ils constituent la classe des *stomatites* dites *septiques*.

Les stomatites septiques, comme les spécifiques, peuvent être locales et constituer toute la maladie; telles sont les stomatites vulgaires, comme la stomatite tartarique, catarrhale, traumatique; d'autres, plus graves ou contagieuses, comme la stomatite gangréneuse ou la stomatite ulcéromembraneuse. Elles peuvent aussi être la conséquence d'une intoxication générale résultant de l'absorption de certains poisons comme le mercure, le phosphore, l'arsenic, l'iode, etc. Ce sont les *stomatites toxiques*. Le type de ces dernières est la stomatite mercurielle.

Il résulte de ce qui précède qu'en définitive

toute stomatite est due à une infection microbienne. Qu'il s'agisse d'un microbe unique, spécifique ou de plusieurs microbes et d'associations microbiennes, ainsi qu'il ressort de nombreuses observations, la nature infectieuse de toutes ces manifestations ne peut être mise en doute.

Dans la plupart des cas, il n'est pas difficile de connaître l'origine des éléments infectieux : la bouche, nous l'avons vu, en est un réservoir inépuisable. Logés dans le tartre, dans les interstices dentaires, dans les cavités des dents cariées, mélangés aux débris épithéliaux et au mucus buccal, la moindre porte d'entrée leur suffit pour produire leur effet nocif. L'affaiblissement, la débilité, l'anémie, qui accompagnent ou suivent les affections générales, leur préparent d'ailleurs un terrain favorable où l'affection n'a plus qu'à évoluer.

D'après l'idée que l'on doit se faire de la nature des gingivo-stomatites ainsi définies, le traitement hygiénique ou thérapeutique à leur appliquer ne doit pas différer essentiellement, puisque celui-ci doit s'attaquer en dernière analyse aux éléments infectieux et les détruire. Cela est vrai, mais le traitement général doit souvent être fortifié de soins particuliers rendus nécessaires, soit par les causes locales, soit par l'état général, soit par le caractère des agents infectieux, et c'est pour cela qu'il est nécessaire de considérer séparément au moins les principales variétés de gingivo-stomatites.

Stomatites spécifiques primitives. — STOMATITE

APHTEUSE. — Bien que le microbe de la stomatite aphteuse ne soit pas isolé, la nature spécifique de cette affection est généralement admise. Elle résulte du caractère identique des lésions observées, de leur évolution, de leur durée et de leur origine. Il semble en effet démontré par les relations de Loyer (1763), celles plus récentes de Demse (1883) et Essert (1883), et d'autres auteurs que cette affection serait identique à la fièvre aphteuse ou cocote des Bovidés. Le lait des animaux atteints serait l'intermédiaire habituel du contage. David (*Archives générales*, 1887), Proust (1888) se sont ralliés à cette manière de voir. Outre le lait, le fromage, le beurre peuvent être le véhicule du parasite. On a également avancé que les filles de ferme peuvent prendre directement par les mains l'affection sur les trayons des animaux atteints d'ulcérations aphteuses et transmettre ultérieurement l'infection à leur bouche. En tout cas, la contagion par le lait explique la fréquence des aphtes chez les nourrices et les enfants qui en font un usage abondant.

Nous venons de parler de la stomatite aphteuse, ou plutôt de la fièvre aphteuse, qui est une véritable infection générale, car elle peut s'accompagner de fièvre et d'autres accidents généraux. Mais l'aphte peut exister d'une façon isolée, sporadique pour ainsi dire, sans fièvre ; c'est alors une affection banale, douloureuse cependant et à retour périodique chez certains individus.

On a séparé peut-être trop facilement l'aphte

isolé et sans fièvre de la fièvre aphteuse à éruptions multiples et confluentes et on les a décrits comme des affections distinctes. Nous croyons qu'il n'y a pas là différence de nature, mais de degré et de forme. L'élément infectieux, inconnu d'ailleurs, a seulement perdu de sa force et de sa nocivité; il est acclimaté dans quelque coin de la bouche et se réveille de temps à autre pour produire les aphtes isolés. Nous verrons que la stomatite ulcéro-membraneuse, comme la fièvre aphteuse, persiste parfois sous forme chronique, se manifestant par des ulcérations isolées du rebord des gencives, très persistantes et difficiles à guérir souvent.

Traitement. — D'après ce qui a été dit de l'étiologie de la fièvre aphteuse, il est évident que le traitement préventif consistera à écarter tout d'abord avec soin des individus atteints les causes de contagion. Si l'on soupçonne l'usage du lait suspect ou empoisonné, il faudra en proscrire l'emploi et ne permettre que le lait soigneusement bouilli. Il faudra de même prévenir tout contact avec les animaux suspects, ou les aliments qui pourraient être contaminés : beurre, fromage, etc.

Comme traitement curatif, il sera utile de prescrire des gargarismes ou plutôt des lavages répétés de la bouche avec une solution antiseptique et en particulier avec une solution de salicylate de soude à la dose de 3 p. 0/0 ou des badigeonnages avec un pinceau imbibé d'un collutoire renfermant la même substance.

Contre les aphtes simples ou isolés, le traitement antiseptique, comme le précédent, est également efficace ; mais un traitement plus rapide consiste dans l'attouchement des ulcérations avec un pinceau ou simplement l'extrémité d'un morceau de bois mou trempé dans une solution d'acide chlorhydrique au 1/5. Il est rare que l'aphte résiste plus de quarante-huit heures à ce traitement facile.

Muguet. — Le muguet est par excellence la stomatite des individus affaiblis et débilités. Il sévit chez les enfants mal nourris, athreptiques, rachitiques, et chez les adultes cachectisés par une affection générale (fièvre typhoïde, tuberculose, fièvre puerpérale, cancer, etc.).

L'origine parasitaire de l'affection semble incontestable. La nature du parasite, étudié par de nombreux auteurs, a été plus difficile à établir. Comme l'organisme du muguet est de nature végétale, on le considérait autrefois comme un oïdium ; cette opinion n'est plus admise, mais n'a pas fait place à une autre plus certaine. On sait d'ailleurs que l'élément parasitaire peut occuper d'autres parties que la muqueuse buccale : la gorge, l'œsophage, tout le tube digestif, les ramifications de l'arbre aérien, voire même la muqueuse de la vulve ou de la verge. Il peut envahir tous les organes et constituer une véritable infection généralisée. Nous n'avons en vue que le muguet buccal, qui peut être l'origine de toutes les infections secondaires.

Les conditions de la bouche qui semblent favoriser le développement de l'affection paraissent résulter surtout de l'absence ou de la rareté de la sécrétion salivaire. Roux et Linossier, Achalme, ont montré que le champignon ne se cultive pas dans la salive; l'état local, ici, provient de l'état général et se confond avec lui. Les nouveaux-nés n'ont guère de salive avant deux ou trois mois, et chez les individus atteints de fièvre grave et de maladies cachectiques, la sécrétion salivaire est toujours diminuée. Dans ces conditions également, la bouche est plus microbienne, souvent atteinte d'ulcérations qui favorisent la culture du champignon, et celui-ci y trouve ainsi les conditions de nutrition favorables à son développement. Mais, contrairement à l'opinion ancienne (Gubler), l'acidité du liquide buccal n'est plus une condition indispensable au développement du microbe; un milieu alcalin ne s'oppose pas à la prolifération des éléments du muguet; l'acidité buccale le précède souvent et provient presque toujours de l'alimentation par le lait et de la production de l'acide lactique, qui servirait surtout à la nutrition du parasite.

Mais ce qui nous importe plus que des théories un peu subtiles et quelquefois contradictoires, ce sont les conséquences qu'on en peut tirer au point de vue de l'hygiène et du traitement.

Traitement. — Les progrès de l'hygiène ont incontestablement rendu plus rares les cas de muguet. Celui-ci ne devrait jamais apparaître chez un nouveau-né bien portant. Les soins de propreté s'appliquant, soit au sein de la nourrice, soit à la qualité du lait et à la propreté du biberon, voire même à la bouche de l'enfant, en empêcheront presque toujours le développement.

Une excellente précaution préventive pour les enfants élevés au biberon consistera à ajouter au lait une cuillerée d'eau de Vichy par flacon ou d'une solution au 1/20 de bicarbonate de soude. On sait d'ailleurs que la présence du bicarbonate favorise singulièrement la digestion du lait de vache.

Chez les enfants débilités ou athreptiques, si le muguet s'est développé malgré les précautions prises, il faut de toute nécessité recourir aux *alcalins*. Le bicarbonate de soude en solution à 3 0/0, employé en lavages fréquents sera presque toujours suffisant. Dans les cas de muguet confluent et abondant, il peut être utile aussi d'enlever avec un linge sec ou imbibé d'une solution de borate de soude à 5 0/0, les plaques blanches adhérentes formées par le parasite.

Enfin, si l'affection était rebelle, on n'hésiterait pas à toucher les plaques avec une petite boulette de coton imprégnée de la liqueur de Van Swieten (sublimé au 1/000).

Le borax est un excellent topique employé dans les cas simples. Le collutoire au borax (miel et borax, parties égales) appliqué avec un pinceau, donne de très bons résultats.

Chez l'adulte, on emploiera approximativement le même traitement, mais on pourra user avec plus de facilité des antiseptiques proprement dits, et parmi ceux-ci, la liqueur de Van Swieten sera choisie de préférence en lavages et en gargarismes. Le bicarbonate de soude, le borax, rendront de signalés services.

En résumé, le traitement sera d'abord résolument alcalin, puis antiseptique; ces deux traitements ne sont point d'ailleurs exclusifs l'un de l'autre, ni d'un traitement médical approprié aux différents états généraux qui ont prédisposé l'organisme à l'envahissement du microbe spécifique.

Stomatites spécifiques secondaires. — Nous signalons ces stomatites pour suivre l'ordre de notre classification; mais on comprendra que nous ne nous y arrêtions que peu de temps. Les stomatites : diphtéritique, tuberculeuse, syphilitique, etc... ne sont que les manifestations locales d'une infection générale dont le traitement a plutôt sa place dans les traités qui étudient spécialement ces affections. Nous retrouverons d'ailleurs quelques-unes de ces manifestations au chapitre des ulcérations buccales.

Nous ne pouvons cependant nous dispenser de dire quelques mots de la syphilis buccale ou des stomatites syphilitiques.

STOMATITES SYPHILITIQUES. — Nous employons à dessein le mot stomatites au pluriel; le chancre, en effet, les plaques muqueuses et les ulcérations tertiaires, voire même certaines leucoplasies buccales, constituent autant de variétés de la syphilis buccale.

Au point de vue de l'hygiène, il est extrêmement important, on le comprend, de reconnaître et de diagnostiquer la syphilis de la bouche, et aucun moyen d'investigation ne doit être négligé, ce diagnostic pouvant présenter de grandes difficultés. C'est le devoir du médecin de reconnaître la syphilis pour instituer le traitement nécessaire, mais le spécialiste des maladies de la bouche et des dents, qui introduit à chaque instant ses doigts dans la bouche du malade, pourrait payer chèrement lui-même le défaut d'attention et de soins.

Les caractères spéciaux du chancre et des plaques muqueuses de la bouche en particulier doivent donc être bien connues de lui, et leur existence possible dans cette cavité doit toujours être présente à sa pensée.

Le *chancre* peut se rencontrer sur toutes les parties de la bouche : lèvres, langue, joues, voûte palatine; il est surtout fréquent aux lèvres. Nous ne pouvons nous appesantir sur tous ses caractères généraux et différentiels en tous ces points; qu'on se rappelle seulement que l'ulcération chancreuse n'est jamais bien douloureuse, est lisse, rose, comme vernissée, qu'elle s'accompagne presque toujours de gonflement ganglionnaire dur à la région sous-maxillaire (région sous-mentonnière pour le chancre de la lèvre inférieure).

Les *plaques muqueuses* de la bouche sont beaucoup plus fréquentes que le chancre. Il n'est pas rare de les rencontrer sur les lèvres, la langue, sur l'isthme du gosier surtout. Elles y affectent généralement le type érosif ou fissuraire; sur la langue elles forment de véritables papules larges et aplaties. Elles sont beaucoup plus difficiles à reconnaître que le chancre et passent facilement inaperçues. C'est le plus contagieux des accidents secondaires.

Toute érosion buccale sera suspecte *à priori* dans des bouches d'ailleurs infectées, et à moins d'urgence l'expectation sera de droit, pour les soins dentaires, si l'on ne veut s'exposer à la contagion directe ou indirecte à l'aide des instruments. S'il y a eu nécessité d'agir, outre les précautions individuelles, les instruments introduits dans la bouche devront être soigneusement mis de côté et soumis à une antisepsie rigoureuse.

Le traitement de la syphilis buccale reconnue, pour la partie principale, ressort naturellement du traitement général de la syphilis que nous n'avons pas à indiquer. Les soins buccaux proprement dits consisteront à prescrire surtout l'abstention de tous les irritants, alcool, tabac, épices, etc..., à faire le nettoyage des dents (avec de grandes précautions). Le savonnage des dents suivi de lavages antiseptiques répétés : thymol, menthol, acide salycilique, etc... viendra en aide au traitement général pour la cessation des accidents buccaux.

Stomatites et Gingivites septiques. — D'après ce qui a été dit plus haut, on peut comprendre sous ce nom toutes les variétés de stomatites non spécifiques depuis les plus simples comme la stomatite érythémateuse ou tartarique, la stomatite des femmes enceintes, jusqu'aux plus graves, comme la stomatite ulcéro-membraneuse et la gangrène de la bouche. Toutes ces stomatites sont septiques, car dans la conception qu'on doit se faire de ces affections, il ne peut en exister d'autres. Elles sont polymicrobiennes.

Gingivite tartarique. — C'est la plus simple et la plus fréquente ; elle est à la fois traumatique et septique. La présence du tartre, corps dur et infecté qui recouvre le collet des dents en quantité variable, explique la double cause de sa production. Mais il ne faut entendre sous le nom de gingivite tartarique que la gingivite simple érythémateuse formant un liseré rouge plus ou moins saillant sans ulcérations. Parfois, seulement, il existe une légère suppuration entre la gencive et le tartre.

Si le traitement intervient à temps, c'est-à-dire si le tartre est soigneusement et totalement enlevé, si l'antisepsie buccale est appliquée, tout disparaît rapidement et rentre dans l'ordre. Mais si la gingivite a pris un caractère différent et plus grave, si on voit apparaître des ulcérations, l'affection perd son caractère et devient autre : stomatite ulcéreuse ou arthrite alvéolaire. En ce sens même, on peut dire que la gingivite tartarique n'existe guère ou qu'elle n'est le plus souvent que le premier degré de ces deux affections.

Gingivite des femmes enceintes. — Les réflexions précédentes peuvent s'appliquer en partie à cette variété de gingivite à laquelle les médecins accoucheurs ont attaché une certaine importance. C'est en vain cependant qu'on a voulu donner une description particulière de cette affection et en constituer une entité définie de stomatite ou de gingivite. Ce qui semble vrai, c'est que les conditions générales de la femme enceinte, la condition de tous ses tissus, créent un terrain particulièrement favorable au développement des infections gingivales. Mais lorsqu'on examine avec soin les cas particuliers, on trouve comme causes, soit la présence du tartre, soit une infection buccale favorisée par l'absence de mastication (régime lacté, dents douloureuses), soit par la fréquence des vomissements (fermentations acides).

Lorsque, par un traitement approprié ou spontanément, ces causes diverses ont disparu, l'affection guérit rapidement. Ici comme toujours, le nettoyage des dents et l'antisepsie buccale jouent leur rôle indispensable. Ainsi que l'a démontré Galippe, les formes graves de la gingivite des femmes enceintes se rattachent à l'arthrite alvéolaire infectieuse ou pyorrhée alvéolaire dont l'évolution seulement pourra être plus rapide.

STOMATITE ULCÉRO-MEMBRANEUSE. — On peut considérer la stomatite ulcéro-membraneuse comme le type des stomatites septiques. Nettement caractérisée par son évolution, la marche de ses ulcérations toujours reconnaissables lorsqu'on les a une fois bien observées, elle constitue une véritable entité morbide. Si l'on met à part la gangrène de la bouche, qui peut d'ailleurs en être une terminaison, elle semble résumer à elle seule les autres stomatites septiques et peut-être toxiques (Galippe), qui n'en sont que des degrés, des variétés modifiées par la nature du terrain.

Bergeron (*Dictionnaire encyclopédique*) l'a

décrite comme une maladie spécifique, épidémique parfois, contagieuse, dont les ulcérations caractéristiques, de forme variable, peuvent se développer sur toutes les parties de la bouche, mais principalement sur les bords des gencives et à la face interne des joues.

Malgré de nombreuses tentatives, on n'a pu réussir à trouver ou à isoler le microbe spécifique, et l'idée même de la spécificité de la maladie semble abandonnée. On la considère plus généralement comme une maladie *polymicrobienne*, c'est-à-dire produite par l'association des microbes pathogènes : streptocoque, staphylocoque, etc.... Peut-être, cependant, des recherches ultérieures viendront-elles modifier cette manière de voir; car s'il est évident qu'on trouve à la surface des ulcérations nombre d'éléments pathogènes, le caractère toujours semblable de ces ulcérations, et leur évolution comportent l'idée d'un agent spécifique. La contagiosité, l'auto-inoculabilité non douteuse de l'affection rendent encore probable cette manière de voir. Voici précisément qu'un auteur suisse, Bernheim de Zurich après Fruhwald, a rencontré un bacille fusiforme avec spirilles qui pourrait bien être l'agent spécifique.

C'est chez les enfants, à la période de sortie des dents de deuxième dentition, et surtout de la dent de sept ans, chez ceux en particulier dont la bouche n'est ni soignée ni surveillée, que se développe le plus souvent l'affection. Chez les jeunes gens, la sortie de la dent de sagesse, accompagnée si souvent d'accidents septiques et d'excoriations péridentaires, est la cause habituelle de son développement. C'est au point que Magitot n'hésitait pas à la considérer comme un accident de dent de sagesse. Mais on peut l'observer chez l'adulte et à tous les âges dans des conditions variées d'infection buccale. Chez tous, et dans tous les cas, la porte d'entrée est naturellement nécessaire, et presque toujours il est possible de trouver l'origine de l'affection dans l'état du système dentaire et de la bouche. Il va sans dire que la question de terrain joue ici comme toujours un rôle capital, et Bergeron lui-même avait remarqué que les épidémies de stomatites qu'il avait observées succédaient souvent à des épidémies de rougeole, de scarlatine, de fièvre typhoïde.

C'est presque constamment par la gencive, autour des dents (dents de sagesse, dents de sept ans), entre deux dents cariées, là où la gencive est enflammée, hypertrophiée, excoriée, que débute l'ulcération pour s'étendre aux parties voisines. Les ulcérations sont d'abord unilatérales, parce qu'elles débutent rarement des deux côtés à la fois, mais elles dépassent facilement la ligne médiane pour s'étendre à tout le rebord alvéolaire, mais souvent avec des interruptions et des points de gencive saine. La propagation se fait naturellement par auto-inoculation.

Le bord de la gencive interne peut être envahi, aussi bien que celui de la gencive externe, et les deux séries d'ulcérations se rejoignent partout où elles trouvent passage entre les dents ainsi cernées par de multiples ulcérations. Les ulcérations des joues, des lèvres, de la langue, rarement primitives, se produisent par contact ou propagation de celles des gencives.

Ces ulcérations sont réellement pathognomoniques, plus ou moins larges et étendues, très douloureuses, à fond grisâtre, à bords déchiquetés; elles sont toujours limitées par un *liséré blanc* caractéristique. Entre les dents elles coupent comme à l'emporte-pièce la pointe de la languette gingivale interdentaire; le moindre attouchement les fait abondamment saigner, la salivation est généralement exagérée et l'haleine fétide, mais seulement dans les formes graves. Celles-ci peuvent alors s'accompagner de fièvre, de phénomènes généraux, d'adynamie, et même d'éruptions, comme le purpura, etc.

La forme aiguë dure une huitaine de jours et peut guérir spontanément. Mais l'affection devient souvent chronique et peut durer des mois entiers. Les récidives sont extrêmement fréquentes chez les mêmes individus et s'expliquent par des guérisons incomplètes, d'où l'importance du traitement.

Traitement. — Nous parlerons d'abord du traitement classique (Bergeron). Il consiste dans l'emploi du chlorate de potasse *intus* et *extra* : d'une part en potions à la dose de 4 grammes par jour environ; d'autre part en lavages et en gargarismes répétés plusieurs fois par jour avec une solution à 3 ou 4 0/0. On peut encore employer le chlorate de potasse en pastilles non sucrées, ce qui répond à la double indication.

Le chlorate de potasse a-t-il véritablement une action efficace, et, comme on l'a dit, peut-il être considéré comme spécifique? Nous en doutons fort pour notre part. Dans les formes chroniques, les seules qui jugent le traitement, il est inefficace. Les formes aiguës ont une marche déterminée qu'il ne modifie guère : laissée à elle-même, la stomatite ulcéro-membraneuse évolue généralement en une dizaine de jours et peut guérir spontanément sans autre traitement que quelques lotions antiseptiques. Les formes réellement graves ne peuvent être enrayées que par un traitement plus énergique.

C'est lorsque la stomatite est devenue chronique que les ulcérations persistent, disparaissent sur un point pour se reproduire sur un autre, et ainsi parfois pendant des mois, qu'un traitement plus efficace devient nécessaire. Il y faut un antiseptique ou un topique plus puissant que le chlorate de potasse ; ce traitement d'ailleurs devra s'opposer au développement de l'affection, la sidérer pour ainsi dire, si elle est reconnue à son début et s'il est immédiatement appliqué.

Si les antiseptiques, comme le sublimé (liqueur de Van Swieten), l'acide thymique (au 4/1000), l'acide lactique, l'acide phénique au 1/100 en lavages répétés, peuvent être d'une grande utilité et peuvent être, dans tous les cas, employés comme adjuvants, il faut surtout compter sur les cautérisations locales. Il est absolument nécessaire, pour agir rapidement et sûrement, de toucher toutes les ulcérations sans exception avec un caustique assez énergique pour détruire sur place les éléments infectieux de l'ulcération.

L'acide chlorhydrique, employé avec méthode, produit à coup sûr ce résultat. Le Dr Faré (Soc. de Stomatol., 1898) a communiqué un certain nombre d'observations prises pour la plupart dans notre service dentaire de la Charité, qui montrent que la guérison de la stomatite ulcéromembraneuse par l'application de l'acide chlorhydrique a toujours été obtenue dans un très bref délai et souvent en une seule fois. Nous-même avons observé de nombreux cas semblables et nous n'hésitons pas à employer toujours l'acide chlorhydrique suivant la méthode indiquée par le Dr Faré.

La solution employée est au 1/10 (on peut aller jusqu'au 1/5). Une boulette de coton tenue avec une pince est trempée dans la solution et portée rapidement à la surface de chaque ulcération ; il est important de n'en laisser échapper aucune et la plus extrême attention doit être apportée à leur recherche (espaces interdentaires). La boulette de coton doit être changée plusieurs fois suivant le nombre et l'étendue des ulcérations. L'application du topique laisse à la surface de l'ulcération un magma noirâtre produit par le sang et le caustique ; le tout doit être immédiatement balayé avec le jet d'une solution antiseptique (sublimé, etc.) ou simplement alcaline. Il est à peine besoin de dire qu'on évitera de toucher la surface des dents (à cause de l'acide) et qu'on fera dans tous les cas le lavage alcalin.

Il est rare que deux applications tout au plus de l'acide chlorhydrique à un ou deux jours d'intervalle n'amènent pas la guérison définitive. Si l'affection est à son début, elle est à coup sûr enrayée ; à sa période d'état, elle s'arrête ; dans les formes chroniques, elle disparaît.

Peut-être d'autres topiques, aussi efficaces, pourraient-ils être substitués à l'acide chlorhydrique : nous en doutons cependant. L'acide chromique monohydraté, le nitrate d'argent, la teinture d'iode, etc., ont été préconisés, mais nous n'avons point vu d'observations suffisantes pour nous convaincre de leur efficacité certaine.

STOMATITE GANGRÉNEUSE. NOMA. — Affection particulièrement grave et heureusement rare, le noma frappe surtout les individus affaiblis par une maladie infectieuse (fièvre typhoïde, variole, rougeole) et les enfants placés dans de détestables conditions hygiéniques, mal nourris, mal logés et d'ailleurs épuisés par la maladie. Il n'est pas étonnant que dans ces conditions les éléments infectieux à un haut degré qui déterminent l'affection agissent avec une violence exceptionnelle et que les phénomènes d'auto-intoxication apparaissent avec une extrême rapidité.

Ici, comme toujours, c'est la nature du terrain et les conditions propres à leur développement qui expliquent la virulence des éléments septiques de la bouche et des toxines qu'ils sécrètent ; celles-ci, entraînées dans le torrent circulatoire par absorption directe ou versées dans le tube digestif, expliquent les infections secondaires et l'empoisonnement général inévitable si les accidents se sont enrayés au début.

Le noma commence souvent par la joue plus ou moins excoriée : une ou plusieurs taches violacées se forment, se recouvrent d'une phlyctène, s'étendent, se réunissent, se transforment en ulcérations énormes à fond brunâtre. Les tissus environnants sont œdématiés, engorgés, d'ailleurs rapidement envahis à leur tour : lèvres, gencives, alvéoles. L'haleine devient fétide, les phénomènes généraux, fièvre intense, frissons, diarrhée, ne tardent pas à apparaître : c'est le plus souvent à bref délai l'affaiblissement définitif et la mort (embolies septiques).

Traitement. — On comprend que, dans une affection de cette nature, le traitement le plus énergique doit être employé dès le début. Aussitôt l'affection reconnue, il faut appliquer sans hésitation, à toute la surface d'abord raclée des ulcérations, le cautère actuel, sans craindre de fouiller profondément les tissus, de manière à détruire sur place les éléments infectieux. Toutes les ulcérations gangréneuses seront poursuivies et cautérisées, partout où elles apparaîtront et à plusieurs reprises, au besoin sans ménager même les tissus sains voisins. C'est l'unique moyen de s'opposer à l'envahissement total de la bouche en même temps qu'à l'empoisonnement du malade.

Il est important aussi de faire suivre les cautérisations de lavages antiseptiques répétés (sublimé, acide phénique, chloral) qui achèveront l'œuvre de la cautérisation. En même temps les forces du malade seront énergiquement soutenues par l'emploi des toniques, quinquina, kola, alcool, etc...

Si tous ces moyens échouent, c'est que l'organisme frappé par la gangrène a été décidément trop affaibli et souvent aussi qu'ils sont employés trop tard, lorsque les phénomènes d'empoisonnement général se sont déjà manifestés.

On doit ajouter qu'avec les progrès de l'hygiène et la connaissance plus exacte que nous avons de l'importance du bon état de la bouche et des dents dans les affections générales, de semblables accidents doivent devenir extrêmement rares et même complètement disparaître de la pathologie.

Stomatites toxiques ou *toxi-septiques*. — Il faut entendre par stomatites toxiques celles qui succèdent à l'ingestion ou à l'absorption par une voie quelconque des poisons métalliques variés qui s'éliminent plus particulièrement par la salive ou à la surface de la muqueuse buccale : mercure, bismuth, phosphore, arsenic, iode, etc.... La plus connue de ces stomatites, celle qu'on peut prendre comme type de la description, est la stomatite mercurielle.

Mais, en réalité, la question se pose surtout depuis les travaux de Galippe, de savoir s'il existe réellement des stomatites toxiques, mercurielles ou autres, distinctes des stomatites septiques proprement dites, dont les causes proviennent surtout du mauvais état de la bouche et des dents.

Pour les auteurs anciens, il n'y avait pas de doute : autant d'intoxications, autant de stomatites différentes, desquelles on s'efforçait de donner une description particulière. Quelques auteurs modernes ont adopté cette manière de voir, et, il faut le dire, des observations qui semblent prises avec soin, des expériences conduites avec méthode (Balzer, Dalscher et Villejean) semblent corroborer l'opinion ancienne. Il y aurait bien une stomatite mercurielle, une stomatite bismuthique, etc.

Nous nous rallions cependant à l'opinion de Galippe, qui veut une assimilation complète entre les stomatites toxiques et les stomatites simplement septiques, comme la stomatite ulcéro-membraneuse, car nous ne pouvons accorder de caractère spécifique aux lésions de la stomatite mercurielle ou des autres variétés observées, ce qui ne veut pas dire qu'elles ne puissent avoir leur physionomie reconnaissable en clinique.

Il est deux ordres de faits généralement admis : c'est que, d'une part, dans l'intoxication mercurielle par exemple, l'élimination du mercure en quantité variable par les glandes salivaires détermine dans la bouche et particulièrement sur les gencives des conditions favorables au développement des microbes pathogènes ; et que d'autre part la stomatite ne peut se développer que par l'action de l'infection produite par ces mêmes microbes.

Il ne peut y avoir, il n'y a pas de microbe mercuriel ou arsenical, mais l'élimination de ces poisons peut favoriser l'action nocive ou infectieuse des éléments préexistants. La stomatite est toxique par la cause prédisposante et la préparation du terrain ; elle est septique par l'agent infectant et contagieux : c'est à proprement dire une stomatite *toxi-septique*.

Dans ces conditions, il est évident que les symptômes de ces gingivo-stomatites toxi-septiques ne pourront pas différer essentiellement de ceux des stomatites septiques simples, car les formes de ces maladies et des lésions qu'elles déterminent sont forcément limitées : il y aura surtout des différences de degré et d'évolution.

Il est non moins certain que si, à l'empoisonnement proprement dit, à l'action de la salive toxique, s'ajoutent le mauvais état de la bouche et des dents et la débilité de l'organisme (anémie toxique) qui résulte de l'empoisonnement, toutes les causes se trouvent réunies pour amener au summum d'intensité le développement des altérations gingivales et buccales et pour que la stomatite affecte rapidement les formes les plus graves. C'est en ce sens que Galippe a pu, avec raison, insister sur le rôle important qu'il fallait attribuer à l'état préexistant de la muqueuse buccale, des gencives et des dents.

Au point de vue de l'hygiène et du traitement des *stomatites toxi-septiques*, les considérations précédentes avaient une grande importance ; elles nous permettent d'ailleurs maintenant de parler plus succinctement de la principale de ces stomatites, la stomatite mercurielle.

STOMATITE MERCURIELLE. — Presque toutes les stomatites mercurielles ont une origine thérapeutique; que le mercure soit employé en frictions, en injections sous-cutanées ou qu'il soit absorbé par l'estomac, la stomatite peut apparaître. On sait que les anciens médecins en prescrivant le mercure par la méthode dite des doses fractionnées, la provoquaient presque à coup sûr. Les femmes (Fournier) semblent plus prédisposées que les hommes. En réalité, il y faut ce que l'on appelait autrefois l'idiosyncrasie, ce qu'il serait plus juste d'appeler la prédisposition résultant de causes variables et plus particulièrement du mauvais état de la bouche et des dents et de mauvaises conditions hygiéniques (encombrement).

Les enfants qui n'ont pas encore de dents et les vieillards édentés n'ont point la stomatite mercurielle, ce qui prouve l'importance capitale de ces organes et la nécessité d'une porte d'entrée pour l'infection.

Certaines professions exposent plus particulièrement à l'empoisonnement par le mercure : les étameurs de glaces, les argenteurs et doreurs et aussi les ouvriers des mines de ce métal peuvent contracter des stomatites en respirant simplement des émanations mercurielles, en tenant compte que chez les ouvriers la bouche et les dents sont rarement en bon état et que les autres conditions hygiéniques (aération, nourriture, etc.), ne leur sont guère favorables.

Les formes sous lesquelles se présente la stomatite mercurielle varient depuis l'érythème simple de la gencive jusqu'aux ulcérations étendues avec perte de substance, et au décollement profond avec abondante suppuration péridentaire. Ces lésions peuvent s'étendre aux joues, à la langue, et aux lèvres, à la voûte palatine, au voile du palais. La salivation est toujours abondante (salivation mercurielle) et l'haleine d'une odeur fétide, que certains auteurs considèrent comme caractéristique.

A un degré extrême, les accidents peuvent s'accentuer encore : les ulcérations peuvent devenir gangréneuses et le sphacèle noir peut envahir la langue, le palais, en produisant les plus graves désordres et danger de mort. Mais ce sont là des formes rarement observées, historiques pour ainsi dire (Fournier) et le tableau est plus généralement celui que nous avons donné de la stomatite tartarique et de la stomatite ulcéro-membraneuse, ce qui nous ramène à la conception de la maladie que nous avons exposée dans les considérations générales.

Peut-être, cependant, est-il possible de reconnaître à certains signes le début, l'apparition de la stomatite mercurielle. La turgescence des tissus, l'œdème dur qui semble les envahir donnent à la muqueuse gingivale un aspect presque caractéristique et remarquable surtout autour des dents de sagesse; ce caractère est à notre avis plus important que celui que l'on a attribué au liséré dit mercuriel.

Traitement. — D'après ce que nous avons dit précédemment, il est clair que l'hygiène préventive doit jouer un rôle capital.

Pour les professions qui exposent aux vapeurs de mercure, on ne saurait trop recommander de surveiller l'aération des ateliers où travaillent les ouvriers. Quand l'absorption directe peut se faire par le contact de la peau, celle des doigts en particulier, le lavage répété des mains et les bains fréquents seront indiqués : ce sont là des mesures préventives qu'il est facile de prendre et qu'on devrait même exiger des patrons ou des administrations.

Le nettoyage des dents, les lavages antiseptiques de la bouche devront faire aussi partie de leur hygiène spéciale. Les médecins qui soignent ces ouvriers ne devraient jamais oublier ces prescriptions hygiéniques, nécessaires d'ailleurs pour tous ceux qui sont exposés aux intoxications diverses, mercurielles, arsenicales, plombiques, etc. ; nous parlerons plus loin du phosphore.

Lorsque, dans un but thérapeutique, particulièrement dans la syphilis, il est nécessaire de prescrire les préparations mercurielles, le meilleur moyen de prévenir l'apparition de la stomatite consistera en le nettoyage absolu des dents, le traitement des caries dentaires, et l'obturation de toutes les cavités susceptibles de recéler les éléments infectieux ; l'extraction des racines inutiles qui peuvent toujours excorier les gencives et les joues, la suppression en un mot de toutes les causes ou portes d'entrée de l'infection.

Ces moyens préventifs seront plus efficaces que l'administration du chlorate de potasse à l'intérieur ou les simples lavages de la bouche avec le même médicament, qui est loin d'avoir l'action préservatrice et presque spécifique que lui attribuaient autrefois les médecins.

Comme moyens préventifs consécutifs aux soins que nous avons indiqués, l'usage des antiseptiques en lavages répétés, comme l'acide thymique, l'acide phénique, le chloral, le lysol, voire même le sublimé, préviendra plus sûrement les accidents.

Lorsque la stomatite est déclarée, il va sans dire qu'il faut cesser, au moins momentanément, l'administration du mercure; mais cette mesure n'est pas suffisante et il y faut joindre les soins précédents, qui arrêteront presque sûrement la maladie à sa première période.

Si l'affection arrivait à la période des ulcérations et des décollements profonds, il ne faudrait pas hésiter, comme nous l'avons conseillé pour la stomatite ulcéro-membraneuse, à toucher les parties ulcérées avec des topiques puissants, comme l'acide chlorhydrique ou au moins avec la teinture d'iode, le perchlorure de fer, etc.

On aura enfin recours, pour les lavages de la bouche, aux antiseptiques indiqués plus haut, y compris le sublimé. Cette dernière médication n'est paradoxale qu'en apparence, car elle s'adresse en définitive aux éléments infectieux de la bouche pour les détruire sur place ou annihiler leurs sécrétions. Le sublimé, d'ailleurs très dilué (au 4000e), n'a pas le temps d'être absorbé pour produire une nouvelle intoxication.

Ulcérations de la bouche. — Le traitement des ulcérations buccales se réduit à une question de diagnostic, ce qui ne veut pas dire que le diagnostic soit toujours facile ni le traitement toujours efficace. Mais, dans l'incertitude où l'on sera pour reconnaître à quel genre d'ulcération on a affaire, le résultat positif ou négatif du traitement lui-même sera souvent un élément important du diagnostic. La nature de l'ulcération une fois reconnue, le traitement véritable pourra être appliqué en connaissance de cause.

Nous n'essaierons pas de faire une description même superficielle des ulcérations de natures diverses qu'on peut rencontrer dans la bouche à l'état aigu ou chronique. En théorie, elles diffèrent; en réalité, elles peuvent toutes se ressembler, surtout à l'état chronique, et c'est là un caractère particulier des affections de la muqueuse buccale, que, souvent d'origine très différente, elles arrivent à revêtir un aspect presque semblable et qu'on doit s'aider, pour arriver à les distinguer, des données de l'étiologie et de l'état général, de l'examen des parties voisines ou annexes (ganglions, dents), soit même des effets du traitement.

Si nous éliminons les ulcérations aiguës ou chroniques déjà étudiées avec les stomatites diverses, nous ne trouverons plus guère que les ulcérations simples et parfois anciennes causées par des dents cariées ou irrégulières qui blessent souvent la langue, parfois les joues et les lèvres; les ulcérations tuberculeuses; enfin, celles de la syphilis tertiaire et de l'épithélioma.

Les *ulcérations simples*, d'origine dentaire, presque toujours uniques et très douloureuses, se reconnaissent à ce fait qu'elles disparaissent rapidement lorsque la cause est supprimée : il suffit d'enlever la dent malade, ou plus simplement de limer ou réséquer les parties aiguës ou saillantes des racines ou des couronnes. Ces ulcérations se produisent presque toujours chez des individus âgés et dans des bouches septiques. En tout état de cause, le nettoyage des dents et l'antisepsie buccale seront de règle.

Chez les personnes âgées, privées de leurs dents, qui portent des appareils de prothèse, surtout des appareils à ressorts, il n'est pas rare d'observer des ulcérations, parfois énormes et très douloureuses, produites par le rebord des appareils, surtout à la mâchoire inférieure. Ces ulcérations se reconnaissent facilement à leur forme allongée, à leur situation dans le sillon gingival et la cause en est évidente : le rebord alvéolaire se résorbe peu à peu par la pression du dentier, le sillon s'efface et la muqueuse s'ulcère au niveau du bord de l'appareil devenu trop élevé. La réduction de celui-ci et les lavages antiseptiques amènent la cessation rapide des accidents.

Les *ulcérations tuberculeuses*, quoi qu'on en ait dit, sont loin d'avoir un aspect caractéristique (semis de points jaunâtres) et leur diagnostic est souvent difficile. S'il n'y a pas tuberculose pulmonaire bien constatée, ou si l'examen histologique ne fait pas découvrir de bacilles à leur surface, c'est par élimination seulement que l'on arrivera à les reconnaître.

Pour leur guérison, en dehors des gargarismes

antiseptiques toujours indispensables, on a proposé les applications de cautère actuel et même l'ablation. Les cautérisations avec les agents chimiques nous semblent devoir être plus efficaces, et ici encore nous indiquerons les attouchements avec l'acide chlorhydrique dilué, le sulfate de cuivre, la teinture d'iode, etc. Mais on comprend que l'état général surtout devra être l'objet de soins qui relèvent tout naturellement du traitement de la tuberculose.

Les *ulcérations syphilitiques*. — Nous n'avons en vue que les ulcérations tertiaires qui succèdent à des gommes ; elles siègent surtout à la langue, à la voûte palatine, au voile du palais, mais peuvent occuper tous les points de la bouche. Le diagnostic résulte évidemment de l'aspect et de la marche des ulcérations, mais surtout des commémoratifs et des accidents concomitants. Leur traitement est celui de la syphilis-tertiaire, l'iodure de potassium ou les préparations mercurielles peuvent, suivant les circonstances, être également efficaces. L'antisepsie buccale est naturellement indispensable.

Les *ulcérations cancéreuses* sont les plus graves et peut-être les plus fréquentes ; la langue, les lèvres en sont le siège le plus habituel. On pourrait croire que leur diagnostic est facile ; ce serait une erreur : rien ne ressemble plus à un épithélioma ulcéré qu'une ulcération banale, mais ancienne, causée par un chicot chez les individus âgés. L'erreur est d'autant plus facile que la transformation peut se faire de l'une à l'autre, c'est-à-dire que l'épithelioma peut se développer sur des ulcérations simples au début dont la cause banale n'est point supprimée et qui peu à peu prennent le caractère cancroïdal. Mais cette transformation est plus probable que démontrée; quoi qu'il en soit, à une période avancée il n'est plus possible de méconnaître la nature grave de l'affection (ganglions, état général, etc.), mais il est souvent trop tard pour intervenir.

Le traitement, lorsque le diagnostic est assuré, consiste dans l'extirpation pure et simple de la tumeur ulcérée, mais les récidives sont fréquentes, d'aucuns disent inévitables (surtout à la langue) et l'opération peut être renouvelée plusieurs fois.

L'emploi du chlorate de potasse comme traitement curatif est purement illusoire; les lavages antiseptiques puissants, sans pouvoir amener la guérison, sont seuls capables de conjurer pendant quelque temps, en dehors de l'opération, les effets de l'empoisonnement par absorption des produits septiques sécrétés incessamment à la surface des ulcérations. L'acide phénique, le chloral, le sublimé, en gargarismes répétés, rendront les plus grands services. Il est à peine utile de dire que toutes les causes d'irritation dentaire auront été dès l'abord supprimées.

Leucoplasies buccales. — Nous ne pouvons abandonner les affections de la muqueuse de la bouche sans dire quelques mots de la leucoplasie ou plutôt des leucoplasies buccales. Nous ne saurions mieux faire que d'emprunter à Besnier sa définition : « Ce sont, dit-il, des manifestations identiques d'une forme particulière d'irritation chronique de la muqueuse buccale et de la langue, laquelle peut naître des causes les plus variables d'irritation, affection chronique qui, dans son terme le plus avancé, franchit les limites du derme muqueux et aboutit à l'épithélioma ; glossite et stomatite épithéliale chronique superficielles ou profondes. » De cette définition il ressort que la leucoplasie buccale constitue plutôt un syndrome qu'une maladie définie et qu'on peut appliquer à cette affection la remarque que nous faisions à propos des stomatites et des ulcérations de la bouche : que des causes très différentes aboutissent souvent à des lésions de même apparence et très difficiles à distinguer à première vue.

Psoriasis buccal, plaques blanches des fumeurs, lichen buccal, eczéma buccal, stomatite papillomateuse, pityriasis buccal, tels sont les différents noms sous lesquels on a donné une description variée du syndrome.

Enfin on a distingué des leucoplasies simples, arthritiques, syphilitiques, etc.

Toutes ces distinctions peuvent avoir leur importance, et on ne saurait trop rechercher les éléments du diagnostic pour une affection qui se présente en général sous un aspect clinique peu varié : des plaques blanches disséminées sur la langue, les lèvres, les joues, provenant de la prolifération épithéliale ; muqueuse lisse par places, parfois dure, fissurée, surtout aux lèvres et aux commissures ; la langue hérissée de papilles dures et cornées (langue de chat), muqueuse des lèvres et des joues se déchirant parfois avec la plus grande facilité : tel est le bref tableau de l'affection.

Traitement. — Les formes les plus simples sont le plus souvent attribuées à l'action du tabac (plaques des fumeurs), des boissons alcooliques, de mets épicés ou irritants, trop chauds ou trop froids; à l'irritation produite par le mauvais état de la dentition. Il est donc indiqué de supprimer toutes ces causes dans la mesure possible. Les soins hygiéniques de la bouche sont surtout nécessaires et celle-ci sera l'objet de soins constants, soit pour la débarrasser des débris alimentaires après le repas (lavage à l'eau tiède parfumée), soit pour supprimer les causes d'irritation dentaire (chicots, racines, caries, etc.).

Les appareils prothétiques et surtout les dentiers complets, sont très difficilement supportés par les leucoplasiques; ils devront être légers, soigneusement polis, toujours lavés et désinfectés avec soin; ils seront mis de côté la nuit et le plus souvent possible en dehors des repas.

Comme traitement local, on a prescrit les bains de bouche tièdes avec solution de bicarbonate de soude. Dans les formes graves, des onctions grasses avec la vaseline additionnée d'iodol, de salol, d'acide borique. Besnier a employé l'huile de cade; enfin on pourrait aller jusqu'aux caustiques, perchlorure de fer, acide chromique, la solution de bichromate de potasse au 1/25; ces derniers agents seront réservés pour les cas où l'on soupçonne l'affection de prendre les caractères de l'épithélioma.

Le traitement général s'adressera à la cause diathésique : arthritisme (?), mais le plus souvent à la syphilis, cause fréquente et souvent méconnue.

CHAPITRE III

Maladies des gencives.

Il nous reste peu de chose à dire des affections des gencives, après les développements donnés aux gingivo-stomatites ; leur pathologie, cependant, comprend d'autres affections qui doivent nous retenir un instant, en particulier l'hypertrophie et les tumeurs. Nous dirons aussi quelques mots des lisérés. Les lésions traumatiques sont plus souvent d'origine opératoire et sans grande importance.

Hypertrophie des gencives. — L'hypertrophie des gencives n'est autre chose qu'une gingivite septique érythémateuse simple, passée à l'état chronique et s'accompagnant d'un développement parfois considérable du tissu gingival. La question de terrain joue ici le rôle capital. On la rencontre particulièrement chez les lymphatiques et les strumeux ; la gingivite des femmes enceintes, chez les prédisposées, aboutit facilement à la forme hypertrophique, surtout si l'on a négligé les soins antiseptiques. Les enfants idiots et arriérés présentent fréquemment l'hypertrophie des gencives; chez eux, toutes les conditions défavorables se trouvent réunies : bouche septique, dents irrégulièrement rangées, trop serrées, comprimant les gencives, présence du tartre, etc.

L'hypertrophie, parfois, constitue au même titre que les autres déformations buccales un véritable vice de conformation ; il n'est pas rare de rencontrer l'hypertrophie des gencives en même temps que les végétations adénoïdes du pharynx et l'étroitesse de la voûte palatine. Enfin, une forme d'hypertrophie qui se rencontre en particulier à la mâchoire supérieure, coïncide avec l'hypertrophie des lèvres et paraît être de même origine (lymphangite chronique). Nous avons vu coïncider cette forme avec la pyorrhée alvéolaire.

L'hypertrophie des gencives constitue non seulement une maladie, mais souvent une difformité ; le développement des gencives est parfois énorme, au point que celles-ci arrivent à recouvrir tout ou partie des dents et que chaque languette hypertrophiée forme une véritable petite tumeur ; on observe d'ailleurs tous les degrés intermédiaires,

Traitement. — Chez les enfants, l'hypertrophie simple, provenant souvent de l'irrégularité des dents, qui, trop serrées, compriment les gencives et favorisent des conditions septiques propres à son développement, il peut être indiqué d'enlever une dent de chaque côté des mâchoires. Cette intervention logique peut suffire à elle seule pour supprimer l'affection.

Chez les adultes, et dans les formes d'hypertrophie ancienne, le traitement chirurgical devient nécessaire. Le thermo-cautère ou le galvano-cautère seront employés pour réduire les gencives à leur forme et à leur volume naturels. Il ne faut pas hésiter à traiter les languettes hypertrophiées comme de petites tumeurs épulidiennes et à les enlever résolument, soit par la section d'abord et la cautérisation ensuite, soit uniquement à l'aide du galvano-cautère. La règle s'impose toutefois, avant toute intervention chirurgicale, de faire le nettoyage des dents et l'antisepsie buccale et d'attendre au moins quelques jours : on sera parfois étonné de voir, par ces moyens seuls, l'hypertrophie se réduire dans des proportions considérables. L'excision ou la cautérisation achèveront ce qu'aura commencé l'hygiène buccale bien comprise.

Chez les strumeux, chez les lymphatiques, les récidives sont fréquentes si l'état général ne s'améliore pas. Le tissu gingival se reproduit avec la plus grande rapidité et le moindre relâchement dans les soins antiseptiques ramènerait vite la même situation.

Épulis. — On donne le nom d'épulis à toute tumeur limitée de la gencive autre que l'abcès. Dans la majorité des cas, cette tumeur a pour caractère : un petit volume, une marche lente, une forme pédiculée et une inocuité relative, c'est-à-dire une faible tendance à la récidive. Son implantation a souvent lieu sur la limite du tissu gingival et du périoste alvéolaire. C'est ou une tumeur fibreuse, ou une tumeur à myéloplaxes ; parfois c'est un papillome ou même une véritable tumeur érectile (Lannelongue). Larabrie (1889) conclut, de nombreux examens histologiques, que dans l'immense majorité des cas l'épulis est un sarcome (?).

Traitement. — Il n'y en a qu'un, l'extirpation complète de la tumeur. Commencée avec l'instrument tranchant, elle peut être achevée avec le cautère actuel, thermo ou galvano-cautère. On aura particulièrement soin de détruire le pédicule et de fouiller avec le fer rouge le lieu d'implantation. La destruction d'une zone de parties saines et même d'une partie de l'alvéole sera nécessaire si l'on veut éviter les récidives.

Rédier (Société de Stomatologie), se fondant sur la bénignité relative de ces petites tumeurs et sur leur fréquente implantation alvéolaire, a proposé un mode de traitement qu'on pourrait appeler physiologique : l'extraction simple des deux dents voisines de la tumeur ; l'alvéole devant se résorber normalement à la suite de ces extractions, la tumeur, suivant la même loi, disparaîtrait avec le tissu alvéolaire et périostique. C'est là une vue plus ingénieuse, il nous semble, que pratique ; outre que la conservation des dents est presque toujours possible et désirable, il y aurait encore danger de récidive.

Mais lorsque des racines ou des dents mauvaises avoisinent la tumeur, il sera toujours utile de les enlever, mais sans préjudice de la destruction propre de l'épulis.

Lisérés. — Les lisérés ne sont point une maladie, pas même un symptôme, à peine l'indication que le sujet a été exposé à l'imprégnation directe de certaines substances toxiques ou médicamenteuses.

C'est le liséré saturnin qui a surtout attiré l'attention des médecins, qui a été considéré longtemps comme le signe certain de l'empoisonnement plombique. L'altération est alors caractérisée (Magitot) par un liséré gris bleuâtre tout spécial qui occupe la partie mince du bord libre des gencives.

Le liséré des saturnins est manifestement formé par du sulfure de plomb, transformation du carbonate par les sulfures alcalins de la salive à la surface des gencives, qui s'en imprègnent ensuite. Ce sont surtout les ouvriers exposés aux émanations des sels de plomb dans les industries de la céruse qui présentent le liséré. Le sulfure de fer, l'oxyde d'argent, chez ceux qui prennent ces sels métalliques, peuvent également former des lisérés semblables au liséré saturnin.

L'emploi de poudres colorées, et en particulier de la poudre de charbon porphyrisé, produit souvent un véritable tatouage, ou liséré irrégulier du bord de la gencive, de couleur bleuâtre. Il y a pénétration véritable des parcelles de charbon dans le tissu gingival.

Il ne faut pas confondre ces lisérés vrais avec le faux liséré qui résulte de la présence d'une petite quantité de tartre noir en dépôt linéaire entre le collet de la dent et la gencive et qui, vu par transparence, donne au bord gingival une coloration bleuâtre.

Les soins hygiéniques habituels devraient toujours prévenir la formation des lisérés gingivaux; quand ils existent, ils sont assez difficiles à faire disparaître. Cependant les lisérés plombiques ne résistent pas à l'emploi de l'acide chlorhydrique dilué appliqué *in situ*.

Le liséré charbonneux persiste, mais se modifie : les parcelles de charbon, même après la cessation de son emploi, continuent à cheminer dans le tissu gingival pour aller former des îlots bleuâtres sur des points parfois très éloignés du bord libre. De toute manière, il ne faut pas hésiter à proscrire le charbon des poudres dentifrices : d'autres substances peuvent lui être substituées avec avantage.

CHAPITRE IV

Maladies des parois de la bouche.

Maladies des lèvres et des joues. — Le traitement des affections des lèvres et des joues : traumatismes, tumeurs, difformités, est le plus souvent du ressort de la chirurgie générale; pour la plupart d'entre elles, nous ne saurions mieux faire que de renvoyer aux traités spéciaux.

C'est ainsi également que nous ne croyons pas devoir parler des vices de développement de la face, de la bouche, de leurs anomalies, des différentes variétés de bec-de-lièvre et de leur traitement. Même en dépassant de beaucoup le cadre de notre livre, nous ne pourrions donner à ce sujet des développements suffisants, il vaut mieux nous abstenir. Tout au plus pouvons-nous signaler touchant les lèvres et les joues quelques particularités qui intéressent plus directement l'hygiène et la thérapeutique buccales.

Il arrive souvent que les lèvres, dans les opérations dentaires ou de petite chirurgie que le spécialiste pratique sur la bouche, sont blessées par des instruments tranchants ou autres (limes, roues, fraises, etc.), ou brûlées par le thermo ou le galvano-cautère, si l'on n'a pas apporté une attention suffisante à la manœuvre de ces instruments. Il sera toujours prudent lorsqu'on emploie le bistouri dans la bouche pour l'ouverture d'un abcès ou un débridement, d'envelopper avec un linge ou une gaine en caoutchouc une partie de la lame et de laisser libre seulement l'extrémité utile. De même l'extrémité du thermo ou du galvano-cautère devra être protégée par une gaine isolante (en ébonite par exemple), ou si cette disposition n'existe pas, les lèvres seront recouvertes d'un corps isolant.

Pour l'emploi des limes et des autres instruments, il suffira d'écarter soigneusement les lèvres et d'apporter à l'opération une attention soutenue. Ces précautions sont indispensables, car les blessures des lèvres, quoique peu graves par elles-mêmes, saignent abondamment et peuvent obliger l'opérateur à interrompre l'opération commencée et apporter un véritable obstacle à des soins ultérieurs.

Aussi bien au point de vue du malade que de

l'opérateur, il est très important d'examiner avec soin les ulcérations qui peuvent se rencontrer sur les lèvres : le chancre induré, les plaques muqueuses n'y sont pas absolument rares; on y trouve surtout l'ulcération cancroïdale. On comprend sans insister combien il importe de faire le diagnostic de ces affections. Nous signalons ici, car nous ne l'avons vu indiqué nulle part ailleurs, le rapport qui semble exister parfois entre certaines hypertrophies de la lèvre supérieure et l'ostéo-périostite suppurée. Dans deux cas observés, il nous a suffi de guérir cette dernière affection pour voir disparaître l'hypertrophie labiale, en même temps d'ailleurs que l'hypertrophie gingivale concomitante. Il s'agissait probablement d'une lymphangite propagée disparaissant elle-même avec la cause qui l'avait produite.

Les *affections des joues* nous arrêteront encore moins longtemps que celles des lèvres. Les joues sont très souvent le siège des ulcérations produites par les chicots et les dents irrégulières ou déviées; le traitement par suppression de la cause est tout indiqué. Une cause fréquente dans la pratique dentaire est l'application de l'acide arsénieux dans les cavités de caries siégeant à la face externe des dents. Le contact de la joue sur le pansement saillant produit une eschare parfois profonde et étendue sur un point des joues et par suite une ulcération très douloureuse et longue à guérir. Si cette ulcération se produisait au niveau de l'ouverture du canal de Sténon, la cicatrisation pourrait amener l'atrésie de cet orifice et la rétention de la salive. N'oublions pas les blessures produites souvent par des ressorts mal placés sur les dentiers, surtout chez les personnes dont les joues, très épaisses, font saillie dans l'intérieur de la bouche : le traitement est une question d'adaptation.

Maladies de la voûte palatine et du voile du palais. — Les *abcès* de la voûte palatine sont fréquents ; ils proviennent presque toujours d'une périostite alvéolo-dentaire suppurée et ont une tendance manifeste à se diriger vers la ligne médiane. A ce niveau, en effet, la muqueuse palatine est moins épaisse, le périoste moins adhérent à l'os et l'une et l'autre se laissent facilement soulever par le pus.

Lorsqu'ils sont aigus, et s'accompagnent d'une dent très douloureuse à la pression, soulevée dans son alvéole, le diagnostic est facile ; mais lorsque, provenant d'une périostite chronique, ils se forment lentement et qu'ils sont indolents, on peut facilement les confondre avec des gommes syphilitiques, d'autant qu'avec celles-ci peuvent se rencontrer des dents cariées dans la bouche. Il est rare cependant qu'un examen très attentif et aidé des commémoratifs ne puisse conduire à un diagnostic sûr.

L'ouverture profonde, les lavages antiseptiques de la cavité sont le traitement indiqué des abcès de la voûte palatine. L'ouverture de ces abcès devra toujours être faite dans le sens antéro-postérieur (direction des vaisseaux). Ils guériront facilement surtout si l'on a soin d'enlever la racine ou la dent atteinte de périostite, qui a été la cause déterminante.

Les gommes syphilitiques devront être laissées à elles-mêmes; leur traitement est celui de la syphilis à sa période tertiaire (iodure de potassium, etc.).

Les *malformations* de la voûte palatine et du voile du palais intéressent au plus haut point l'hygiène buccale, et le spécialiste doit souvent venir en aide au chirurgien pour remédier à leurs graves inconvénients. Nous ne faisons que signaler l'étroitesse et la hauteur de la voûte palatine chez les enfants idiots et arriérés (Bourneville). Cette disposition se rencontre souvent avec les anomalies et les irrégularités dentaires variées, et avec un rapport anormal des deux mâchoires qui consiste surtout en leur occlusion imparfaite. Cette anomalie, qu'on rencontre souvent et à des degrés divers chez les enfants idiots, constitue chez eux une difformité presque caractéristique que nous avons signalée à la Société de Stomatologie avec de nombreuses observations (1894). La thérapeutique est d'ailleurs presque impuissante à remédier à cette disposition.

La même anomalie de la voûte palatine, accompagnée de la saillie des dents antérieures et parfois d'une véritable atrésie de la mâchoire supérieure, qui présente la forme d'un V à sommet antérieur (V shaped des Anglais), doit toujours faire songer à la présence possible de végétations adénoïdes de l'arrière-cavité des fosses nasales et les faire rechercher. L'excision et la destruction de ces végétations pratiquées chez les très jeunes enfants pourront amener une modification très heureuse dans le développement de la mâchoire supérieure et la disposition des dents. C'est, en effet, à la présence de ces végétations adénoïdes qu'on a attribué (Chatelier et David) cette sorte d'atrésie de la mâchoire et la projection des dents en avant et on l'explique de la manière suivante : Les enfants ne pouvant respirer par les fosses nasales dorment la bouche ouverte et la pression des joues sur les dents et les mâchoires suffit à comprimer celles-ci et à produire la déformation. On peut y joindre aussi les troubles de nutrition résultant de la simple présence de ces végétations et dont elles sont peut-être elles-mêmes une manifestation.

Le docteur Gourc (Société de Stomatologie, 1897) a émis une opinion absolument contraire à celle généralement adoptée, c'est-à-dire qu'il a présenté une statistique où les cas d'atrésie de la mâchoire sans végétations adénoïdes sont de beaucoup les plus nombreux. Il s'agirait donc simplement d'un de ces arrêts de développement aussi obscurs souvent dans leur origine que les autres anomalies. Ce qui importe toutefois, c'est que, lorsque les végétations de l'arrière-cavité des fosses nasales existent, leur destruction a les effets les plus évidents sur la forme ultérieure des arcades alvéolaires et la régularité du système dentaire.

Les divisions congénitales complètes de la voûte palatine et du voile du palais, nécessairement accompagnées de bec-de-lièvre simple ou double et mettant en communication la bouche et les cavités des fosses nasales, constituent une effrayante anomalie à laquelle le chirurgien est souvent impuissant à remédier. Les fonctions de succion chez le nouveau-né, de mastication, de déglutition et de phonation chez l'adulte sont difficiles ou absolument impossibles, et ce sont ces fonctions qu'il importe surtout de rétablir.

Le *traitement palliatif* consiste alors, si la restauration chirurgicale n'a pu se faire, dans l'application d'appareils prothétiques fixés aux dents par des moyens appropriés. Ces appareils peuvent même suppléer à l'absence du voile du palais remplacé par une pièce artificielle mobile, et toutes les fonctions supprimées peuvent être rétablies presque intégralement.

Le même traitement palliatif sera encore plus facilement appliqué s'il ne s'agit que de divisions ou de perforations incomplètes de la voûte palatine et du voile du palais (obturateur).

Il sera aussi applicable si les perforations, au lieu d'être congénitales, résultent d'un traumatisme (plaies par armes à feu) ou de destruction pathologique (tuberculose, syphilis) ou opératoire (enlèvement de polypes naso-pharyngiens).

Il va sans dire que, dans tous ces cas, la restauration chirurgicale (staphylorrhaphie, uranoplastie) complète serait préférable, mais le traitement prothétique sera toujours la ressource en cas d'impossibilité ou d'insuccès.

Maladies du plancher de la bouche. — Le plancher de la bouche, par sa constitution propre, l'abondance du tissu cellulaire sous-muqueux, la disposition de ses plans aponévrotiques et musculaires, sa souplesse et sa mobilité, est merveilleusement propice au développement des abcès et des phlegmons.

La présence des glandes sublinguales et des nombreux glandules sous-muqueux est, d'autre part, la cause de la formation fréquente d'une tumeur particulière qui porte le nom de grenouillette. Nous ne traiterons que de ces deux sortes d'affections.

Abcès et phlegmons du plancher de la bouche. — Ils ont le plus souvent pour origine les dents, c'est-à-dire une périostite alvéolo-dentaire suppurée; le pus, venant du sommet d'une racine après avoir traversé l'alvéole, fuse naturellement dans le tissu du plancher où il va former des phlegmons ou abcès plus ou moins étendus; tantôt l'infection venant des dents plus ou moins déchaussées (pyorrhée alvéolaire) dont les alvéoles sont largement ouverts à l'envahissement des parasites, gagne, par propagation au périoste de la mâchoire, le tissu du plancher. Les infections particulières qui se produisent autour de la dent de sagesse pourront, quoique plus rarement, amener des abcès de la même région.

Les plaies simples, dans les bouches infectées, qu'elles soient produites par des corps étrangers (arêtes de poissons) ou des instruments dans le cours d'une opération, donneront facilement lieu à des phlegmons en raison de la mobilité continue des bords de la plaie qui aspire pour ainsi dire les liquides infectés de la bouche.

On a décrit sous le nom d'ANGINE DE LUDWIG une forme particulièrement grave du phlegmon diffus du plancher de la bouche dont quelques auteurs ont même voulu faire une maladie spécifique (Rœser, Delorme). Mais le parasite spécifique n'a jamais pu être isolé et on n'a trouvé dans le pus de ces abcès que les parasites pathogènes habituels de la bouche, ceux-ci trouvant seulement, dans certaines conditions, un terrain plus favorable et un degré de virulence plus élevé. En définitive, ni par leur nature ni par leur gravité ces abcès ne diffèrent des adéno-phlegmons sous-maxillaires tout aussi fréquents et aussi redoutables que déterminent, par exemple, souvent les dents de sagesse.

Quoiqu'il en soit, l'angine de Ludwig, en raison de l'œdème considérable parfois qu'elle engendre, et de la compression des parties voisines, détermine de véritables phénomènes d'asphyxie qui nécessitent une intervention chirurgicale rapide.

Traitement. — Dans les formes simples d'abcès du plancher, l'ouverture par la bouche suffira et on pourra la faire, soit au bistouri, soit à l'aide du thermo-cautère, celui-ci ayant l'avantage de laisser un orifice plus durable et de permettre plus facilement de pratiquer dans l'abcès des injections antiseptiques (sublimé, chloral).

Dans les formes graves du phlegmon, l'ouverture buccale sera parfois insuffisante : il sera absolument nécessaire de pratiquer une ouverture du côté du menton, soit sur la ligne médiane, soit sur les deux côtés de la mâchoire. Il faut aller profondément fouiller les parties avec la sonde cannelée (à cause des vaisseaux) jusqu'à ce que l'on rencontre le pus ou la sérosité purulente. A ce prix seulement, les accidents seront conjurés.

Les forces du malade, toujours profondément déprimées, seront soutenues par tous les réconfortants et toniques habituels (alcool, caféine, quinquina, etc.).

GRENOUILLETTE. — La grenouillette, ou plus exactement les grenouillettes, sont plutôt des kystes salivaires; nous ne retenons que ceux-ci qui sont les plus fréquents et les plus connus de la région, quoique d'autres variétés de kystes, et en particulier les kystes congénitaux (dermoïdes) si bien décrits par Lannelongue, puissent se rencontrer dans la même région.

On a abandonné l'idée du développement de la grenouillette dans la prétendue bourse séreuse de Fleischmann, ou même de la grenouillette formée aux dépens de la dilatation du canal de Warthon. Il est bien entendu qu'il n'y a que des grenouillettes glandulaires, c'est-à-dire développées dans les éléments de la glande sublinguale ou dans des glandules isolés du plancher buccal.

Au point de vue du siège on a distingué des grenouillettes sublinguales et sus-hyoïdiennes; en fait, ainsi que l'ont démontré Dieu et Morestin, il s'agit le plus souvent de kystes en bissac dont les deux cavités communiquent entre elles à travers une boutonnière du muscle mylo-hyoïdien. Si, ce qui est rare, la grenouillette sus-hyoïdienne existe seule, c'est qu'une partie de la glande sublinguale a traversé elle-même l'épaisseur du muscle et que le kyste a pris naissance dans cette portion sous-musculaire de la glande. Mais la nature de la tumeur kystique reste obscure et la cause de son développement inconnue. Il n'y aurait rien de téméraire, il nous semble, à invoquer la pénétration d'un microbe particulier jusqu'aux glandules par les canaux excréteurs.

La tumeur presque toujours sublinguale acquiert parfois un développement assez grand pour gêner la parole, la mastication et la déglutition et même produire des phénomènes d'asphyxie : il y a toujours nécessité d'en débarrasser le malade.

Traitement. — Nous avons particulièrement en vue ici le traitement de la grenouillette sublinguale; il serait d'ailleurs sensiblement le même pour la grenouillette sus-hyoïdienne. Ce traitement est, du reste, très mal établi, difficile et pratiqué très différemment par les chirurgiens.

L'extirpation de la tumeur présente de grandes difficultés et même des dangers en raison de la minceur de la poche kystique et de la possibilité de blesser les parties voisines (canal de Warthon, veines, nerf lingual); elle est rarement pratiquée et on lui a substitué d'autres moyens.

L'ouverture simple et le drainage sont rarement suffisants et c'est le système des injections irritantes ou caustiques qui est le plus fréquemment employé : la teinture d'iode, le nitrate d'argent, le chlorure de zinc (Le Dentu), celui-ci en très petite quantité, 2 ou 3 gouttes, ont donné de bons résultats, avec l'installation d'un drain, pour des lavages consécutifs avec diverses substances antiseptiques (thymol, chloral).

Dans un cas de grenouillette sublinguale de volume moyen, l'introduction d'un thermo-cautère en boule dans la cavité préalablement ouverte, et la cautérisation des parois du kyste, nous a donné une guérison rapide après toutefois une réaction inflammatoire assez violente. Ce traitement serait peut-être difficile à employer dans les tumeurs volumineuses et surtout dans les grenouillettes sus-hyoïdiennes à cause des difficultés d'exécution.

Maladies de la langue. — Les considérations hygiéniques et thérapeutiques que nous avons développées en étudiant les diverses manifestations pathologiques de la muqueuse buccale : inflammations, ulcérations, leucoplasie, etc., sont en grande partie applicables aux affections de la langue. Les mêmes causes générales d'infection et de terrain les déterminent, les entretiennent ou les aggravent. Les mêmes soins hygiéniques ou thérapeutiques leur sont applicables, nous n'y reviendrons pas.

Le cancer de la langue, malheureusement fréquent, pourrait seul nous arrêter, mais de son traitement ou plutôt des soins hygiéniques qu'il comporte à sa période ulcéreuse, nous n'aurions rien à dire de plus que ce qui a été dit au chapitre des ulcérations buccales. Nous avons hâte d'aborder les chapitres plus spéciaux des affections des mâchoires et surtout du système dentaire dont l'étude est plutôt négligée dans les traités généraux de médecine et de chirurgie.

CHAPITRE V

Maladies des mâchoires.

Lésions traumatiques. — Fractures des mâchoires. — Notre but, on le comprend, n'est pas d'étudier toutes les variétés de fractures des mâchoires, mais plutôt d'indiquer l'importance des soins hygiéniques et thérapeutiques qui doivent en accompagner le traitement proprement dit et en assurer la réussite.

Chassaignac, en parlant de la *Cachexie buccale purulente*, et Richet de l'intoxication putride d'origine buccale, avaient déjà indirectement montré l'importance de ces soins dans les plaies de la bouche et les fractures des mâchoires. Ces fractures, en effet, communiquent souvent avec la cavité buccale, et si celle-ci est infectée, si les soins antiseptiques les plus rigoureux ne sont pas immédiatement assurés, il y a lieu de redouter la pénétration dans les foyers profonds et irréguliers, d'éléments infectieux pouvant produire ces abcès redoutables sus-hyoïdiens et péri-maxillaires, et ces septicémies mortelles plus rares aujourd'hui, mais que redoutaient tant les chirurgiens d'autrefois. Avec les progrès de l'hygiène et la conception plus claire des causes d'infection, ces accidents ne constituent plus heureusement que des exceptions.

Mais il ne suffit pas de dire qu'il faut pratiquer des soins hygiéniques et faire de l'antisepsie buccale; la chose n'est pas aussi simple dans les cas de fracture compliquée, soit à la mâchoire supérieure, soit à la mâchoire inférieure surtout. Les appareils plus ou moins variés ou compliqués qui immobilisent les fragments, l'absence de mastication, la présence du sang, la rétention des débris alimentaires, voire du lait (souvent le seul aliment prescrit), mélangés à la salive, déterminent des conditions éminemment propres aux fermentations putrides qu'il faut éviter. Il serait insuffisant de prescrire de simples lavages et gargarismes, même antiseptiques, qui ne feraient que glisser à la surface des parties sans les atteindre, ni surtout enlever et dissoudre les mucosités et la couche putride qui recouvrent si rapidement les parties immobilisées. Il y faut la projection d'un jet puissant sur toutes les parties et une irrigation presque continue, soit à l'aide de poires en caoutchouc, soit à l'aide du siphon. Pour ces injections, nous conseillerons deux ordres de liquides à employer successivement; l'un, que nous n'avons point vu indiquer mais qui rendrait les plus grands services en dissolvant, en dissociant les dépôts adhérents, n'est autre que l'eau de savon; pour le second liquide, ou aura le choix entre les diverses solutions antiseptiques, chloral, acide thymique, sublimé, etc., l'injection de ces solutions devant succéder au premier lavage au savon. La combinaison de ces moyens, simples en définitive, assurera d'une façon certaine et constante contre toutes les complications septiques.

De nombreux appareils et très variés ont été conseillés par différents auteurs pour assurer l'immobilité des fragments et permettre la consolidation. Toutes les fois qu'ils pourront être évités et remplacés par la suture directe à l'aide de fils métalliques, soit par la simple ligature des dents également à l'aide de fils métalliques (platine ou argent) lorsque celles-ci n'ont pas été luxées ou mobilisées par la fracture, il y aura de grands avantages et le traitement se trouvera de beaucoup simplifié. Martin, de Lyon, a démontré l'admirable tolérance du tissu osseux et des parties molles pour les ligatures métalliques.

Si les appareils, j'entends les appareils placés dans la bouche : gouttières en gutta-percha, gouttières métalliques, sont absolument nécessaires, il faudra les réduire au minimum de volume et d'étendue, suffisants pour assurer l'immobilisation des fragments.

La gouttière métallique de Martin (de Lyon), percée de trous pour le passage des liquides de lavage, est l'appareil auquel on donnera la préférence. L'ingéniosité de chacun, dans cet ordre d'idées, peut d'ailleurs s'exercer à l'infini, en raison des circonstances et de la disposition des parties.

L'alimentation liquide, c'est-à-dire le régime lacté, sera presque toujours indispensable dans les premiers jours qui suivent une fracture des mâchoires, mais on reviendra peu à peu à une alimentation plus substantielle lorsque les fragments seront déjà consolidés ; la consolidation totale n'est jamais très longue si l'on a su éviter les complications.

Nécrose des mâchoires. — La nécrose, c'est-à-dire la mortification d'une portion plus ou moins grande du tissu osseux, atteint les os maxillaires plus fréquemment que toute autre portion du squelette : les mâchoires semblent être pour la nécrose un véritable lieu d'élection. L'explication de ce fait d'observation sera facile si l'on veut bien se rendre compte à la fois de la constitution propre des os maxillaires et surtout de leurs rapports très particuliers avec le milieu buccal, les gencives, le périoste alvéolaire et les dents.

Les os des deux mâchoires sont formés : partie de tissu compact, partie de tissu spongieux, ce dernier constituant les alvéoles en totalité. Le tissu alvéolaire, dont l'existence est en quelque sorte toujours provisoire, est, de l'enfance à la vieillesse, le siège d'échanges vitaux, de modifications perpétuelles qui résultent de sa grande vascularité et de son rôle physiologique. Les affections qui, comme l'ostéo-myélite tuberculeuse, la syphilis, frappent plus particulièrement les os en voie de développement ou les tissus spongieux, trouvent toujours dans le tissu alvéolaire un terrain favorable si, d'ailleurs, les autres causes qui résultent de ses rapports et de ses connexions viennent s'y ajouter.

Les dents qui remplissent les alvéoles sont contenues dans une sorte d'invagination de la muqueuse gingivale qui se transforme en tissu fibro-élastique pour former le périoste ou les ligaments dentaires, de telle sorte que les os des mâchoires ne sont séparés en réalité du milieu buccal et des causes d'infection qui en proviennent que par une mince épaisseur de tissu mou, et leur défense est aussi faible que possible. Le moindre décollement traumatique ou pathologique de la gencive deviendra une porte d'entrée immédiate pour les infections diverses : les ostéites, les nécroses consécutives y trouveront le plus souvent leur point de départ. A défaut de ces causes, une carie pénétrante des dents ouvrira par l'intermédiaire des canaux et du foramen une voie plus indirecte, sinon moins fréquente, aux infections osseuses consécutives.

D'après ce que nous venons de dire, on voit que la nécrose des mâchoires sera presque toujours une affection secondaire, rarement primitive, et que, commençant le plus souvent par les alvéoles, elle n'envahira que consécutivement une plus ou moins grande partie du corps des mâchoires.

L'infection locale, c'est-à-dire la pénétration des éléments infectieux par la voie dentaire ou gingivale, semble donc une condition nécessaire à la production de la nécrose. Mais il ne semble pas moins indispensable que ces éléments infectieux trouvent, dans la constitution générale du malade, dans l'état particulier du tissu osseux, un terrain favorable.

Causes locales, causes générales devront donc le plus souvent se trouver réunies pour amener la mortification du tissu osseux.

La pyorrhée alvéolaire, la carie pénétrante ou plutôt la périostite alvéolaire suppurée, l'éruption difficile des dents et, en particulier, de la dent de sagesse, toutes les variétés de gingivite : ulcéromembraneuse, gangréneuse, toxique, etc., constituent les causes locales les plus fréquentes. Les traumatismes divers, la brûlure produite par l'application maladroite de caustiques puissants comme l'acide chromique et surtout l'acide arsénieux, peuvent déterminer directement la nécrose qui ne deviendra effective pour former un séquestre que par l'intervention ultérieure des éléments infectieux de la bouche. L'extraction simple des dents peut ouvrir la voie à l'infection consécutive et par suite à une nécrose plus ou moins étendue des mâchoires.

Parmi les causes générales prédisposantes, il faut signaler la débilité et peut-être l'empoisonnement qui succèdent aux fièvres graves : typhoïde, variole, rougeole, etc.; la syphilis, la tuberculose, l'alcoolisme et en particulier les intoxications. Ces dernières, et surtout l'empoisonnement phosphorique, jouent un rôle tel dans la production de la nécrose des mâchoires qu'il a préoccupé au plus haut point les hygiénistes et que nous lui consacrons un chapitre spécial sous le nom de nécrose phosphorée.

Mais nous voulons auparavant signaler quelques particularités propres aux autres variétés de nécrose.

Chez les enfants, la nécrose plus ou moins étendue des mâchoires peut être la suite d'une véritable *ostéo-myélite*, dont la porte d'entrée est presque toujours une dent cariée ou une gingivite ulcéreuse. Le docteur Delucq, sous l'inspiration de M. le professeur Lannelongue (thèse 1898), a publié un certain nombre d'observations probantes qui semblent le démontrer. Ces ostéomyélites peuvent d'ailleurs se développer même avant la sortie des dents par infection buccale directe.

La nécrose syphilitique peut frapper toutes les parties des deux mâchoires; mais il est un point sur lequel on la rencontre plus fréquemment, ainsi que l'a montré Verchère.

C'est la région des os incisifs à la mâchoire supérieure. Ces nécroses syphilitiques sont remarquables par l'abondance et l'odeur repoussante des suppurations qu'elles produisent. L'extraction des dents contenues dans les alvéoles nécrosés est le plus souvent suivie du séquestre entier plus ou moins adhérent aux racines, et la guérison est généralement assez rapide, si le traitement général et les mesures locales d'antisepsie sont d'ailleurs assurés.

La nécrose consécutive à l'application d'un caustique comme l'acide arsénieux, dont l'action est puissante et prolongée, est extrêmement douloureuse. L'élimination du séquestre alvéolaire qui affecte généralement la forme d'un coin placé entre deux dents (l'acide arsénieux du pansement dentaire a glissé entre celles-ci), est extrêmement lente à se faire (un ou deux mois), et le séquestre produit une suppuration peu abondante; pour l'extraire, on doit attendre qu'il soit mobile; s'il n'est pas trop étendu, cette extraction ne compromettra que légèrement la solidité des dents voisines, chacune d'elles n'ayant qu'une partie de son alvéole détruite.

Chez les sujets prédisposés, à bouche très infectée, la nécrose d'une portion plus ou moins étendue des mâchoires est souvent la suite de la carie pénétrante ou de la périostite alvéolaire suivie d'abcès. Toutes les fois qu'après l'extraction des dents ainsi atteintes, on verra la suppuration persister par l'alvéole, par des trajets fistuleux, muqueux ou cutanés, on sera en droit de supposer la présence ou la formation d'un séquestre. Mais l'abondance de la suppuration n'indiquera jamais l'étendue de la nécrose, la présence du plus petit fragment osseux qui s'élimine donnant lieu à une formation très copieuse de pus. Il sera donc toujours prudent, avant de pratiquer une opération qui pourrait dépasser le but, d'attendre la mobilité du séquestre et sa limitation; alors, seulement, il sera temps de l'enlever et l'opération sera facile.

L'hygiène et le traitement de toutes ces variétés de nécrose se confondent naturellement avec les développements que nous venons de donner. L'antisepsie buccale est de rigueur, puisque c'est dans l'infection buccale qu'il faut voir la cause déterminante des accidents. En dehors des soins hygiéniques proprement dits, l'intervention chirurgicale nécessaire seulement quand le séquestre sera devenu mobile, variera dans ses moyens, suivant le siège et l'étendue de l'affection. Nous ne donnons ici que ces brèves indications, réservant des développements plus étendus à la variété de nécrose qu'il nous reste à étudier, la plus importante, la nécrose phosphorée.

Nécrose phosphorée. — De même que nous avons appelé la stomatite mercurielle une stomatite toxi-septique, nous définirons la nécrose phosphorée une *nécrose toxi-septique des mâchoires*, c'est-à-dire que nous la considérerons comme une nécrose consécutive à l'empoisonnement phosphorique, mais déterminée localement sur les maxillaires par l'intermédiaire des éléments septiques contenus dans la bouche. Cette définition nous semble résumer l'ensemble des théories émises et les nombreux travaux consacrés à l'étude de cette affection.

Les faits observés sont les suivants : les ouvriers des manufactures d'allumettes, et ceux-là seulement qui travaillent dans les ateliers où se dégagent des vapeurs phosphorées, sont exposés à contracter une affection qu'on a appelée mal chimique et qui n'est autre qu'une forme de la nécrose des maxillaires. Cette nécrose est remarquable généralement par son étendue et la longue durée de son évolution, avec conservation d'un excellent état général.

Les ateliers où travaillent les ouvriers frappés sont ceux où l'on prépare la pâte phosphorée à une température de 70 à 80° pour l'appliquer à l'extrémité des allumettes et ceux où les allumettes terminées s'enflamment fréquemment pour différentes causes. La pâte des allumettes contient un quart ou un cinquième en poids de phosphore blanc. L'air de ces ateliers, généralement bas et mal ventilés, est continuellement rempli de vapeurs blanchâtres à odeur alliacée caractéristique. Au bout de quelques mois de travail, l'haleine des ouvriers elle-même devient phosphorescente; l'analyse des urines y décèle la présence du phosphore; l'organisme entier des ouvriers est donc pour ainsi dire imprégné du toxique.

L'intoxication n'atteint pas les ouvriers occupés à la fabrication même du phosphore blanc et ceux-ci ne connaissent pas le mal chimique. L'explication de cette immunité parodoxale ne peut être cherchée que dans les meilleures conditions hygiéniques observées dans les ateliers (Glénard, Trélat).

Les affections concomitantes, le tempérament, l'âge ou le sexe ne semblent avoir aucune influence sur les débuts ou la marche de l'affection. Celle-ci peut frapper les deux mâchoires en proportion égale et peut apparaître plusieurs années après qu'un ouvrier a travaillé à la fabrication des allumettes. Mais, chez tous les ouvriers atteints, il est toujours possible de constater des désordres plus ou moins graves du côté des gencives et du système dentaire.

Pathogénie. — Les théories n'ont pas manqué pour expliquer la production d'une affection si grave et aussi caractéristique apparaissant d'une façon identique sur une unique catégorie de travailleurs avec une localisation toujours la même.

1° L'irritation locale, c'est-à-dire la pénétration jusqu'au tissu osseux de la salive tenant en dissolution les vapeurs toxiques de phosphore, le contact direct du poison lui-même avec l'os, telle serait la cause de la nécrose des mâchoires. Que le poison arrive par une carie pénétrante des dents, par le cul-de-sac des gencives plus ou moins décollées, le résultat est le même. A cette théorie se rattachent surtout les noms de Strohl, Trélat et Magitot.

Mais la salive, mais les liquides buccaux ne contiennent jamais de phosphore : on ne peut donc admettre le contact direct du poison.

2° L'intoxication générale (Lorrimer, Wagner, etc.) devait être indiquée à plus juste titre : les ouvriers exposés aux vapeurs phosphorées absorbent le poison par la voie respiratoire. Le phosphore produit dans l'organisme, et en particulier dans le système osseux, des altérations d'ordres divers qui le disposent particulièrement à la nécrose. Si la nécrose frappe le plus souvent les mâchoires, c'est qu'à leur niveau l'activité fonctionnelle est plus grande et que d'ailleurs le phosphore absorbé a tendance à produire des périostites alvéolaires.

Cette théorie, au moins telle qu'elle est exposée par ses auteurs, est incomplète en ce qu'elle néglige ou explique insuffisamment l'influence des affections du système dentaire et des gencives.

3° La théorie mixte, celle qui résume notre définition et à laquelle Magitot semble s'être rallié, quoique d'une façon peut-être insuffisante (Académie de médecine, 1897), est la suivante : l'absorption des vapeurs de phosphore produit l'intoxication phosphorique; cette intoxication nécessaire prédispose le système osseux et peut-être plus particulièrement les os des mâchoires à subir les atteintes de la nécrose; elle agit à la fois par altération du sang, épaississement du périoste et diminution des espaces médullaires (Wagner, 1872). Mais pour que cette prédisposition se transforme en nécrose effective, il est nécessaire qu'un élément nouveau intervienne, qui détermine la localisation sur les mâchoires. Cet élément est l'infection microbienne, c'est l'infection buccale, à laquelle les maladies du système dentaire et des gencives offriront une porte d'entrée pour la conduire jusqu'au tissu osseux. C'est en ce sens que le mal chimique, malgré son caractère très particulier, se rattache à la classe des nécroses toxi-septiques. Il ne s'agit plus ici de la pénétration du phosphore soit par une carie compliquée des dents (Magitot) ou par les gencives (Trélat), mais de l'invasion d'éléments infectieux qui viendront déterminer la mortification, préparée par l'intoxication générale, mais qui ne peut se réaliser sans leur intervention.

Il est assez difficile de faire la part de la carie

dentaire et des affections gingivales dans la production des infections osseuses; Magitot invoque à juste titre la fréquence de la carie pénétrante, et l'on sait d'ailleurs que celle-ci peut être suffisante pour amener les accidents. Mais une affection non moins fréquente se rencontre chez les ouvriers : c'est l'ostéo-périostite alvéolo-dentaire, la pyorrhée alvéolaire, qui, en amenant le décollement des gencives et une infection généralisée sur presque toutes les dents, rendrait peut-être en même temps compte de l'étendue des nécroses. Moiroud (Stomatologie, 1890), qui, à la fabrique d'allumettes de Pantin, a pu observer de nombreux cas de nécrose phosphorée, a tendance à la rapporter plus particulièrement à cette affection.

Nous n'ignorons pas que des observations de nécrose phosphorée des mâchoires avec un système dentaire en parfait état ont été rapportées (Trélat). Mais nous avons vu que la carie dentaire n'était pas la cause unique et indispensable de l'affection ; et comment peut-on affirmer le bon état des gencives lorsque la nécrose existe? Il est difficile d'ailleurs à tout autre qu'à un spécialiste d'affirmer le bon état absolu du système dentaire, et Magitot l'a toujours trouvé défectueux chez les malades qu'il a pu observer. Les nécroses aseptiques n'existent point.

Nous n'hésitons pas, d'ailleurs, à expliquer la longue évolution de la maladie, son apparition longtemps parfois après que l'imprégnation phosphorique de l'organisme est un fait accompli, précisément par le développement tardif des conditions d'infection locale qui pouvaient ne pas exister au début de l'empoisonnement.

Prophylaxie, hygiène et traitement. — La prophylaxie de l'affection réside uniquement dans le problème de la fabrication des allumettes, et, disons-le immédiatement, dans la suppression absolue de l'emploi du phosphore blanc pour leur fabrication et la substitution du phosphore amorphe, qui met complètement à l'abri des accidents. Malheureusement, semblable décision n'a jamais été prise et menace de se faire attendre longtemps encore. Aujourd'hui, plus de cinquante ans après le début de la fabrication des allumettes, on trouve toujours les mêmes procédés employés, le travail organisé de la même manière dans les ateliers et les mêmes manufactures, dont les conditions générales d'hygiène sont toujours insuffisantes. Aussi la nécrose phosphorée continuera de faire de nouvelles victimes si des mesures énergiques n'interviennent pas pour protéger la santé et la vie des ouvriers.

Ce n'est pas à dire cependant que les pouvoirs publics ne se soient émus, puisque la question a été derechef soumise à l'Académie de médecine (1897) et a fait l'objet de discussions et de conclusions qu'il ne reste plus qu'à adopter.

La suppression du phosphore blanc, quoique possible, semble difficile en France (la chose existe cependant en différents pays, Danemark notamment), puisque le public exige des allumettes pouvant s'allumer sur tout frottoir et que le phosphore amorphe exige un frottoir spécial.

La solution du problème de l'emploi inoffensif du phosphore blanc a paru résider un instant dans l'emploi de machines spéciales d'origine américaine, à fermeture étanche, qui livreraient les allumettes fabriquées sans qu'à aucun moment les ouvriers ne se trouvent en contact avec les vapeurs phosphorées. Ce serait parfait; mais, à l'heure actuelle, il n'en est plus question et il faudrait une expérience poursuivie quelque temps pour juger les résultats. De ce côté on doit donc attendre et se rejeter sur les mesures hygiéniques à prendre tant au point de vue des ateliers de fabrication qu'au point de vue des ouvriers. Bien appliquées, les mesures hygiéniques peuvent être suffisantes et efficaces puisque partout où elles ont été méthodiquement employées, en Allemagne par exemple, la nécrose phosphorée a pour ainsi dire disparu depuis longtemps.

1° *Manufactures.* — Celles-ci doivent être établies dans les meilleures conditions de climat, de confortable et de ventilation. Si le climat est chaud, le travail pourra se faire, toutes fenêtres ouvertes avec incessant renouvellement de l'air. Les ateliers de préparations de la pâte phosphorée, de trempage, d'emboîtage devront être vastes, élevés de plafond, munis de larges baies ouvertes; le plus souvent possible, une ventilation énergique pratiquée à l'aide de ventilateurs ou de cheminées d'appel assurera un continuel renouvellement de l'air et l'expulsion au dehors des vapeurs toxiques.

2° *Ouvriers.* — Les ouvriers travaillant dans les

ateliers dangereux devront être particulièrement bien choisis au point de vue de la constitution et du système dentaire : seront donc éliminés les individus ayant la bouche et les dents en mauvais état, les enfants qui font encore leur dentition, les jeunes gens au moment de la sortie des dents de sagesse, les femmes enceintes, etc...

Les ouvriers admis ne devront pas travailler plus d'un an dans les ateliers dangereux. Pendant une autre année, ils seront employés à d'autres travaux pour éliminer le phosphore absorbé, sauf à revenir à leur premier emploi, et ainsi de suite. C'est un roulement facile à établir.

La plus active surveillance sera exercée sur la bouche des ouvriers par un *médecin compétent*, à époque fixe et obligatoire. Les dents cariées seront soignées ou enlevées; les gingivites, et en particulier, la pyorrhée alvéolaire, seront l'objet de soins complets pendant lesquels l'ouvrier sera impitoyablement éloigné du contact avec les vapeurs phosphorées.

Les ouvriers devront quitter les ateliers à l'heure des repas et manger au dehors; avoir pour le travail un costume spécial fréquemment nettoyé; se laver les mains plusieurs fois dans la journée et prendre un bain savonneux au moins une fois par semaine. La toilette de la bouche, qui sera faite au moins une fois par jour, pourra consister en lavages avec une solution boriquée.

Il n'est pas douteux que ces mesures simples, faciles à observer, pourraient prévenir la plupart des accidents.

Le traitement de la nécrose phosphorée doit être à la fois général et local. Le traitement général est à proprement parler le traitement du phosphorisme; le traitement local consiste dans l'intervention chirurgicale.

Traitement du phosphorisme. — Ce traitement doit tendre à l'élimination complète de l'agent toxique dont l'économie est imprégnée. Le phosphorisme, en dehors de la nécrose déclarée, se manifeste par l'état cachectique, l'odeur alliacée de l'haleine, la présence du phosphore dans le sang et les urines, et une déchéance de la nutrition provenant de la déminéralisation de l'organisme (Robin), cette dernière manifestation prédisposant singulièrement le tissu osseux aux accidents de la nécrose.

La première condition du traitement sera de faire quitter au malade les locaux dangereux et de l'occuper, s'il n'est pas trop gravement atteint, aux travaux en plein air. Le régime lacté pourra être imposé d'une façon absolue si le phosphorisme est avancé et il sera utile d'y adjoindre la médication alcaline, les bains journaliers, au besoin les douches ou affusions tièdes. On a conseillé l'emploi des préparations de térébenthine prises à l'intérieur, l'iodure de potassium à haute dose: mais l'efficacité de ces agents est loin d'être démontrée.

Le traitement sera prolongé tant que l'examen des urines ou même du sang (méthode du Dr Drouin) viendra démontrer la présence du phosphore dans l'organisme.

Traitement chirurgical. — Celui-ci a évidemment pour but l'extraction du séquestre, dont la présence est sûrement indiquée par l'abondance et la continuité de la suppuration. Nous devons cependant faire une réserve au point de vue du diagnostic; s'il semble évident que la suppuration péridentaire et alvéolaire suppose la formation d'un séquestre, on ne doit pas oublier que la pyorrhée alvéolaire seule, sans nécrose, donne lieu souvent à une suppuration très abondante qui disparaît par l'extraction simple des dents ou un traitement approprié. Si cette affection est la porte d'entrée la plus sûre de la nécrose chez les phosphoriques, et la précède le plus souvent, elle n'en est pas nécessairement accompagnée et le malade qui en est atteint doit être soumis à un sévère examen.

L'observation précédente suffirait à condamner l'intervention chirurgicale prématurée, mais celle-ci a encore d'autres inconvénients, car l'expérience a démontré que l'intervention précoce, c'est-à-dire avant que l'organisme ne soit complètement débarrassé du phosphore, loin de limiter la nécrose, avait pour résultat inévitable de provoquer de nouveaux ravages et d'en étendre indéfiniment les progrès. En tout état de cause, cette intervention ne pourrait être justifiée qu'en cas d'épuisement profond amené par la suppuration et la menace d'une fin prochaine.

A l'heure actuelle, les chirurgiens semblent donc s'accorder pour ne pas intervenir tant qu'il y a phosphorisme. Pendant la période parfois très longue que met le séquestre à s'éliminer, on devra donc se contenter de lavages antiseptiques abondants et d'un régime propre à relever l'organisme débilité. Comme il faut avant tout éviter les résorptions septiques : les lavages de la bouche devront donc être faits au commencement et à la fin de chaque repas de manière à empêcher d'une part, l'absorption du pus par les voies digestives et d'autre part, le séjour de débris alimentaires plus ou moins fermentescibles dans les foyers de suppuration.

Lorsque le séquestre sera mobilisé, ou autrement dit bien limité, le moment sera venu de procéder à son extraction qui sera du reste généralement facile malgré son volume et son étendue parfois énormes. Extraction des dents, incisions libératrices, fragmentation du séquestre s'il y a lieu avec la pince de Liston, sortie des fragments, telles sont les phases simples de l'opération. Les soins consécutifs consistent uniquement en irrigations antiseptiques répétées avec les liquides variés de l'arsenal thérapeutique.

Si l'opération a été faite chez un sujet soustrait depuis un certain temps au phosphorisme, la guérison sera toujours assez rapide, il ne subsistera que des pertes de substance réparables, grâce aux procédés perfectionnés de la prothèse buccale et dentaire.

Actinomycose des mâchoires. — L'actinomycose est une maladie parasitaire déterminée par un champignon : l'actinomyces.

L'homme peut s'inoculer directement le parasite en mâchant des brins de paille d'avoine ou d'orge sur lesquels se développe le parasite. Celui-ci s'introduit alors par une plaie de la muqueuse buccale, des gencives, par la cavité d'une carie dentaire, d'une fistule et pénètre dans la profondeur des tissus.

Indirectement, l'homme qui soigne des bœufs fréquemment atteints d'actinomycose suppurée peut s'imprégner les mains du parasite et l'introduire dans la bouche par leur intermédiaire. Il peut encore s'infecter en mangeant des viandes actinomycosiques.

L'actinomycose, qui peut se développer d'ailleurs sur l'une et l'autre mâchoire, se manifeste sous des aspects divers qui rendent son diagnostic difficile; plus difficile encore en raison de sa rareté qui fait qu'on recherche d'abord les causes plus habituelles de semblables accidents.

Tantôt elle apparaît comme un phlegmon subaigu d'origine dentaire, avec fièvre plus ou moins intense, ou comme une ostéo-myélite du maxillaire à évolution lente.

La marche est celle d'une inflammation chronique produisant sur un ou plusieurs points des mâchoires des tumeurs indolentes, recouvertes d'une muqueuse molle, qui devient violacée, pour s'ouvrir et donner issue à une *suppuration caractéristique*. Il faut bien le dire, le plus souvent c'est la nature particulière du pus, dans lequel se trouvent en abondance les *grains actinomycosiques*, qui seule établit le diagnostic. Ces grains jaunes, caractéristiques, comparés à des graines de moutarde, de consistance molle, sont l'enveloppe et la réunion de nombreux champignons.

L'affection, qui a débuté dans la mâchoire inférieure, suivant une marche envahissante, peut descendre du côté du cou et jusqu'à la clavicule ou, au contraire, envahir le plancher de la bouche et simuler une angine de Ludwig.

Plus rarement observée à la mâchoire supérieure, l'affection y est généralement plus grave : elle peut amener la perforation du sinus et produire des destructions osseuses considérables s'étendant jusqu'à la base du crâne. Des infections secondaires s'en suivent, avec accompagnement de suppuration abondante, d'abcès et de fistules qui épuisent le malade et peuvent amener une terminaison fatale.

Traitement. — Le traitement prophylactique consisterait à éviter l'introduction dans la bouche de brins de paille d'avoine ou d'orge, à reconnaître l'affection chez le bœuf lorsqu'elle existe et à ne pas s'infecter en l'approchant, à ne pas manger de viandes actinomycosiques; en fait, ces précautions sont rarement prises et l'immunité résultera toujours plus du hasard que de la prudence.

Le traitement médical par l'iodure de potassium (à la dose de 3 à 5 grammes par jour) est considéré comme très efficace et même spécifique; on n'hésitera pas à l'employer, car il peut à lui seul conjurer les accidents si le diagnostic a pu être fait au début et si l'affection est encore peu étendue.

Le traitement chirurgical est celui qui s'impose

dans la pratique. Il consistera à *exciser* complètement les tumeurs si elles sont petites et limitées; si elles sont plus étendues, à les ouvrir, à en faire le grattage et le curettage, à détruire les fongosités et les foyers infectés par le champignon, en y introduisant le thermo-cautère et en faisant au besoin le flambage (Felizet). Konitz a préconisé les cautérisations au nitrate d'argent; Darier, les injections d'iodure de potassium décomposées sur place par un courant électrique pour produire l'iode à l'état naissant. A tout cela il est utile d'ajouter les lavages antiseptiques répétés, au besoin le tamponnement avec la gaze iodoformée. Enfin, s'il y avait nécrose plus ou moins étendue des mâchoires, il faudrait attendre la mobilité des séquestres avant de les enlever.

Pertes de substance des mâchoires. Restauration.
— Il nous a semblé que nous ne pouvions mieux faire, pour terminer le chapitre des maladies des mâchoires, que de dire quelques mots des pertes de substance plus ou moins considérables qui rendent nécessaire l'application d'appareils de prothèse pour remédier aux déformations consécutives.

Deux ordres de traumatismes produisent des pertes de substance des mâchoires : les traumatismes accidentels et, en particulier, les blessures par armes à feu, et les traumatismes chirurgicaux nécessités par l'enlèvement d'une tumeur de l'une ou l'autre des mâchoires ou d'un séquestre volumineux.

La destruction ou l'ablation de tout ou partie

d'un des deux maxillaires est forcément suivie de déformations qui peuvent prendre avec le temps un caractère presque irréductible en raison de l'affaissement des parties, des rétractions cicatricielles et des actions musculaires.

A la mâchoire supérieure : l'enfoncement de la joue, le renversement des lèvres vers la cavité buccale, l'abaissement de la paupière, produisent une asymétrie dont l'importance est en raison de l'étendue de la perte de substance. A la mâchoire inférieure, la déformation sera plus accentuée encore et surtout plus difficile à vaincre. La mobilité des branches de la mâchoire inférieure entraînée par les muscles dans des directions variées, suivant la place et l'étendue de la destruction osseuse, rendra la mastication impossible, les mouvements de la langue et l'articulation des sons difficiles, avec perte de la salive, constituant une infirmité à laquelle il est urgent de porter remède.

C'est dans ces conditions que la prothèse viendra en aide aux chirurgiens et devra mettre à leur service toutes les ressources de son art.

La *prothèse immédiate*, à laquelle Martin (de Lyon) a attaché son nom [1], intervient heureusement dans la plupart des cas et semble appelée dans l'avenir à rendre les plus signalés services. Elle porte en elle-même sa définition : elle consiste à substituer immédiatement aux pertes de substance des mâchoires, quelles qu'en soient la

---

1. *De la prothèse immédiate appliquée à la restauration des maxillaires*, 1889.

cause et l'étendue, un appareil prothétique qui reproduit la forme et la disposition des parties et permet de rétablir les diverses fonctions abolies ou compromises (mastication, phonation).

Par des observations multiples et concluantes, Martin (de Lyon) a prouvé la parfaite tolérance des tissus mous et des tissus osseux pour les corps étrangers que constituent les appareils et leurs moyens de fixité, et jamais il n'a hésité à les appliquer, même lorsqu'ils devaient succéder à l'enlèvement de tumeurs graves sujettes à récidive.

Sans entrer ici dans les détails si utiles cependant de la prise de l'empreinte, de la construction des appareils et même de leur mode d'application, disons seulement que la principale préoccupation de Martin a été d'assurer l'antisepsie de la cavité buccale et qu'il y est parvenu en creusant les pièces de prothèse (en caoutchouc durci) de canaux d'irrigation s'ouvrant dans tous les points en contact avec les plaies récentes; par ces canaux, il est facile de pratiquer, à volonté pour ainsi dire, des lavages antiseptiques avec des liquides variés et d'assurer la désinfection complète des parties qui enserrent les appareils.

Dans ces conditions, les appareils de Martin peuvent rester en place pendant un ou plusieurs mois, une ou deux années même, jusqu'à la cicatrisation presque absolue de toutes les plaies.

Les déformations consécutives aux pertes de

substance ayant été évitées, il devient facile et simple de pratiquer ultérieurement la *prothèse médiate* dans de meilleures conditions et d'une manière définitive.

CHAPITRE VI

Pathologie du système dentaire.

Accidents de la dentition. — Il faut entendre par accidents de la dentition les manifestations pathologiques d'ordre divers, locales ou générales, qui précèdent, accompagnent ou suivent l'éruption des dents temporaires ou permanentes, y compris la dent de sagesse, et dont *l'éruption est la cause*.

Bien que ces accidents, à quelque période de la dentition qu'ils appartiennent, ne diffèrent pas essentiellement par leur origine ou leur pathogénie, il est utile, pour leur description, de distinguer dans leur étude les trois périodes de la dentition.

La première, qui s'étend de la naissance à l'âge de trois ans environ : Éruption des dents de lait.

La seconde, qui va de l'âge de cinq ou six ans jusqu'à douze ou treize ans : Éruption de vingt-huit dents permanentes.

Enfin la troisième, qui comprend uniquement l'éruption des dents de sagesse ou troisièmes molaires, de dix-huit à vingt-deux ans.

Les limites fixées aux diverses périodes de la dentition sont naturellement établies sur des moyennes; mais la durée des périodes est très variable chez les différents individus et l'éruption de la dent de sagesse en particulier se fait souvent à un âge assez avancé.

Les subdivisions, soit de la première, soit de la deuxième dentition, correspondant à la sortie des diverses espèces de dents, incisives, canines et molaires, nous semblent vraiment inutiles.

Accidents de la première dentition. — C'est surtout aux phases de la première dentition que les auteurs anciens, à commencer par Hippocrate, avaient pour habitude de rapporter les accidents dits de dentition qui comprennent, en dehors des troubles locaux dont nous parlerons plus loin, les manifestations pathologiques se rapportant aux différents systèmes et qu'on peut diviser en troubles de l'appareil digestif : diarrhée et vomissements; troubles de l'appareil nerveux : convulsions, méningite; troubles de l'appareil respiratoire : toux, bronchite, pneumonie. Enfin, aux accidents de dentition, on rattachait encore les érythèmes et les éruptions diverses qui peuvent se produire du côté du système cutané : urticaire, eczéma, impétigo, etc.

Mais si le rapport de ces affections très variées avec les phases de l'éruption des dents de lait était admis sans conteste par les auteurs anciens, s'il est admis encore, avec de nombreuses restrictions, toutefois, par la majorité des auteurs modernes, quelques-uns d'entre eux cependant ne sont pas loin de le nier d'une façon plus ou moins absolue; et il est à remarquer que ces derniers sont précisément ceux qui se sont occupés d'une façon toute particulière de la pathologie de la bouche et des dents. Il nous suffira de citer ici les noms de Magitot et de Galippe, qui prirent part d'une façon directe ou indirecte à la discussion soulevée à l'Académie de Médecine (1892), précisément sur les accidents de la dentition ; cette discussion et les travaux qu'elle a provoqués nous permettent de résumer rapidement les diverses opinions.

1° D'une façon très habituelle, sinon chez tous les enfants, l'éruption des dents s'accompagne d'accidents multiformes, de l'ordre de ceux que nous avons énumérés plus haut, et ces accidents sont liés intimement au travail physiologique de l'éruption produisant par lui-même dans l'économie un trouble suffisant pour expliquer leur production. C'est l'opinion hippocratique dans toute sa pureté.

2° Cette manière de voir exclusive s'est sensiblement modifiée de la manière suivante : la dentition ne serait plus qu'une cause adjuvante ou occasionnelle (Dr Séjourné) préparant le terrain pour les diverses maladies de l'enfance, déterminées d'ailleurs par leurs causes habituelles : débilité, mauvaise alimentation, diathèses diverses et intoxications, etc. ; ou encore, d'après Springer (1890), la croissance et, dans l'espèce, l'évolution dentaire ne serait plus qu'un facteur mettant en jeu l'état pathologique déjà en puissance par d'autres causes, milieu, hérédité, etc., aboutissant à des troubles de nutrition générale.

3° Enfin la troisième opinion (Magitot, Galippe) n'admet plus que la contemporanéité de la période éruptive des dents de lait et des diverses perturbations morbides signalées par les auteurs et provenant d'ailleurs d'autres causes. Dans cet ordre d'idées, l'éruption des dents de lait est un acte physiologique de même ordre que l'évolution des autres organes, que la grossesse et l'accouchement par exemple. Il n'y a pas à proprement parler d'accidents de dentition, en dehors des accidents purement locaux, mais seulement des troubles d'évolution aboutissant à des anomalies dentaires de divers ordres. Ces anomalies proviennent de causes générales produisant nombre d'autres désordres qui se rattachent le plus souvent à l'hérédité, aux dégénérescences (Galippe, etc).

Si, en principe, nous nous rattachons à cette dernière opinion, nous pensons, d'autre part, que les accidents locaux de l'éruption peuvent donner lieu à la plupart des symptômes généraux observés sous le nom d'accidents de la dentition, et en fournir l'explication très simple.

Dans le plus grand nombre des cas, en effet, si on a pu les bien observer et les soumettre à l'analyse, comme pour les stomatites, comme pour les ostéites et les nécroses des mâchoires, l'infection locale nous donnera la clef de tous les phénomènes. Pour l'instant, nous n'en ferons l'application qu'aux accidents de la première dentition, réservant un chapitre spécial aux accidents plus variés de l'éruption de la dent de sagesse.

La plupart des auteurs se contentent de signaler en quelques mots les accidents locaux de l'éruption : douleur, tension et amincissement de la gencive, rougeur, durcissement, parfois ecchymose et gonflement. La sortie spontanée ou provoquée (incision de la gencive) de la dent ferait d'emblée cesser tous ces accidents et les phénomènes généraux qui les accompagnent. Cela est vrai; mais comme les accidents locaux sont loin de se produire d'une façon constante, que le plus souvent les dents sortent de la façon la plus normale sans provoquer le moindre désordre, soit local, soit général, on ne peut trouver d'autre explication aux phénomènes pathologiques que la suivante : lorsque la dent est sur le point de faire son éruption, qu'elle a aminci la gencive à un degré assez avancé, la muqueuse se laisse facilement pénétrer par les éléments infectieux qui se trouvent dans la bouche; entre le sommet de la dent et la muqueuse amincie se produit un petit foyer infectieux aboutissant souvent à un véritable abcès avec suppuration plus ou moins abondante. Ce petit abcès est toujours précédé de rougeur, de douleur et de gonflement, mais peut ne pas arriver à son entier développement si la gencive est incisée au début.

Chez des enfants de six mois à trois ans, on comprend dès lors que cette inflammation locale, que cette infection véritable, bien que très localisée, donne lieu à des accès fébriles même violents, à des troubles digestifs résultant de la difficulté de prendre le sein ou du refus des aliments, ou à des troubles nerveux tels que des convulsions si l'enfant est d'ailleurs prédisposé. La nature de l'élément infectieux et sa virulence, l'état général de l'enfant rendent compte de la gravité plus ou moins grande de ces accidents. Disons que la plupart des auteurs contemporains s'accordent, d'ailleurs, à placer les troubles thoraco-pulmonaires en dehors de l'influence de la dentition.

La pénétration sous-gingivale des éléments infectieux, qui peut s'expliquer par le simple amincissement de la gencive dans une bouche infectée, peut être aussi provoquée par l'existence antérieure d'aphtes, de petites ulcérations superficielles ou simplement des érosions produites par des corps étrangers (hochets) qui peuvent eux-mêmes porter les éléments infectieux. Enfin, une véritable perforation de la gencive peut exister ouvrant une porte d'entrée plus large aux parasites et les accidents locaux sont encore ceux de l'abcès, de la suppuration sous-gingivale, accompagnés des mêmes troubles généraux, persistant jusqu'à ce que la dent ait opéré sa sortie complète ou au moins jusqu'à ce que le petit foyer soit désinfecté.

Ainsi compris, on le voit, les accidents locaux de la première dentition sont pour ainsi dire d'un ordre unique : ils ne s'expliquent que par l'infection. L'infection donne aussi l'explication des accidents généraux plus ou moins graves qui les accompagnent, en tant qu'ils sont déterminés par l'éruption pathologique. L'âge du sujet, son état de santé générale, le plus ou moins d'étendue des accidents locaux, expliquent et déterminent le plus ou moins de gravité des accidents généraux. Si ces derniers paraissent exister seuls, à la période de l'éruption d'une des séries de dents, ils doivent être rattachés sans hésitation à d'autres causes, mais seulement si un examen attentif de la bouche de l'enfant, qui a dû souvent être négligé, ne fait pas reconnaître les lésions locales dont nous avons indiqué l'origine et le rôle prépondérant.

Hygiène et traitement. — Des considérations qui précèdent, il résulte que l'hygiène préventive peut jouer un rôle important pour prévenir les accidents de l'éruption des dents de lait. Puisque ceux-ci reconnaissent pour cause une infection locale, c'est à empêcher celle-ci que l'on doit précisément s'employer.

Le choix d'une nourrice saine, ayant un bon lait, ne présentant toujours à l'enfant qu'un sein toujours bien lavé et aseptique; à son défaut l'usage du lait exactement stérilisé, donné soit avec une cuiller, soit avec le biberon bien nettoyé; la proscription absolue des hochets ou autres corps durs ayant pour objet inutile de hâter l'éruption des dents, telles sont les précautions indispensables et élémentaires à prendre pour éviter, soit l'infection buccale, soit les blessures et les excoriations capables d'ouvrir la porte d'entrée. Il est d'ailleurs nécessaire d'examiner de temps en temps la bouche des jeunes enfants pour en constater le bon état et voir si, sur aucun point, il n'existerait quelque lésion.

Si, malgré les précautions prises, l'éruption d'une ou plusieurs dents donne lieu aux phénomènes inflammatoires locaux que nous avons signalés et qu'un œil très exercé seulement pourra parfois découvrir, on ne devra pas hésiter à ouvrir avec la pointe du bistouri les abcès sous-gingivaux correspondant au sommet de la dent en voie d'éruption ou, en tout cas, à débrider la gencive, même si elle ne présente encore que des phénomènes de rougeur et de gonflement. Dans ce cas, le sommet de la dent sera dégagé en totalité et de petits lavages antiseptiques avec une seringue munie d'une aiguille fine seront pratiqués, s'il y a lieu, sous la gencive (chloral).

L'intervention locale qui, dans tous ces cas, a été nécessaire, amènera rapidement la cessation des accidents et des complications : fièvre, inappétence, troubles digestifs variés, convulsions même. Si ces phénomènes généraux persistaient, il y aurait lieu d'en rechercher l'origine dans d'autres causes que l'éruption de la dent et de leur appliquer le traitement indiqué par l'état général du malade.

Il est inutile de dire qu'il n'y a aucune raison d'inciser *systématiquement* les gencives sur les dents qui sont sur le point de faire leur éruption, sous prétexte d'éviter des accidents qui ne se sont point produits; cette pratique aurait de nombreux inconvénients, sans aucun avantage (Trousseau).

Cette intervention ne serait autorisée que dans les cas relativement rares, où la dent visible sous la gencive très amincie depuis longtemps, semblerait ne pouvoir achever seule son éruption.

En dehors du traitement chirurgical que nous avons préconisé, les auteurs et, en particulier, les médecins des enfants, ont prescrit l'application de différents topiques destinés dans leur pensée à calmer la douleur et l'irritation des gencives. Sans ajouter une foi absolue à l'efficacité de ces formules, nous indiquerons les suivantes :

 Sp. de belladone.......... 10^{gr}
 Chlorhydrate de cocaïne.... 0 ,50 (Comby).

Autre formule :

 Glycérine................ 10^{gr}
 Chlorate de potasse....... 2 (Bergeron).

A appliquer comme collutoires avec un pinceau de blaireau cinq ou six fois par jour.

On peut varier à l'infini ces formules; on y a introduit le chloroforme et même le bromure de potassium.

Accidents de la seconde dentition. — La deuxième dentition comprend la chute des dents de lait et leur remplacement par vingt dents permanentes et la sortie des deux premières grosses molaires.

L'éruption de toutes ces dents peut s'accompagner d'accidents locaux qui ne diffèrent pas essentiellement de ceux qui accompagnent la première dentition et dont nous avons suffisamment indiqué la pathogénie et les complications,

Mais on doit faire remarquer que ces complications seront beaucoup plus rares, soit que la résistance de l'enfant à l'influence d'une infection locale et peu étendue devienne plus considérable, soit, ce qui est peut-être plus exact, que le diagnostic des affections générales qu'il peut présenter concurremment aux phénomènes de l'éruption soit plus facile à faire et à rattacher aux véritables causes.

L'éruption des dents de remplacement, plus volumineuses (sauf les prémolaires) que les dents de lait correspondantes et occupant nécessairement, sur le bord alvéolaire, un plus large espace, doit s'accompagner d'un développement parallèle des mâchoires. C'est, en effet, ce qui a lieu le plus souvent, ainsi que l'ont démontré Robin et Magitot. Mais on comprend toutefois que, si ce développement est insuffisant, les dents, trouvant une place trop étroite et sortant avec plus de difficulté, se placeront dans des positions vicieuses. En résultera-t-il plus souvent ce que nous avons compris sous le nom d'accidents de dentition? Nous ne le pensons pas, car la dent se placera soit en dehors de l'arcade alvéolaire, soit en rotation sans produire de troubles appréciables.

L'éruption des premières et des deuxièmes grosses molaires ne se terminera pas toujours d'une façon aussi simple ; elles restent parfois recouvertes pendant longtemps d'un fort bourrelet gingival recouvrant la partie postérieure de leur couronne et formant un cul-de-sac plus ou moins profond. La mastication sur ce bourrelet l'excorie et l'enflamme, l'infection gagne le cul-de-sac, et dans certaines conditions, arrive à produire des accidents assez semblables à ceux que nous étudierons plus loin avec la dent de sagesse. Nous avons présenté à la Société de Stomatologie (1896) un cas de cette sorte, tout à fait typique.

Traitement. — Les accidents locaux étant ici de même ordre que ceux de la première dentition, le même traitement leur sera applicable. L'hygiène buccale bien entendue sera le moyen préventif toujours indiqué.

Le traitement local, s'il y a lieu, consistera donc dans l'ouverture des abcès sous-gingivaux, dans le débridement de la gencive enflammée, dans les lavages antiseptiques, dans la suppression du bourrelet gingival et du cul-de-sac qui recouvre parfois les grosses molaires (thermo-cautère, ciseaux).

Le débridement de la gencive, même en l'absence d'abcès, peut être autorisé dans les cas d'éruption tardive des dents de remplacement lorsque, pour une cause quelconque, l'extraction de la dent de lait aura été pratiquée prématurément et qu'on peut supposer que l'épaisseur de la gencive cicatrisée depuis longtemps au-dessus de la dent permanente peut être un obstacle invincible à sa sortie.

Accidents de la troisième dentition (dent de sagesse). — On peut dire que l'éruption des dents de sagesse provoque et résume à elle seule toute la série des accidents, depuis les plus simples jusqu'aux plus graves, auxquels peut donner lieu l'éruption des dents. Mais ce n'est qu'en raison de l'époque de sortie, de la situation particulière et des rapports de ces dents que ces accidents prennent une physionomie et une gravité toutes spéciales. La cause générale et permanente de ces accidents est toujours l'infection, et c'est à Redier (de Lille) que nous en devons véritablement la notion claire et précise.

Avant Redier, les accidents de dent de sagesse étaient surtout considérés comme des phénomènes résultant de la compression exercée, soit sur les parties osseuses, soit sur les parties molles, par l'organe dont l'éruption était entravée par le défaut de place. Dans ces vues, la compression osseuse, d'une part, amenait l'ostéite des maxillaires, la périostite des racines et toutes leur conséquences pathologiques : abcès, phlegmons, contracture, etc. La compression des parties molles en amenait l'ulcération, l'inflammation et tous les phénomènes de voisinage (stomatite, gingivite). Ces accidents étaient observés sans que l'on s'inquiétât de savoir si la gencive était ouverte ou fermée au-dessus de la dent, sans que l'on se préoccupât de l'infection buccale.

A Redier revient précisément le mérite d'avoir démontré que, pour la production de tous ces accidents, il était nécessaire que la gencive fût ouverte en un point et offrît une voie de pénétration aux éléments infectieux existant dans la bouche. Il plaça, à l'origine de tous les accidents, l'*infection putride locale*. Il écartait du même coup les faits de compression propre ; les obstacles à l'éruption de la dent résultant, soit d'un défaut de place, soit de son volume exagéré ou d'une position vicieuse, ne constituaient plus un danger réel qu'en favorisant d'une façon permanente et prolongée l'action des éléments infectieux. Dans tous les cas, en effet, la gencive forme autour de la dent incomplètement sortie un bourrelet plus ou moins large, plus ou moins épais, une sorte de capuchon irrégulier non mobile, cul-de-sac circulaire dans lequel viennent s'amasser en quantité et en qualité variable, selon l'état de la bouche, les éléments infectieux qui s'y rencontrent. La suppuration s'établit, le bourrelet gingival s'enflamme, s'épaissit, s'ulcère souvent dans l'acte de la mastication, et il devient dès lors facile, avec ce point de départ, de se rendre compte de la série des accidents consécutifs, signalés par tous les auteurs et dont la thèse d'Heydenreich présente le résumé le plus complet.

La constriction des mâchoires, qui apparaît souvent au début des accidents, constitue une complication qui vient aggraver toutes les autres en opposant un obstacle aux moyens qui pourraient les enrayer à l'origine ; elle persiste souvent pendant toute leur durée et même après la guérison complète.

Le défaut de mastication favorise encore les fermentations putrides, et c'est alors qu'on voit se développer par propagation ces phlegmons sous-maxillaires et adéno-phlegmons d'une gravité exceptionnelle, à proportions énormes, avec accompagnement de phénomènes généraux et œdème dur, qui nécessitent l'intervention chirurgicale rapide et l'évacuation du pus au dehors, sous peine des plus redoutables complications. Nous pensons même que les angines dites de Ludwig, observées dans la région de l'angle des mâchoires, n'ont été le plus souvent qu'une des formes les plus graves des phlegmons provenant de la dent de sagesse.

Nous avons vu que Redier admettait comme condition indispensable à la production des accidents infectieux la perforation gingivale; cette perforation préalable existe dans la plupart des cas. Mais, de même que nous l'avons admis et observé pour la première et la seconde dentition, l'infection sous-gingivale peut se produire au niveau de la dent de sagesse par pénétration des éléments morbides au travers de la muqueuse très amincie, et la perforation véritable n'apparaîtra qu'après ouverture spontanée ou provoquée de l'abcès ainsi développé. Ces faits, rares d'ailleurs, ne modifient en rien la théorie de l'infection locale : ils n'en sont qu'une variété et ramènent ainsi à une véritable unité l'ensemble des faits observés aux trois dentitions.

Les considérations que nous avons développées jusqu'ici s'appliquent presque exclusivement à l'éruption des dents de sagesse inférieures. Les mêmes obstacles et les mêmes complications existent rarement, en effet, pour les dents de sagesse supérieures; la place est presque toujours suffisante pour leur sortie, qui s'opère facilement, le bourrelet gingival est moins épais et les éléments infectieux y séjournent en moins grande abondance. Dans certaines circonstances, cependant, on peut voir les mêmes accidents se développer autour de ces dents, et par un processus identique, lorsque ces organes, déviés en dehors, amènent l'ulcération de la joue, l'inflammation des parties voisines, et la contracture des mâchoires. Les conditions de l'infection putride locale se trouvent alors réunies et peuvent produire les mêmes effets et nécessiter les mêmes soins que les accidents de la dent de sagesse inférieure.

La carie pénétrante des dents de sagesse, qui est fréquente, la périostite du sommet, peuvent venir s'ajouter comme complications aux accidents de l'éruption, c'est-à-dire à l'infection péridentaire et sous-gingivale; l'infection par la voie des canaux radiculaires vient confondre ainsi ses effets avec cette dernière et il est assez difficile de faire le départ des différents modes d'infection. Les accidents qui en résultent semblent absolument identiques et d'ailleurs inséparables. L'inconvénient n'est pas grand toutefois, car le traitement à leur appliquer reste sensiblement le même.

Hygiène et traitement. — L'hygiène préventive peut jouer un rôle capital pour prévenir les accidents de la dent de sagesse; elle démontre d'une façon remarquable la vérité de la théorie infectieuse. Dans les bouches aseptiques, en effet, soit naturellement, soit par le fait de soins journaliers, on peut voir pendant des années des dents de sagesse incomplètement sorties, évidemment gênées dans leur éruption à cause de leur volume ou par défaut de place, sans que celles-ci donnent lieu à aucun accident. Les *poussées d'éruption* n'existent pas en réalité et ne sont que des débuts d'infection locale vite enrayés par des soins appropriés (antisepsie, débridement).

Il est donc tout d'abord indispensable de surveiller avec soin la période d'éruption des dents de sagesse, et surtout des dents de sagesse inférieures, principalement quand il y a lieu de prévoir une éruption difficile, lorsque l'examen de la bouche a démontré que l'espace existant entre la dernière molaire et la branche montante de la mâchoire est trop étroit pour donner passage à la dent de sagesse. Tant que la gencive n'est ni perforée, ni excoriée, ni enflammée, il n'y a qu'à attendre, car aucun accident immédiat n'est à redouter. Dans quelques cas, cependant, l'intervention préventive peut être absolument justifiée; celle-ci, qui est alors *indirecte*, peut consister dans l'extraction, soit de la dernière molaire, soit même de l'avant-dernière, surtout si ces dents présentent des caries avancées. L'opération aura pour résultat presque certain de faciliter l'éruption de la dent de sagesse et d'éviter les complications. Chez de jeunes enfants, même bien avant l'époque d'éruption de la dent de sagesse, l'extraction des dents de sept ans cariées sera utilement faite sur les mâchoires étroites et facilitera singulièrement la sortie future de la dent de sagesse et la régularité des arcades.

Lorsque la dent de sagesse, même très gênée, a perforé la gencive, les accidents infectieux n'apparaissent pas nécessairement dans la bouche, mais il devient plus important de pratiquer une sévère antisepsie. Si la douleur survient en même temps que les premiers phénomènes inflammatoires et un commencement de contracture des mâchoires, on doit intervenir. Cette intervention consistera dans l'extraction immédiate de la dent, même à cette première période, si l'extraction est possible et *acceptée*. Sinon, on aura recours aux larges débridements du bourrelet gingival autour de la dent avec le bistouri et la sonde cannelée, à la résection des lambeaux à l'aide des ciseaux ou du gingivotome, aux lavages antiseptiques (sublimé) répétés du sillon gingival, qui est toujours alors le siège d'une suppuration plus ou moins abondante.

Dans la plupart des cas, ces soins seront suffisants pour enrayer les accidents; mais, pour en prévenir le retour, il faudra continuer les lavages antiseptiques; on pourra ainsi, à plusieurs reprises, conjurer des accidents qui, faute de soins, prendraient une redoutable gravité, et peu à peu la dent finira par faire son éruption en se dégageant complètement de la gencive. Elle pourra même rester en place indéfiniment; ce sont les cas simples.

Dans les cas plus compliqués, lorsque la suppuration péridentaire s'est étendue, a provoqué la contracture, parfois des abcès, soit intra-buccaux, soit surtout sous-maxillaires, que la mastication est devenue impossible, et les phénomènes généraux graves, l'extraction devient absolument nécessaire et doit presque toujours être tentée. La question peut seulement se poser de savoir à quel moment il est préférable de la pratiquer.

Il est difficile d'établir à cet égard une règle absolue ; on peut dire cependant que toutes les fois qu'il y a menace de phlegmon simple seulement et que l'ouverture spontanée de l'abcès à l'extérieur n'est pas encore imminente, on sera autorisé à tenter l'extraction. L'opération pourra conjurer les accidents, amener l'évacuation du pus, s'il en existe, par la voie buccale, et éviter l'ouverture extérieure. Surtout si l'on a soin de faire suivre l'extraction de lavages antiseptiques, à l'aide de la poire en caoutchouc, dans la cavité laissée par la dent extraite.

Lorsque, au contraire, les accidents phlegmoneux se sont développés rapidement à l'extérieur, que la région sous-maxillaire devient dure, tendue, œdémateuse, avec fièvre intense et phénomènes généraux graves (adéno-phlegmons), il y aura plutôt indication urgente d'ouvrir l'abcès par la voie cutanée. L'extraction immédiate, qui, dans ces conditions, présente les plus grandes difficultés, serait d'ailleurs inutile, et en tout cas insuffisante pour enrayer les accidents, mais on doit dire aussi qu'elle ne peut les provoquer, quoi qu'on en ait dit.

Lorsque le phlegmon aura été largement

ouvert, que les phénomènes aigus seront arrêtés, l'extraction sera faite sans inconvénients et surtout avec plus de facilité, le gonflement et la contracture ayant notablement diminué ; on rentre alors dans les conditions qui se rencontrent lorsqu'on se trouve en présence de fistules extérieures, provoquées par des abcès anciens, de contracture chronique sans accidents aigus. Dans ces cas il est alors commandé de pratiquer l'extraction de la dent comme unique moyen de faire disparaître ces complications.

La contracture des mâchoires sans compter les conditions inhérentes à la position de la dent, à sa direction et à son volume, met le plus grand obstacle à l'extraction ; mais elle ne constitue pas un empêchement absolu, surtout si l'on sait faire usage d'un instrument en forme de levier qui porte le nom de *langue de carpe*. Parfois, cependant, il sera nécessaire d'endormir le malade au chloroforme pour vaincre cette contracture et faciliter l'extraction, toujours extrêmement douloureuse, de la dent. A défaut toutefois de l'anesthésie générale, l'usage de la cocaïne combiné avec l'emploi des réfrigérants rendra les plus grands services pour supprimer la douleur, si d'ailleurs la contracture ne nécessite pas que le sujet soit endormi.

A quelque moment que soit pratiquée l'extraction d'une dent de sagesse, il ne faut jamais oublier de faire suivre celle-ci de lavages antiseptiques répétés au fond de l'alvéole, si l'on veut voir disparaître rapidement les complications infectieuses. Parfois, en effet, par défaut de soins, dans des bouches malsaines, des infections secondaires peuvent se produire, et l'on voit ainsi de nouveaux accidents de dent de sagesse se développer *sans dents de sagesse*, l'infection putride locale continuant à se faire dans la cavité plus ou moins profonde et irrégulière laissée par la dent extraite. L'infection est encore favorisée par la persistance parfois assez prolongée de la contracture des mâchoires et le défaut de mastication.

La contracture est en effet le phénomène qui persiste le plus souvent et le plus longtemps après l'extraction de ces dents; elle finit cependant par disparaître presque toujours, surtout si l'on procède à l'écartement progressif des mâchoires. Lorsque, par sa durée, par des altérations spéciales des muscles, la contracture est devenue permanente, il appartient au chirurgien d'en reconnaître la nature et la cause et d'intervenir au besoin par une opération devenue nécessaire : nous renvoyons aux traités de chirurgie.

Chez les sujets prédisposés (syphilitiques, alcooliques, convalescents de fièvres graves, etc.), des nécroses plus ou moins étendues peuvent succéder aux abcès et suivre l'extraction des dents de sagesse. La persistance de la suppuration indiquera presque avec certitude la formation d'un séquestre : pour en débarrasser le malade, il faudra toujours attendre qu'il soit mobile, c'est-à-dire parfaitement limité.

CHAPITRE VII

Anomalies dentaires.

Anomalies en général. — Toute déviation du type primitif ou normal constitue une anomalie. Magitot (Traité des anomalies dentaires), après Geoffroy Saint-Hilaire, a montré que le type fondamental, variable suivant les espèces, mais fixe dans chacune d'elles, se dégage d'un ensemble de caractères : forme, volume, nombre, siège, etc., qui se transmettent par hérédité, toujours immuables dans l'état physiologique.

Cet ordre absolu ne peut être troublé que par des *accidents d'évolution*, c'est-à-dire se produisant avant le moment où la dent, définitivement formée avec ses caractères normaux ou anormaux, quittera son sac fœtal, qui est le follicule, pour opérer sa sortie hors de la gencive.

A partir de ce moment, les phénomènes anormaux dont elle peut être le siège ou la cause né seront plus d'ordre tératologique, mais d'ordre pathologique; c'est en ce sens, par exemple, que les accidents de la dentition que nous avons étudiés précédemment ne constituent pas des anomalies, car, lorsqu'ils se produisent, la dent a depuis longtemps achevé sa formation, et quitté le follicule, mais appartiennent à la pathologie proprement dite.

Mais une anomalie, celle de l'éruption, par exemple, consistant dans une avance ou dans un retard, peut devenir cause d'accidents, la dent faisant sa sortie dans des conditions qui favorisent particulièrement ces accidents (manque de place, lésions de voisinage).

En dehors des influences héréditaires, on comprend que les affections ou les troubles congénitaux seuls, quelle qu'en soit la nature, peuvent être cause d'anomalie dentaire. Mais, ici, il faut entendre par affections congénitales celles qui viennent troubler la dentition depuis le moment où apparaissent le bourrelet épithélial primitif et les traces des premiers follicules jusqu'à la calcification complète des follicules des dents de sagesse. En réalité, cette période s'étend des premiers mois de la vie intra-utérine jusqu'à la fin de la première enfance et varie pour chaque catégorie de dents.

Nous n'avons pas à faire une étude complète des anomalies dentaires; mais nous les passerons successivement en revue en nous plaçant exclusivement aux points de vue hygiénique et thérapeutique, et, pour ce faire, nous adopterons la classification si bien établie par Magitot dans son Traité des anomalies du système dentaire chez l'homme et les mammifères.

Nous considérerons donc successivement les anomalies de forme et de volume, de nombre, de siège et de direction, les anomalies de l'éruption, de nutrition, de structure et de disposition des dents; mais nous réunirons dans un même groupe celles de ces anomalies auxquelles le même traitement peut être appliqué.

Anomalies de forme et de volume. — Les anomalies de forme et de volume, soit de la couronne, soit de la racine des dents ou de la totalité de l'organe, peuvent comporter certaines conséquences thérapeutiques ou opératoires qu'il est utile de connaître.

Le volume exagéré de la couronne des dents, la disposition anormale des racines, apportent nécessairement des obstacles sérieux à l'opération, s'il est utile de pratiquer l'extraction de celles-ci. Comme cette double anomalie se rencontre souvent, par exemple, sur les dents de sagesse inférieures, elle rend à la fois les accidents d'éruption plus fréquents et complique toujours les opérations devenues nécessaires. Mais, pour toutes les dents, les variations de la forme et du volume sont d'une grande importance lorsqu'il s'agit d'en pratiquer l'avulsion, et il serait surtout utile de connaître en particulier l'anomalie des racines avant l'opération. A cet égard, on ne peut guère faire que des conjectures. Cependant, toutes les fois que les dents sont manifestement trop serrées sur la mâchoire, chevauchent en avant les unes sur les autres, sont déviées en dedans ou en dehors pour les dents du fond de la bouche, il est permis de supposer une disposition anormale des racines.

Pour les dents à une racine l'anomalie consiste le plus souvent dans des courbures irrégulières, avec ou sans renflement de certaines parties.

Pour les grosses molaires, les difficultés proviennent surtout de l'extrême convergence, ou au contraire de la divergence exagérée des racines. On connaît bien la disposition d'une dent barrée : deux racines soudées par leur sommet limitent entre elles un espace ovalaire plus ou moins large traversé par le tissu osseux de l'alvéole qui forme une *véritable barre*. Mais les racines, sans être soudées, peuvent être simplement très rapprochées par leur sommet et l'obstacle est le même. Cette disposition fâcheuse se rencontre souvent sur plusieurs dents chez le même individu; il est bon d'en être prévenu pour ne tenter une deuxième extraction chez celui-ci qu'en cas d'absolue nécessité.

Lorsque des dents anormales sont profondément cariées et que leur traitement comporte des soins pulpaires et radiculaires, les anomalies de forme des racines peuvent rendre ces soins difficiles et aléatoires, en raison de l'impossibilité où l'on se trouve d'atteindre tous les débris pulpaires, ou de pénétrer dans les canaux radiculaires.

On songera plus particulièrement à la bifidité des racines des prémolaires supérieures qui ne présentent qu'un seul canal et une seule pulpe à leur partie inférieure. On saura également que la dent de sagesse supérieure présente souvent ses trois racines réunies et un seul canal dentaire accessible; la dent de sagesse inférieure n'a pas des racines moins anormales (les racines réunies et courbes) et l'on sait que cette disposition commande, pour l'extraction, l'emploi d'un instrument spécial : *la langue de carpe*.

La diminution de volume de la couronne et de la racine à la fois se rencontre plutôt sur les incisives latérales supérieures qui, dans ce cas, se rapprochent du type caniniforme. Si ces dents viennent à être atteintes de carie pénétrante, elles sont difficiles à soigner, car le canal de la racine est si étroit qu'on peut à peine y faire pénétrer les instruments utiles.

Nous en avons assez dit, mais on comprend d'ailleurs que les combinaisons des anomalies de forme et de volume de la couronne et des racines des dents présentent pour ainsi dire des variétés infinies qu'on ne peut décrire, mais dont il est indispensable d'envisager la possibilité quand il s'agit d'intervention thérapeutique ou opératoire.

Anomalies de nombre. — Nous laissons de côté les théories : nous formulerons simplement la loi de Geoffroy Saint-Hilaire dans son application aux anomalies de nombre des dents : c'est que ces variations numériques sont plus fréquentes pour les dents constituées en séries plus nombreuses. C'est ainsi que l'anomalie frappera surtout les grosses molaires et les incisives, plus rarement les prémolaires et peut-être jamais les canines.

Les dents permanentes présentent fréquemment des anomalies de nombre, celles-ci très rares au contraire pour la dentition de lait.

L'anomalie peut exister par diminution (ou même absence) et par augmentation.

ANOMALIES PAR DIMINUTION. — Certaines dents

permanentes peuvent ne jamais opérer leur sortie, ce qui s'observe, par exemple, pour les incisives latérales de la mâchoire supérieure, pour les incisives centrales de la mâchoire inférieure, plus rarement pour les prémolaires (disposition héréditaire). Il n'y a rien à faire pour provoquer leur éruption, c'est-à-dire que si les dents de lait correspondantes existent, il faut bien se garder de les extraire, car leur disparition aurait chance de laisser un vide qui ne serait jamais comblé. Si les dents de lait ont disparu par chute ou destruction et que l'espace laissé libre ne puisse disparaître en grande partie par le rapprochement des dents voisines, il peut être indiqué d'appliquer des dents artificielles, surtout s'il s'agit de dents antérieures. L'absence des dents de sagesse qui s'observe de plus en plus fréquemment chez les races supérieures, doit être considérée comme un bienfait individuel.

ANOMALIES PAR AUGMENTATION. — L'augmentation du nombre des dents résulte de la présence des dents dites surnuméraires; le seul traitement qui soit applicable à celles-ci est l'extraction. Elles pourront parfois seulement être confondues avec des dents de lait persistantes après la sortie des dents permanentes; mais comme le traitement est le même, l'erreur n'aurait guère d'inconvénients.

Leur forme particulière (généralement du type conoïde), leur siège anormal (en arrière pour les incisives [1], en dehors pour les molaires) ne per-

---

[1]. Une dent surnuméraire se place souvent aussi entre les deux incisives centrales qu'elle écarte.

mettraient guère de les confondre avec les dents permanentes vraies correspondantes. Pour les incisives cependant, la difficulté peut être assez grande pour que le diagnostic présente des difficultés ; un cas de ce genre a été présenté à la Société de Stomatologie (mars 1898).

L'extraction des dents surnuméraires est généralement facile car leur racine est toujours peu développée. Elle n'est d'ailleurs nécessaire qu'en raison de la gêne qu'elles déterminent sur les parties molles voisines (langue, joue) par leur position vicieuse ou les déviations secondaires des dents permanentes dont elles peuvent être la cause.

Anomalies de siège. — Les anomalies de siège sur l'arcade alvéolaire elle-même et dans sa ligne propre constituent la transposition des dents, disposition rare qui s'observe surtout pour les incisives latérales et les canines ; il n'y a le plus souvent qu'à laisser les dents dans la place anormale qu'elles occupent.

L'anomalie de siège en dehors de l'arcade, mais dans son voisinage, se produit surtout sur les mâchoires atrésiques trop courtes et insuffisantes pour contenir le nombre normal des dents. Celles qui sortent les dernières, en particulier les canines et les prémolaires, se placent en dehors de l'arcade, mais sur un point rapproché, soit en avant, soit en arrière. Cette disposition anormale peut encore être favorisée par l'extraction prématurée d'une dent de lait dont la place est prise par la dent permanente voisine déjà sortie.

L'extraction de la dent située en dehors de l'arcade peut être le seul traitement applicable s'il y a impossibilité de ramener l'organe à sa place normale, soit parce que les dents voisines sont trop rapprochées, soit parce que son éloignement trop grand ne permet pas de lui faire franchir la distance. D'autres fois, si la place de la dent en hétérotopie après la chute de la dent de lait correspondante restait vide et suffisante pour la recevoir, il sera possible et utile d'amener celle-ci à son véritable siège et de compléter ainsi l'arcade alvéolaire.

Parfois encore, il sera préférable, pour l'harmonie de l'ensemble, d'enlever une dent permamente déjà bien placée pour que la dent située, soit en dehors, soit en dedans de l'arcade, vienne prendre sa place, soit naturellement, soit aidée par la prothèse. C'est ainsi qu'une première petite molaire cédera utilement place aux canines des deux côtés de la bouche, à la mâchoire inférieure ou supérieure.

Les hétérotopies éloignées de l'arcade, mais dans la région buccale et faciale, peuvent nécessiter l'intervention chirurgicale sous les formes les plus variables, suivant que la dent a fait son apparition, sur un point ou sur un autre, est apparente ou qu'elle doive être recherchée au contraire, n'étant pas visible, en raison des désordres inexpliqués qu'elle provoque (accidents de compression, névralgies, ulcérations). Le point important dans ce cas sera le diagnostic.

L'hétérotopie sur un point quelconque du corps

se présente le plus souvent sous la forme d'une ou plusieurs dents renfermées dans un kyste (kyste dermoïde). Le traitement qui leur est applicable n'a rien, on le comprend, qui regarde la bouche.

Anomalies de direction. — Ce sont de toutes les anomalies dentaires celles qui nous intéressent le plus, car c'est à celles-ci que sont le plus généralement applicables les divers procédés et appareils de redressement appliqués en art dentaire. Il est donc nécessaire d'en exposer les variétés et aussi de décrire les moyens propres à en atténuer ou à en supprimer les inconvénients, c'est-à-dire le traitement curatif.

Toutefois, il s'agira pour nous plutôt de présenter des considérations générales que de faire une description complète des différents moyens thérapeutiques qui trouvent plus naturellement leur place dans un traité complet de l'art dentaire.

Nous éliminerons tout d'abord les anomalies de direction totales et absolues, car, comme le dit Magitot, elles résultent ordinairement de modifications plus ou moins profondes dans la morphologie du squelette de la face et du crâne et les moyens orthopédiques ou chirurgicaux leur sont le plus souvent inapplicables.

Nous ne retiendrons que les anomalies de direction relatives ou partielles, le plus souvent curables par les moyens variés de la chirurgie ou de la prothèse.

Magitot établit pour les anomalies de direction partielle les divisions suivantes : antéversion, rétroversion, inclinaison latérale et rotation sur l'axe : nous suivrons cet ordre logique et nous exposerons leur traitement dans un chapitre spécial.

Antéversion. — L'antéversion est surtout fréquente à la mâchoire supérieure. Elle peut frapper toutes les dents antérieures, incisives ou canines, plus souvent les incisives seules ou une ou deux d'entre elles. Leur projection en avant peut affecter tous les degrés intermédiaires entre la direction normale et l'horizontalité, qui est exceptionnelle. Les dents seules peuvent être obliques, mais souvent aussi l'os incisif qui les porte a subi une déviation en avant qui accentue singulièrement la déformation et en rend la réduction plus difficile.

Rétroversion. — La rétroversion ou la projection en arrière d'une ou plusieurs dents antérieures en dehors de la courbe normale de l'arcade peut se produire aux deux mâchoires, plus fréquemment cependant à la mâchoire supérieure et d'une manière plus apparente qui réclame expressément l'intervention thérapeutique. Il n'est pas rare que la rétroversion des incisives centrales supérieures coïncide avec l'antéversion des incisives latérales, disposition inverse qu'on observe à la mâchoire inférieure, ce qui s'explique par un véritable engrènement des deux mâchoires. Dans ces conditions, l'anomalie ne peut que persister ou s'accentuer si aucune intervention ne vient la modifier.

La rétroversion totale des dents antérieures de

la mâchoire supérieure correspond à un véritable affaissement de l'os incisif et coïncide généralement avec le menton de galoche.

Les rétroversions partielles, comme d'ailleurs souvent les antéversions, proviennent, soit d'une direction vicieuse primitive du follicule, soit d'un retard de l'éruption ou du défaut de place.

INCLINAISON LATÉRALE. — Elle consiste dans le renversement en avant ou en arrière, mais dans la ligne de l'arcade, d'une ou plusieurs dents. C'est une disposition fréquemment observée, surtout pour les dents de sagesse, et qui, en cas d'accidents, complique singulièrement le traitement.

L'inclinaison latérale pour les incisives se combine souvent avec la rotation sur l'axe et constitue une anomalie complexe, souvent difficile à réduire.

ROTATION SUR L'AXE. — Fréquente surtout pour les incisives et les canines, elle n'a pas pour ces dernières, en raison de leur forme, une grande importance. Plus rare pour les prémolaires et les molaires elle est aussi pour elles le plus souvent négligeable; mais il n'en est pas de même pour les incisives. La réduction de l'anomalie dont l'importance peut varier d'un degré à un demi-cercle s'impose le plus souvent en raison de l'apparence vicieuse qu'elle produit et n'est pas sans présenter de grandes difficultés.

Traitement des anomalies de direction. — *Généralités.* — Avant d'aborder le traitement particulier des diverses espèces d'anomalies de direction, il est absolument nécessaire de présenter quelques considérations générales ou plutôt d'indiquer les idées directrices qui justifient l'intervention et doivent guider le choix de traitement ou des appareils. Leur connaissance est nécessaire pour qu'on puisse se rendre compte des causes d'échec ou de réussite dans les circonstances variées de la pratique.

Ces considérations peuvent également s'appliquer au traitement de la plupart des anomalies de siège, qui se combinent et se confondent parfois avec les anomalies de direction, et dont le traitement a pour but en définitive de ramener les arcades dentaires et les dents sur chaque arcade dans leurs rapports normaux et réguliers.

Comme il s'agit presque toujours, en dernière analyse de changer une ou plusieurs dents de place et que ces organes sont contenus dans un alvéole osseux qui enserre étroitement leur racine, il est de toute nécessité, pour qu'elles retrouvent leur solidité en même temps qu'une place nouvelle, que l'alvéole ancien disparaisse en totalité ou en partie et qu'un alvéole nouveau total ou partiel se reproduise. C'est là ce qui se produit effectivement et c'est précisément cette faculté précieuse du tissu alvéolaire de disparaître sur un point pour se reproduire sur un autre, selon des conditions particulières de pression et de temps, qui permet l'application des procédés de traitement et des appareils de mobilisation.

Nous savions déjà, pour l'avoir dit ailleurs, que le tissu alvéolaire disparaît avec la dent; on peut dire avec autant de justesse qu'il suit la dent, celle-ci l'entraînant dans ses déplacements et le fixant au point où elle-même s'est définitivement arrêtée.

Cette première proposition justifie tout d'abord, d'une manière générale, l'intervention pour corriger les anomalies.

Il est un second point d'une grande importance, insuffisamment indiqué, mais qui se trouve en rapport étroit avec le premier, c'est que les dents déplacées ne retrouvent ou ne conservent leur alvéole que dans la ligne et le plan de l'arcade alvéolaire ou dans des limites très étroites en dehors ou en dedans. Si le déplacement qu'on leur fait subir les amène au delà de ces limites, elles ne conservent plus un alvéole complet et ne reprennent jamais leur solidité; en d'autres termes, le tissu alvéolaire ne se reproduit complètement et solidement que dans les limites de l'arcade et il serait sinon impossible au moins très imprudent de chercher à élargir les bords alvéolaires seuls, soit en totalité, soit en partie, sans risquer de compromettre la solidité de toutes les dents ou de la plupart d'entre elles. Pour chaque individu, les arcades sont faites pour contenir un nombre de dents déterminé; si, pour une cause ou pour une autre, elles sont trop étroites pour contenir le nombre normal, si les dents sont trop volumineuses pour toutes y trouver place, il n'y a rien autre chose à faire qu'à supprimer une ou plusieurs d'entre elles, en faisant d'ailleurs un choix guidé par les circonstances et l'esthétique.

Nous savons qu'on peut déplacer les dents et

qu'il ne faut les déplacer que dans les limites de l'arcade alvéolaire. Il n'est pas moins utile de savoir que les dents peuvent se déplacer elles-mêmes physiologiquement, pour ainsi dire, et qu'elles se déplacent toujours dans le sens de la moindre pression. Elles se dirigent naturellement du côté où elles trouvent la place vide, et comme une dent déterminée et libre a toujours également tendance à se porter dans sa ligne propre et à son rang, la connaissance de ces faits est de la plus grande importance lorsqu'il s'agit d'intervenir. D'une part, on conçoit qu'il sera très souvent possible d'éviter l'emploi d'appareils plus ou moins compliqués puisque la nature peut agir seule et, d'autre part, le choix des extractions à faire pour rétablir la régularité de l'arcade obéira presque toujours à des indications précises. L'indication remplie et l'extraction faite, l'emploi des appareils ne deviendra nécessaire que si le travail physiologique insuffisant ou gêné par les rapports des dents ne peut corriger seul l'anomalie ; mais, de toutes manières, il ne faut recourir aux moyens mécaniques qu'après épuisement de l'action physiologique, c'est-à-dire généralement quelques mois après les extractions.

Pour avoir tous les éléments de la question du déplacement thérapeutique des dents, il nous faut signaler encore quelques particularités intéressantes. Il ne faut pas oublier que les dents sont, par leur sommet, en rapports vasculo-nerveux avec le fond de l'alvéole et que les vaisseaux et les nerfs continuent leurs trajets dans le corps des mâchoires. Si l'on conçoit le déplacement vertical de la dent et l'allongement simultané et progressif de ses éléments vasculo-nerveux, ce qui se produit d'ailleurs dans le phénomène de l'éruption, on comprend que, lorsque la dent a terminé cette éruption, le sommet de sa racine peut être considéré comme à peu près fixe, en raison de ses rapports avec le corps de la mâchoire. Les déplacements des dents se feront donc toujours approximativement dans le sens d'une circonférence ayant l'apex pour centre et la dent elle-même pour rayon. On se rend compte de ce fait par l'observation directe, puisqu'on sait que deux dents séparées par un vide naturel ou accidentel ne se rapprochent pas parallèlement, mais par inclinaison l'une vers l'autre. Il est bon de faire remarquer que les appareils de redressement dont nous pouvons disposer ne peuvent guère agir que dans le sens d'une circonférence, puisqu'ils n'atteignent jamais qu'une des extrémités de la dent, dans l'espèce, la couronne. Ils agissent ainsi dans le sens physiologique. Remarquons en passant que le sommet des dents, même en direction très anormale, n'est jamais très éloigné de sa place réelle correspondant à son origine sur le cordon.

Des conditions accessoires sont encore à considérer lorsqu'on se propose, pour le traitement des anomalies, d'amener le déplacement des dents; la question d'âge, par exemple, joue naturellement un grand rôle. En principe, on peut dire qu'à tout âge, au moins dans les limites de l'âge adulte, il peut être utile d'intervenir. Outre qu'à tout âge les considérations esthétiques peuvent être en jeu, à tout âge les irrégularités des dents produisent des conditions défavorables au point de vue de leurs maladies ou de l'hygiène buccale. La nature et les limites de l'intervention varieront d'ailleurs en tenant compte des considérations suivantes.

Chez les enfants de six à quinze ans environ, on peut affirmer que le tissu alvéolaire se résorbe et se reforme avec la plus grande rapidité (en un ou deux mois), et que les dents se déplacent avec la plus grande facilité, soit seules (si elles sont libres), soit à l'aide d'appareils. Le même phénomène, pour s'accomplir, demandera une période d'autant plus longue que le sujet sera plus âgé; il y a d'ailleurs de grandes différences individuelles qui tiennent à la constitution propre des mâchoires et des dents et qu'un œil exercé peut jusqu'à un certain point reconnaître.

En pratique, la question du traitement des anomalies dentaires se pose si rarement chez l'adulte que nous ne devions qu'en indiquer la possibilité. Parfois, cependant, même chez l'adulte, il sera très raisonnable, dans une bouche dont les dents sont très serrées et chevauchantes, de proposer l'extraction de canines trop saillantes qui déparent la physionomie, de prémolaires renversées en dedans ou en dehors; l'opération aura encore pour résultat de desserrer les dents, de diminuer la pression générale exercée sur les cloisons alvéolaires dont la résorption prématurée contribue à amener l'ébranlement et la chute des dents.

Ces considérations générales nous permettront d'abréger singulièrement ce que nous aurons à dire touchant les procédés et appareils destinés à corriger les anomalies. Il ne nous restera guère qu'à indiquer quelques-unes des conditions qu'ils doivent remplir pour jouer un rôle utile.

Moyens chirurgicaux. — Nous avons suffisamment fait entendre que l'emploi d'appareils est loin d'être toujours nécessaire pour le traitement des anomalies; et d'après ce que nous avons dit de la tendance naturelle des dents à se porter du côté où elles trouvent la place libre, il devient aisé de comprendre qu'il sera parfois suffisant, pour que le redressement d'une dent s'opère pour ainsi dire de lui-même, de pratiquer dans son voisinage des extractions opportunes, qui lui laisseront la liberté de ses mouvements; et les cas où ce procédé est applicable sont en réalité très nombreux. C'est ainsi qu'il suffira souvent d'extraire les premières ou même les deuxièmes prémolaires pour faire place à des canines saillantes, plus souvent en avant (en surdent), plus rarement en arrière, qui viendront à leur place normale, sans autre intervention et dans un espace de temps relativement limité (suivant l'âge).

Parfois et souvent encore, l'extraction judicieuse des premières molaires ou dents de sept ans (souvent cariées) sera suffisante pour amener la disparition d'une antéversion totale (légère) des dents antérieures de la mâchoire supérieure par leur recul général et progressif qui, au bout d'un an ou deux au plus, met en contact la deuxième prémolaire et la deuxième molaire. Mon ami le Dr Pietkiéwicz a vivement insisté sur l'application générale de ce procédé de l'extraction des dents de sept ans, non seulement comme moyen thérapeutique, mais comme moyen préventif pour le placement régulier des dents antérieures sur des mâchoires étroites et aussi pour prévenir les accidents de la sortie future des dents de sagesse.

Bien qu'à notre avis, dans les antéversions prononcées, l'extraction seule des dents de sept ans soit généralement insuffisante, elle est presque toujours indispensable, à défaut d'autres dents particulièrement indiquées (prémolaires cariées), comme opération préliminaire, avant de procéder à l'application des appareils.

C'est ici, d'ailleurs, le lieu de dire que souvent l'unique cause des insuccès si fréquemment observés dans le traitement des anomalies est l'erreur fréquente qui consiste à vouloir quand même conserver, sur un espace forcément limité, un trop grand nombre de dents sans procéder aux sacrifices nécessaires. Il est évident qu'à l'aide d'appareils plus ou moins puissants on peut obtenir à volonté le déplacement momentané des dents, mais celles-ci auront toujours une tendance invincible à reprendre leur ancienne place et à reproduire l'anomalie si l'espace qui doit les contenir est insuffisant.

Dans les cas dont nous venons de parler, c'est donc l'*intervention chirurgicale indirecte* qui constitue le procédé de traitement de l'anomalie.

L'*intervention chirurgicale directe* a pu être également employée et avec succès dans cette variété d'anomalie de direction fréquemment observée surtout pour les incisives de la mâchoire supérieure : la rotation sur l'axe.

Rotation sur l'axe. — L'intervention consiste ici à opérer une véritable luxation de la dent anormalement placée pour la ramener dans sa position normale où il n'y a plus qu'à la maintenir. En fait, il s'agit d'une extraction incomplète et d'une véritable réimplantation de la dent dans des rapports nouveaux, puisque, pour la réussite de l'opération, il faut opérer la rupture complète des éléments fibro-élastiques qui rattachent la dent à l'alvéole. Ce sont ces éléments fibro-élastiques qui ramènent invinciblement la dent dans sa position première lorsque, au lieu de les rompre par la luxation, on veut amener la rotation progressive de la dent à l'aide de fils ou d'appareils.

Pour que ce procédé de rotation brusque soit applicable et réussisse, il faut, de toute nécessité, que la dent ait une place suffisante pour évoluer et que l'anomalie par rotation ne se complique pas trop, soit de déviation latérale, soit d'antéversion ou de rétroversion. Dans ces conditions seulement, assez rarement réunies, on doit le dire, l'opération, préconisée surtout par Magitot, aura chance d'aboutir.

Moyens mécaniques. — Le traitement des anomalies peut enfin nécessiter l'emploi de moyens mécaniques qui peuvent singulièrement varier suivant les cas si divers de la pratique et l'ingéniosité de celui qui les met en œuvre.

On doit établir en règle générale que les procédés les plus simples seront toujours les meilleurs; c'est ainsi que l'usage de fils de soie ou de lin pourra, dans un grand nombre de cas, donner des résultats qu'il sera inutile de demander à des appareils plus compliqués.

Fils. — Les fils agissent par leur rétractilité, c'est-à-dire que, placés à l'état sec, ils se raccourcissent en s'imprégnant de la salive buccale et mobilisent les dents d'une quantité égale chaque fois à leur coefficient de rétraction, c'est le procédé de la *corde mouillée*. Mais, comme ils agissent d'une façon rapide et intermittente, ils doivent être fréquemment changés si l'on veut obtenir un déplacement notable des dents. Ils offrent cet avantage de pouvoir être laissés en place avec la plus grande sécurité sans qu'ils puissent s'échapper ou remonter vers l'alvéole, comme le feraient par exemple des fils de caoutchouc dont la rétraction est constante et dont l'emploi isolé doit être, suivant nous, absolument proscrit. Combinés aux fils de soie ou aux appareils, ils pourront rendre, au contraire, les plus signalés services.

Comme, pour l'application d'une force, il faut toujours un point fixe, on comprend que les fils de soie, employés seuls pour le redressement, agissent toujours sur plusieurs dents à la fois, c'est-à-dire sur la dent ou les dents à redresser et sur les dents qui, ne devant pas être mobilisées, servent uniquement de point d'attache. Il est donc de règle de rechercher pour ces dernières, qui servent de point fixe relatif, une ou plusieurs dents parmi les plus solides, généralement les molaires ou les prémolaires, et d'en changer le plus souvent qu'on pourra, alors que la même traction s'opérera toujours sur la dent à mobiliser.

Parfois le fil, par la manière dont il sera placé, opérera un double redressement, exerçant son action uniquement et simultanément sur toutes les dents à redresser. Qu'il s'agisse, à la mâchoire supérieure, par exemple, d'une antéversion des incisives centrales avec rétroversion des latérales, le fil, comprenant dans une anse antérieure les grandes incisives, et dans une anse postérieure les petites incisives, ramené et serré en avant, aura tendance à ramener les dents dans le même plan en corrigeant la double anomalie.

Sans insister davantage, il est facile de voir qu'avec les points d'attache et la disposition des anses qui peuvent, pour ainsi dire, varier à l'infini, on pourra obtenir avec les fils des résultats imprévus, de la manière la plus simple et la moins gênante pour les sujets, car aucune fonction essentielle n'est troublée par leur application.

Le maintien du résultat obtenu est généralement facile si l'on remplace les fils de soie par des fils métalliques (argent ou platine) assez souples pour contourner les dents et qui les fixeront dans leur position nouvelle et définitive. Ce fil de maintien sera laissé plus ou moins longtemps en place suivant l'âge du sujet et la nature du redressement (de un à six mois).

APPAREILS ORTHOPÉDIQUES. — Il nous faut enfin arriver aux appareils orthopédiques proprement dits. Ceux-ci ont pour objet déterminé de former des points fixes pour les pressions ou les tractions à opérer sur les dents qui doivent être déplacées. Que cet appareil, par sa forme et ses rapports, par son mode d'application, puisse agir seul, comme le *plan incliné* de Catelan ; qu'il serve, au contraire, uniquement de point d'attache à des fils, à des bandes élastiques, à des ressorts ou à des chevilles, son rôle est le même, c'est celui de support, de point d'appui ou de direction des forces agissantes.

La force agissante sera ainsi, tantôt l'élasticité (fils de caoutchouc, ressorts), tantôt la rétractilité (fils de soie), tantôt la dilatation (chevilles), tantôt, enfin, comme nous le verrons pour le plan incliné, uniquement l'action musculaire.

Il va sans dire que l'appareil lui-même sera d'abord plus ou moins solidement fixé aux dents et aux mâchoires, et c'est en réalité ce mode de fixité et d'application qui constitue les différentes variétés d'appareils. Ceux-ci doivent être en général établis sur ce principe : que la force appliquée sur la dent à redresser se répartisse d'autre part par l'intermédiaire de l'appareil sur le plus grand nombre de points possible (dents et palais).

Le *plan incliné*, dit aussi appareil de *Catelan*, est uniquement destiné à reporter en avant les dents antérieures de la mâchoire supérieure en rétroversion, c'est-à-dire qui, lorsque les mâchoires se rapprochent, se placent en arrière des dents inférieures correspondantes. Il peut servir ainsi à ramener en avant les incisives centrales, les incisives latérales, et même, mais plus rarement, des canines.

Le plan incliné peut se faire en caoutchouc ou en métal. Moulé sur les dents de la mâchoire inférieure, qu'il enveloppe ainsi qu'une partie des gencives d'une gaîne continue, il porte sur un point déterminé, correspondant à la dent en rétroversion, un plan élevé, oblique d'avant en arrière et de bas en haut, sur lequel s'appuie la dent à redresser dans le rapprochement des mâchoires.

Si deux dents voisines se trouvent en rétroversion, le plan incliné sera plus large, de manière à porter sur les deux dents à la fois; si les deux dents en anomalie sont au contraire séparées l'une de l'autre, l'appareil pourra porter un plan incliné pour chacune d'elles séparément; il ne faut pas compter que l'appareil de *Catelan* puisse redresser plus de deux dents à la fois; la rétroversion totale des dents antérieures demande généralement l'emploi de moyens plus puissants.

Le principe essentiel sur lequel repose le plan incliné est celui de l'action de la tonicité musculaire, c'est-à-dire que, l'appareil étant en place et la dent à redresser s'appuyant sur le plan incliné, la hauteur de celui-ci doit être suffisante pour mettre en jeu d'une façon continue la contraction des muscles masticateurs, sans l'intervention de la volonté de l'enfant. Cette volonté, toujours intermittente et d'ailleurs incertaine, peut s'exercer pour augmenter la contraction des muscles, mais elle n'est pas nécessaire; elle l'est si peu que l'appareil, tel que nous le concevons, peut agir aussi bien la nuit que le jour.

Si l'appareil, trop bas, ne maintient pas un écartement suffisant des mâchoires, le principe en est vicié, les muscles ne peuvent plus agir spontanément par leur tonicité, et l'enfant n'exerçant la pression volontaire que d'une manière nulle ou insuffisante, le redressement ne s'opérera pas.

L'appareil de Catelan a un autre avantage : en maintenant l'écartement des mâchoires, il empêche les rapports vicieux des dents de se reproduire à chaque instant par leur rapprochement, et permet aux incisives supérieures de passer en avant des inférieures sans les rencontrer.

Lorsque la dent a reconquis sa place normale, elle y est définitivement maintenue par les rapports nouveaux, et cette fois normaux des deux mâchoires. S'il n'en était pas ainsi, c'est que l'antéversion serait compliquée d'une anomalie plus générale, plus grave (défaut d'entrecroisement des dents), nécessitant l'emploi prolongé d'un appareil de maintien ou même d'autres modes d'intervention.

Le plan incliné, employé surtout et presque exclusivement chez les enfants, déplace les dents avec une grande facilité, et surtout avec rapidité (en quelques jours et parfois en 24 heures). On peut établir que, lorsque, au bout de quinze jours

(1 mois au plus), le résultat cherché ne sera pas obtenu, il faudra recourir à d'autres moyens.

Appareils a pressions et a tractions. — Ces appareils étant destinés à former le point d'appui de forces parfois considérables, doivent être fixés aux dents et aux mâchoires d'une façon absolue sans être exposés à subir le moindre déplacement. Cette fixité doit être obtenue sans préjudice causé soit aux dents, soit aux tissus mous ou au tissu osseux. Tout alors devient facile, car on a la base nécessaire pour l'application de toutes les forces agissantes qu'on a résolu de mettre en jeu : ressorts, fils, etc., dont le choix et la combinaison varient à l'infini. C'est là surtout qu'interviennent l'ingéniosité et l'expérience du praticien. Si celui-ci connaît les principes généraux que nous avons exposés et sait s'y conformer, s'il ne tente le traitement d'une anomalie qu'en parfaite connaissance de cause et en choisissant l'appareil le plus judicieux, la réussite sera certaine, et des résultats qui, au premier abord, paraissaient impossibles, seront presque facilement obtenus.

Nous ne pouvons naturellement mentionner, même succinctement, les nombreux appareils qui ont été préconisés; nous ne voulons signaler qu'un de ceux dont l'application est plus générale, et dont le principe est le plus conforme aux lois de la physiologie et de l'hygiène buccale, nous voulons parler de l'appareil de Gaillard.

Appareil de Gaillard. — Le mode de fixité de l'appareil de Gaillard est fondé sur cette observation que les dents molaires et prémolaires se touchent exactement, dans l'état normal, par le sommet de leur couronne, et restent écartées, au niveau de leur collet, d'un espace qui permet le passage d'un solide fil métallique. Si l'on suppose une plaque estampée, embrassant plusieurs molaires et plusieurs espaces interdentaires, et maintenant étroitement celles-ci dans leurs rapports; si cette plaque est percée de trous entre chaque dent au niveau du collet en dedans et en dehors, un fil passé dans chaque espace et noué sous la plaque estampée fixera celle-ci d'une façon absolue sur ces dents, le fil ne pouvant s'échapper grâce à la contiguïté parfaite de celles-ci. Les deux plaques estampées de chaque côté de la bouche, et réunies l'une à l'autre par un solide bandeau métallique, soit antérieur, soit postérieur, constituent l'appareil, absolument immobile, qui deviendra le point d'attache ou d'appui des leviers ou des forces qui opéreront le redressement.

Cet excellent appareil, qui n'a point l'inconvénient des crochets ni des plaques encombrantes, a certainement fait faire des progrès à l'orthopédie buccale. Il nous dispense de parler des autres.

Anomalies de l'éruption. — La chronologie des deux dentitions, c'est-à-dire l'ordre de sortie des dents de lait aussi bien que des dents permanentes chez l'homme, est approximativement fixée d'une façon définitive dans des limites en deçà ou au delà desquelles seulement on peut dire qu'il existe des anomalies de l'éruption.

Éruption précoce, éruption tardive des dents des deux dentitions, sont naturellement les deux formes de l'anomalie : la chute précoce ou tardive des dents temporaires se rattache presque toujours à l'éruption des dents permanentes.

Éruption précoce des dents de lait. — Il existe un certain nombre d'observations d'enfants nés avec une ou même plusieurs dents, et d'autres, dont les premières dents sortent très peu de temps après la naissance. Ces faits incontestables, mais dont la cause échappe le plus souvent, peuvent entraîner une intervention chirurgicale toujours assez délicate chez de très jeunes enfants.

La présence de dents de lait prématurément sorties peut singulièrement gêner l'allaitement par le sein. Toutefois, l'extraction n'en saurait être autorisée que pour une dent mobile, renversée, blessant les lèvres ou la langue de l'enfant, en même temps qu'elle s'opposerait absolument à la prise du sein ou du biberon.

Les dents de lait faisant une éruption prématurée exposent-elles plus particulièrement aux accidents dits de dentition ? Nous ne le pensons pas, surtout après ce que nous avons dit précédemment de la cause et de la nature de ces accidents. S'ils se produisent, peut-être seulement pourront-ils être plus accusés en raison du très jeune âge de l'enfant.

Éruption tardive des dents de lait. — Nous ne faisons pour ainsi dire que l'indiquer, car elle ne peut entraîner aucune application thérapeutique, ni intervention utile. Liée à l'hérédité, en rapport certain avec quelques états diathésiques (syphilis héréditaire, arrêt de développement), mais se présentant aussi chez des enfants absolument bien portants, elle n'a d'inconvénient grave que si le retard de sortie est réellement trop considérable. Si l'enfant, par exemple, n'a pas encore de dents à l'époque du sevrage (de 15 à 20 mois), il est clair que l'alimentation devra être particulièrement surveillée, et qu'on sera obligé de prolonger l'usage du lait, jusqu'à ce que la présence des dents permette une alimentation différente et plus substantielle.

Éruption précoce des dents permanentes. — La sortie précoce des dents permanentes ne peut guère provenir que de l'hérédité. Si l'on invoque l'emplacement particulier du cordon épithélial ou des germes, ou la formation trop rapide des racines, on retombe toujours dans des conditions anormales provenant de la même cause. En fait, l'éruption précoce des dents n'a pas grande importance, si elle ne se complique pas d'autres anomalies de volume ou de forme, et surtout de siège et de direction. Elle s'accompagne naturellement de la chute prématurée des dents de lait correspondantes; elle s'y rattache même quelquefois si étroitement que lorsque, pour une cause quelconque, une dent de lait disparaît (extraction) avant l'heure de sa chute normale, on voit la dent permanente correspondante venir faire sa sortie avant l'heure habituelle. C'est une règle générale, mais seulement, lorsqu'on se trouve à une époque peu éloignée de la chute normale des dents de lait, car, dans le cas contraire, la cicatrisation de la gencive et son durcissement longtemps avant l'époque d'apparition de la dent permanente pourraient devenir un obstacle sérieux à sa sortie. D'où l'indication, en dehors d'autres raisons, de n'enlever les dents de lait chez les enfants qu'en cas d'absolue nécessité. Il est bon de remarquer d'ailleurs que, dans les cas dont nous venons de parler, l'éruption précoce ou tardive des dents permanentes ne constitue pas, à proprement parler, une anomalie, au sens que nous avons attaché à ce mot, mais plutôt un accident provoqué par l'intervention chirugicale.

ÉRUPTION TARDIVE DES DENTS PERMANENTES. — En dehors des causes héréditaires déjà signalées et des diathèses, des affections graves de l'enfance (rougeole, variole, etc.), l'alimentation (Comby) paraît jouer un rôle important dans les retards d'éruption. A cet égard, l'allaitement artificiel aurait une action incontestable prouvée par de nombreuses observations statistiques. Le plus souvent, c'est la chute tardive des dents de lait qui détermine la sortie tardive des dents permanentes ou inversement, ces deux phénomènes étant liés aux mêmes causes générales.

Les dents permanentes, toutefois, peuvent faire leur éruption même tardive avant que les dents de lait correspondantes aient effectué leur chute, et l'on peut voir coexister ainsi une double rangée de dents, les permanentes étant généralement placées en arrière des dents de lait.

Le retard d'éruption des dents permanentes ne

semble pas demander d'intervention thérapeutique déterminée; on a pu se demander seulement s'il ne serait pas utile, pour hâter la sortie d'une dent permanente, d'enlever la dent de lait correspondante. En règle générale, on ne doit jamais enlever une dent de lait avant l'apparition de la dent permanente, et sans s'être assuré que celle-ci pourra venir dans sa place normale ou y être amenée sans difficulté. Outre que l'extraction de la dent de lait, en dehors de ces conditions, aurait pour inconvénient de favoriser le rapprochement des dents voisines et d'opposer un obstacle sérieux à la sortie ultérieure de la dent permanente pour des causes inconnues (absence, déviation), cette dernière peut ne jamais apparaître et l'on se serait ainsi privé bénévolement d'une dent de lait qui peut rester longtemps en place et compléter heureusement l'aspect de la physionomie.

Les dents permanentes qui font le plus souvent leur éruption tardive sont incontestablement les canines et les dents de sagesse; les canines se placent en outre presque toujours en *surdent* par le rapprochement des incisives latérales et de la première prémolaire. Si l'on n'a pu éviter cette fâcheuse disposition, on sera tout naturellement tenté de proposer l'extraction des canines. Elle sera rarement nécessaire; les canines étant des dents résistantes, utiles à l'expression de la physionomie, devront être autant que possible conservées et il sera logique de sacrifier plutôt, soit la première, soit la deuxième prémolaire, voire même la première molaire.

Le retard d'éruption des dents de sagesse, et surtout des dents de sagesse inférieures, est fréquent; il est lié le plus souvent à un véritable défaut de place, et il est rare qu'alors l'éruption ne donne pas lieu à un des accidents plus ou moins graves dont nous avons indiqué précédemment la pathogénie et le traitement.

Anomalies de nutrition. — Les anomalies de nutrition, qu'elles se manifestent sous les différentes formes d'*atrophie folliculaire*, d'*odontome*, ou de *transformation kystique*, adoptées par Magitot, ne doivent être qu'indiquées ici, pour tenir leur place dans notre classification.

Liées à des causes profondes et obscures provenant de perturbations dans l'acte formateur de la dent et dans la constitution de ses tissus en voie de genèse, elles ne sont susceptibles d'aucune action thérapeutique, ou ne peuvent être l'objet que d'un traitement chirurgical (odontome) qui est celui des tumeurs en général.

Le diagnostic des odontomes et des kystes folliculaires peut présenter de grandes difficultés; mais d'ordre tératologique et non pathologique, ils ne pourront être confondus avec une autre variété de kystes dentaires, les kystes radiculaires ou périostiques, que nous étudierons plus loin et dont l'étiologie et la pathogénie peuvent toujours être reconstituées.

Anomalies de structure. — En corrélation intime avec les anomalies de nutrition et de même ordre, mais tenant à des causes plus saisissables et mieux connues, l'anomalie de structure se manifeste le plus généralement sous une forme d'altération de la couronne des dents qui a reçu le nom d'*érosion*.

L'érosion frappe à la fois l'ivoire et l'émail, mais chacun de ces tissus peut présenter isolément dans sa structure des anomalies qui, sans avoir la même importance que l'érosion, doivent être au moins indiquées en raison de la prédisposition qu'elles créent à la production de la carie dentaire. Les anomalies de structure du cément, rares et peu connues, sans manifestations spéciales chez le vivant et sans conséquences pathologiques ou thérapeutiques, peuvent être négligées.

Anomalie de structure de l'émail. — Elle apparaît sous forme de taches, de dépressions, de fissures.

Les *taches*, brunâtres ou blanchâtres, isolées ou symétriques, répondent à une portion d'émail plus crayeuse, granuleuse, certainement moins riche en matière organique, plus attaquable par une salive acide. Elles peuvent se ramollir et constituer un commencement de carie.

Les *dépressions* s'observent surtout à la face externe des grosses molaires et à la face postérieure des incisives et des canines. Elles sont généralement symétriques sur les dents homologues. Elles forment un petit cul-de-sac conique dont le sommet peut s'étendre jusqu'à l'ivoire, formant le point de terminaison de la calcification des prismes dentinaires, et point d'élection habituel pour la carie dentaire, car les liquides de la bouche et les parasites y trouvent un abri assuré.

Il est donc indispensable de surveiller chez les

enfants les commencements de ramollissement et de carie qui peuvent se produire à ce niveau, et prudent de faire le nettoyage et l'obturation des parties atteintes le plus tôt possible, lorsqu'on les a observés.

Les *fissures* affectent particulièrement la face triturante des couronnes des prémolaires et surtout des molaires. Plus ou moins larges, plus ou moins longues, plus ou moins rapprochées par leur fond de la dentine qui peut être complètement découverte, elles constituent, au même titre que les dépressions précédentes, des points d'appel inévitables pour la carie dentaire; au même titre elles doivent être l'objet de soins préventifs et thérapeutiques.

Anomalie de structure de l'ivoire. — Elle accompagne le plus souvent l'érosion proprement dite, mais peut exister isolément. C'est une lésion sur laquelle on ne saurait trop insister, car elle consiste dans cette modification particulière de l'ivoire, caractérisée par la présence des *espaces interglobulaires* qui, pour nous, jouent un rôle capital dans la prédisposition à la carie. Les larges espaces, limités par des globules d'ivoire anormal tangents ou soudés, offrent un terrain propice à l'envahissement des éléments parasitaires et aux fermentations acides qui amènent la désorganisation plus rapide d'un tissu moins résistant, et en quelque sorte inachevé.

Érosion. — L'érosion dentaire mérite de nous arrêter, plus, à la vérité, à cause des travaux nombreux et importants auxquels elle a donné lieu, qu'en raison de la place qu'elle doit légitimement occuper au point de vue de la pathologie buccale, de l'hygiène ou de la thérapeutique. Mais les aspects variés sous lesquels l'anomalie se présente sont si caractéristiques qu'elle a forcément retenu l'attention des observateurs et provoqué leurs recherches.

Les couronnes des dents atteintes d'érosion se présentent comme usées et rongées sur une partie de leur hauteur. La forme des altérations qu'elles présentent est très variable. Ce sont tantôt des échancrures du bord libre des dents (*dents de Hutchinson*), tantôt des sillons horizontaux qui partagent la couronne en étages ou escaliers circulaires; parfois, l'altération frappe la moitié ou le tiers inférieur de la dent (incisive ou canine) dans toute sa périphérie (*érosion en nappe*); la dent semble sortir d'une gaine qui l'enveloppe seulement à sa partie supérieure restée saine. Enfin, sur les grosses molaires, la face triturante profondément altérée, et comme rongée, présente l'érosion en *gâteau de miel* (Tomes). On a multiplié les distinctions et les comparaisons, mais l'affection garde toujours cet aspect et ce cachet particuliers qui ne permettent de la confondre avec aucune autre.

L'érosion frappe toujours les dents homologues aux deux mâchoires ou sur une même mâchoire; elle affecte surtout les dents permanentes quoique pouvant atteindre les dents de lait (rarement). Toutes les dents peuvent être touchées : la première molaire, les canines, les incisives, les prémolaires sont généralement frappées dans cet ordre, pour la fréquence. Les deuxième et troisième molaires échappent le plus souvent aux atteintes de l'érosion, en raison probablement de ce fait que les causes qui attaquent les autres dents à un âge naturellement moins avancé (syphilis) trouvent plus tard un organisme mieux défendu qui subit à un moindre degré leur action. Il suffit d'ailleurs de se reporter à la chronologie de la formation des follicules et de leur calcification pour se rendre un compte exact de la contemporanéité des affections qui déterminent l'érosion et en fixer l'action continue ou intermittente.

Mais s'il est possible d'affirmer à coup sûr qu'une influence pathologique a amené l'arrêt de développement plus ou moins prolongé d'où résulte en définitive l'érosion, quelle qu'en soit la forme, tous les auteurs ne sont pas d'accord sur la nature de la diathèse ou de l'affection déterminantes.

Magitot invoquait exclusivement les convulsions de l'enfance ou les maladies à forme convulsive : tétanie, méningite, vers intestinaux, etc... ou même les convulsions intra-utérines du fœtus. Cette opinion trop exclusive a été battue en brèche par la majorité des auteurs. Parrot invoquait plus positivement l'influence du rachitisme et de la scrofule. Enfin, depuis Hutchinson, qui a donné son nom à une forme spéciale d'érosion frappant les deux incisives centrales supérieures échancrées à leur bord libre et atrophiées, la syphilis héréditaire est venue s'ajouter aux autres causes, et, grâce aux travaux remarquables de Fournier, semble tenir une place de plus en plus prépondérante dans l'étiologie de l'affection. Fournier, à la vérité, a étudié l'action de l'hérédité syphilitique sur toutes les formes de distrophies dentaires, mais il en a montré surtout l'importance dans la production du phénomène de l'érosion. Quand on sait que la syphilis héréditaire se manifeste surtout à la fin des premiers mois de la vie intra-utérine et dans les premiers mois qui suivent la naissance, on reconnaît toute la valeur de ces arguments corroborés d'ailleurs par de nombreuses observations : la syphilis héréditaire est une cause non douteuse et fréquente de l'érosion dentaire.

Ce n'est pas à dire que d'autres affections graves de l'enfance (fièvres éruptives, diarrhée chronique, etc.), que des troubles morbides divers ne puissent produire l'érosion, quand elles frappent l'enfant à la période de calcification des follicules, et c'est en définitive l'opinion qui rallie la majorité des observateurs.

Les dents atteintes d'érosion, quelle qu'en soit la cause, et c'est là ce qui importe, sont devenues plus vulnérables, plus sensibles aux atteintes de la carie. Cette disposition provient d'abord de la dénudation partielle de l'ivoire, tissu moins résistant que l'émail, et de sa constitution toujours très imparfaite (dentine globulaire) avec l'érosion. On peut invoquer aussi, à juste titre, les irrégularités, les anfractuosités de la surface des couronnes où peuvent s'arrêter et séjourner plus facilement les éléments infectieux contenus dans la bouche.

On comprend donc la nécessité d'une surveillance plus étroite et plus active sur ces dents et d'une antisepsie buccale toujours assurée. Dans les bouches septiques ou mal soignées, les dents érodées achèveront rapidement de s'altérer par ramollissement de leurs tissus et de se détruire. Dans les bouches aseptiques, au contraire, la surface des dents se raffermira, prendra un aspect résistant, formera de la carie sèche et pourra échapper complètement au travail destructif de la carie. Celle-ci, d'ailleurs, devra toujours être arrêtée à ses débuts par une obturation rapide. Mais il ne faut pas se dissimuler que les dents atteintes d'érosion sont d'une sensibilité particulière et que les caries du deuxième degré, même peu profondes, en raison du peu de résistance de l'ivoire dû à sa constitution globulaire et de sa pénétration facile par les éléments septiques, nécessiteront souvent la destruction de la pulpe si l'on veut éviter les inflammations pulpaires consécutives et leurs conséquences.

Anomalies de disposition. — Dans cette dernière classe d'anomalies, Magitot range les troubles de l'évolution qui amènent des modifications dans les rapports des dents entre elles, soit des arcades dentaires réciproquement.

Des divisions que cette classe comporte nous ne voulons retenir que les réunions anomales des dents et les athrésies des maxillaires aboutissant au prognathisme de l'une ou des deux mâchoires.

Réunions anomales des dents. — Les dents, tout en conservant leur forme, peuvent se souder entre elles par fusion de leurs follicules; cette fusion ne peut se faire, on le comprend, qu'entre deux dents voisines, incisives ou molaires, plus rarement entre canines et incisives ou prémolaires. C'est une anomalie rare, car nous ne l'avons guère rencontrée qu'une fois dans une pratique déjà longue (entre incisives seulement).

La soudure des couronnes, c'est-à-dire, en fait, la fusion de deux dents, dans le cas de carie pénétrante de l'une d'elles, peut rendre le traitement particulièrement délicat et compliqué, et si l'extraction est devenue nécessaire, l'opération peut aussi présenter de véritables difficultés.

La soudure des racines de deux dents voisines n'est pas sans présenter quelques dangers au cas d'intervention opératoire, si elle existe seule, c'est-à-dire si elle ne peut être ni constatée directement ni prévue par la soudure apparente des couronnes. L'extraction d'une de ces dents entraînant celle de la voisine peut causer de graves désordres du côté de la mâchoire (fracture partielle, hémorragie, etc.), sans compter la perte de deux dents quand on pensait n'en supprimer qu'une seule.

L'application des rayons Rœntgen semblerait devoir rendre quelques services dans ces circonstances, mais seulement s'il y avait lieu de prévoir l'anomalie, car on ne peut raisonnablement en demander l'application toutes les fois qu'on a une extraction à faire.

ATHRÉSIE DES MACHOIRES. — Fréquente surtout à la mâchoire supérieure, l'athrésie ou la diminution du diamètre transversal de l'arcade alvéolaire coïncide avec le développement contraire de l'arcade alvéolaire inférieure qui forme le *menton de galoche*. Cette disposition vicieuse, souvent héréditaire, qui se rencontre, comme nous l'avons déjà dit à propos de l'anatomie de la voûte palatine, chez les enfants arriérés et idiots, chez les enfants atteints de végétations adénoïdes, est extrêmement difficile à corriger. Souvent, cependant, il sera possible chez les enfants, à la fin de leur deuxième dentition, de modifier la disposition des dents supérieures, c'est-à-dire de les projeter en dehors (molaires) et en avant (incisives et canines), à l'aide d'appareils appropriés, de manière à ce que les nouveaux rapports établis avec les dents de la mâchoire inférieure empêchent celle-ci de se porter indéfiniment en avant par glissement des condyles hors de leur cavité.

L'extraction opportune des dents de six ans de la mâchoire inférieure ou, au besoin, d'une prémolaire de chaque côté, pourra concourir au résultat en permettant de reporter en arrière les dents inférieures. Lorsque la mâchoire inférieure, en effet, n'est pas retenue par les rapports normaux des dents, elle a une tendance invincible à accentuer son anomalie.

La disposition inverse de la précédente, ou l'athrésie de la mâchoire inférieure, correspondant à la saillie antérieure des dents de la mâchoire supérieure, ou prognathisme supérieur, constitue une infirmité sinon moins apparente au moins plus généralement facile à atténuer. L'extraction presque toujours indispensable dans ces cas des premières molaires supérieures et quelquefois à leur place des premières ou des secondes prémolaires, aidée d'un appareil prothétique, permettra presque à coup sûr de ramener franchement en arrière les dents antérieures et d'atténuer la difformité dans une large mesure. La limite du report des dents supérieures en arrière sera naturellement marquée par le point de contact de leur face postérieure avec la face antérieure des dents correspondantes de la mâchoire inférieure, lorsque la bouche se ferme.

Pour l'application et le choix des appareils, nous ne pouvons que renvoyer aux considérations générales que nous avons développées au chapitre des déviations dentaires.

CHAPITRE VIII

Maladies de la dent.

Lésions traumatiques. — Usure des dents. — L'usure des dents peut être considérée comme un traumatisme chronique produit par le frottement intermittent de ces organes dans l'acte de la mastication. Elle frappe naturellement le bord libre des dents antérieures; quelquefois cependant leur face antérieure ou postérieure et les tubercules des molaires. Elle varie du degré le plus minime jusqu'à atteindre, à un degré extrême, la cavité pulpaire. C'est dire qu'elle peut déterminer des accidents douloureux et inflammatoires du côté de la pulpe et amener de graves perturbations dans l'acte de la mastication.

On a cherché la cause de l'usure dans la nature de l'alimentation, dans le rapport anormal des dents (incisives mordant bout à bout), le grincement convulsif des mâchoires : tout cela n'est vrai qu'en partie, car à bien examiner les choses, c'est toujours l'acte de la mastication qui détermine l'usure et qui, à ce compte, devrait la produire chez tous les sujets dans les points de rencontre des dents ; et cependant l'altération ne se produit que chez quelques-uns d'entre eux. C'est donc dans la constitution même de l'organe que la cause doit être cherchée, dans sa composition chimique et surtout dans sa vitalité. Nous croyons que les dents qui s'usent sont des dents frappées d'une sorte de vieillesse prématurée, c'est-à-dire celles dont la vascularité de la pulpe et du ligament est amoindrie, dont la substance calcaire a pris le pas sur la substance organique, avec diminution à la fois de la cavité pulpaire et du calibre des canalicules. Les ligaments sont plus fibreux, plus durs et moins souples, et il n'est pas jusqu'au tissu alvéolaire lui-même qui ne soit plus épais, plus dense et plus calcaire. On peut remarquer, en effet, que les dents qui s'usent sont des dents toujours très adhérentes et très difficiles à arracher. En fait la dent s'use et se détruit comme un bloc inerte dont les éléments ne sont plus renouvelés. Le même phénomène, sous une forme différente, se présente pour les dents de lait dont le sommet s'efface lorsque les racines, en partie détruites, ne permettent plus à la couronne l'apport des vaisseaux pulpaires pour le renouvellement de ses tissus.

On a pu rapprocher avec raison de l'usure l'*abrasion chimique des dents*, usure en coche particulière se produisant au collet, toujours extérieurement, et qui coïncide très souvent avec l'usure du sommet des couronnes et sur des dents de même aspect et de même constitution. Ici ce sont les brosses, les poudres, les frottements divers qui produisent le phénomène ; l'abrasion chimique, en effet, s'observe surtout chez des personnes très soigneuses de leurs dents (trop) et faisant abus de tous les dentifrices.

Traitement. — Lorsque l'usure est légère, sans trouble de la sensibilité, il n'y a rien à faire ; tout au plus peut on conseiller l'usage d'aliments plus faciles à mastiquer, les viandes et les légumes bien cuits.

Parfois, en s'usant, les dents de devant, de la mâchoire inférieure surtout, se taillent en biseau aux dépens de leur table antérieure ou postérieure et l'émail forme un bord aigu et tranchant qui peut blesser la langue et même les lèvres. Il devient nécessaire de limer et d'arrondir le bord, qui a malheureusement tendance à se reproduire incessamment par la marche naturelle de l'usure. C'est dans ces conditions que nous avons fait l'application sur ces dents d'une gaine d'or ou de platine estampée et mobile, qu'on pouvait mettre en place au moment des repas seulement et enlever à volonté. Le résultat a toujours été extrêmement favorable et nous en conseillons l'emploi toutes les fois qu'il est indiqué par les progrès rapides de l'usure et l'augmentation de la sensibilité.

Lorsque l'usure se rapproche du centre d'une ou plusieurs dents, la sensibilité et même la douleur peuvent devenir telles qu'elles ne sont plus tolérables (formation d'ivoire secondaire, infection). On ne doit pas alors hésiter à ouvrir la chambre pulpaire, à la vider pour la remplir ultérieurement d'un plombage. Si la pulpe est réellement enflammée, et donne lieu au phénomène de la pulpite, le même traitement sera applicable avec plus de raisons encore. La trépanation de la dent suivie de l'extraction pulpaire amènera seule la cessation de tous les accidents.

L'abrasion chimique du collet sera traitée comme une carie du deuxième degré ordinaire, c'est-à-dire qu'une obturation sera faite lorsque la forme et la profondeur de la cavité le permettront. Si la pulpe était atteinte, l'affection serait traitée comme une carie pénétrante.

Comme traitement prophylactique, on conseillera l'usage modéré des brosses et des dentifrices.

Contusion et ébranlement des dents. — Un coup, une chute, la rencontre d'un corps dur dans les aliments, le simple rapprochement brusque des deux mâchoires peuvent produire la contusion et l'ébranlement d'une ou de plusieurs dents.

Dans les cas légers, les dents peuvent être simplement sensibles et légèrement mobiles pendant quelques jours; la commotion pulpaire produit un peu d'hyperesthésie ou une douleur sourde qui disparaît au bout de peu de temps avec le repos, c'est-à-dire avec une alimentation liquide et tiède.

Dans les cas plus prononcés, la pulpe plus profondément atteinte, rompue même à son entrée dans la dent, est frappée de mort; la dent devient rapidement grise ou même bleue (substance colorante du sang épanché); mais comme il n'y a ni fracture de l'organe ni décollement alvéolaire permettant l'introduction des éléments infectieux nécessaires pour produire une pulpite et ses conséquences, la dent, avec le repos, reprend peu à peu sa solidité et ses fonctions sans déterminer d'autre accident; seul le changement de couleur persiste.

A un degré plus avancé encore, la contusion peut amener de véritables déchirements ligamenteux, le décollement partiel de la gencive et de l'alvéole, et la pénétration par cette voie des parasites de la bouche. C'est alors qu'on voit se produire ultérieurement les phénomènes de mortification de la pulpe et de périostite alvéolaire avec toutes leurs conséquences : douleur violente, gonflement, abcès, etc. Lorsque ces accidents se produisent sans qu'on puisse en trouver la cause dans un décollement alvéolaire, il y a lieu de soupçonner que le choc n'a pas produit une contusion simple de la dent mais une fracture fissurale, imperceptible tout d'abord, qui a ouvert la voie à l'infection pulpaire directe et à ses suites. Le traitement de ces cas graves est le même que celui de la pulpite et de la périostite que nous retrouverons ailleurs.

Fractures des dents. — Les dents, en raison de leur fonction et de leur position, sont sujettes à se briser, et il est utile que le chirurgien sache quelle conduite tenir en face d'une ou plusieurs dents cassées, selon le degré et l'importance de la fracture. Nous n'avons en vue que les fractures accidentelles : il sera parlé ailleurs des fractures causées par l'extraction.

La distinction la plus importante à établir est celle qui consiste à diviser les fractures en pénétrantes et non pénétrantes de la cavité pulpaire. C'est en ce sens qu'une simple fissure qui atteint la pulpe peut être plus grave par ses conséquences que la fracture d'un tiers de couronne qui laisse la pulpe intacte.

Les *fissures*, si elles sont superficielles et non pénétrantes, sont négligeables et passent souvent inaperçues; on peut croire à une contusion simple de la dent. Mais il n'en est pas toujours ainsi, et la fissure pénétrante, en permettant l'entrée des éléments infectieux jusqu'à la pulpe, peut en amener la mortification, soit lente, soit rapide, sous forme de pulpite aiguë. Il devient urgent, dès que les phénomènes de la pulpite apparaissent, de pratiquer la trépanation de la dent sur un point et dans une direction qui facilitent autant que possible l'introduction dans le canal dentaire des instruments propres à le débarrasser de son contenu. On évitera ainsi les complications de la périostite et des abcès.

Comme il est rare que les phénomènes inflammatoires apparaissent immédiatement après la production de la fissure, sauf dans des bouches très infectées, les manœuvres utiles se feront toujours sur une dent déjà remise de l'ébranlement momentané qui accompagne la fracture.

Lorsqu'une *fracture* ne comprend qu'une petite portion de la couronne d'une dent, le bord libre d'une incisive, par exemple, ou le tubercule d'une molaire, dans un point éloigné de la pulpe, l'accident est sans gravité; le traitement consistera à limer les bords et à en arrondir le contour. Si, cependant, la surface restait sensible à l'action des agents extérieurs (air ou liquides), comme cela arrive chez les jeunes enfants, on pourrait être autorisé à faire usage du fer rouge promené sur la partie découverte de l'ivoire, ou de la solution concentrée de nitrate d'argent.

La fracture peut être plus grave, c'est-à-dire intéresser la pulpe, ou atteindre un point si rapproché de sa surface que la conservation en est impossible. Dans les deux cas, si les circonstances n'indiquent pas expressément la conservation de la dent ou au moins de sa racine, l'extraction est de règle; dans le cas contraire, la pulpe doit être détruite et enlevée, la cavité pulpaire et les canaux dentaires obturés. L'avenir se trouve ainsi réservé, surtout pour les dents à une racine qui pourront recevoir dans la suite un pivot et une couronne artificiels.

Pour les prémolaires et molaires permanentes, une fracture pénétrante de la couronne sera toujours suivie de l'extraction de la totalité de la dent jusqu'à l'âge de dix-huit ou vingt-cinq ans. Les dents restantes pourront encore se rapprocher et combler en partie le vide laissé par la dent arrachée. Après cet âge, on pourra sans trop d'inconvénients laisser les racines en place s'il ne survient pas d'accidents douloureux ou inflammatoires nécessitant l'extraction : il n'y a pas d'inconvénients à attendre, après toutefois avoir rasé la couronne et au besoin obturé les racines.

On peut encore appliquer la même règle de l'extraction aux incisives et aux canines de la mâchoire inférieure, souvent trop serrées et qui se rapprochent facilement sans difformité apparente, sous réserve qu'une disposition contraire fera conserver la racine.

Pour les six dents antérieures de la mâchoire supérieure, incisives surtout, il sera presque toujours indiqué de conserver la racine, si elle est intacte, pour l'établissement, soit immédiat, soit ultérieur, d'une dent à pivot, même chez les enfants; l'opération sera naturellement précédée de l'extirpation de la pulpe, du nettoyage du canal et de son obturation à fond.

Il est clair que, si la fracture a atteint à la fois la couronne et les racines qui ne peuvent plus alors jouer aucun rôle utile, l'extraction sera dans tous les cas indiquée.

La conservation d'un fragment de dent détaché n'est à la rigueur possible que dans le cas d'une fracture verticale ou oblique s'étendant sous la gencive qui maintient celui-ci dans une certaine mesure. Une ligature pratiquée au collet de la dent avec un fil métallique (argent ou platine) pourra réunir solidement les deux fragments. De même encore une coiffe d'or remplira l'office, à condition, toutefois, qu'il n'y ait ni pénétration de la pulpe ni inflammation pulpaire. Quoiqu'on en ait dit, il ne peut y avoir réunion effective des fragments par un cal, comme dans les fractures osseuses.

Les fractures survenant sur les dents plombées, comme cela arrive souvent sur les prémolaires qui se divisent à peu près exactement en deux fragments (interne et externe), les mêmes moyens pourront être appliqués au maintien des parties, mais sous les mêmes réserves.

Luxation des dents. — Les mêmes causes qui produisent une fracture peuvent produire la luxation des dents, et provoquer, au lieu de les briser, la perte subite de leurs rapports normaux avec l'alvéole et les dents voisines. Si la perte de ces rapports est totale et absolue, c'est la *luxation complète*; la luxation est *incomplète* lorsque la dent conserve encore un lien plus ou moins étendu avec l'alvéole et la gencive.

La luxation complète ou incomplète peut s'accompagner d'autres désordres, tels que fracture alvéolaire ou même fracture totale de la mâchoire, déchirure des gencives, etc.; elle est alors compliquée.

Dans les luxations incomplètes, il faut immédiatement ou du moins le plus tôt possible replacer la dent ou les dents dans leur position normale ; la réduction est en général facile et se fait simplement avec le pouce et l'index, par un mouvement lent et graduel. Une légère pression verticale rétablit le niveau avec les dents voisines. S'il y a hémorragie alvéolaire, déchirure des gencives, le sang doit être soigneusement épongé jusqu'à son arrêt complet et la gencive réappliquée au collet de la dent. S'il y avait quelque fragment osseux nettement détaché de la gencive, il serait indispensable d'en débarrasser la cavité alvéolaire.

Dans les luxations légères, dans les luxations incomplètes des grosses molaires (rares), la *contention* des dents, ramenées à leur place normale, est presque toujours inutile.

Dans les luxations plus prononcées et en groupes de dents à une racine, il peut être nécessaire de maintenir celles-ci à l'aide des moyens indiqués ci-dessous.

Dans les *luxations complètes*, bien que les dents aient perdu tout rapport avec l'alvéole, que des désordres assez sérieux souvent existent du côté de la mâchoire, la règle invariable s'impose encore de réduire, c'est-à-dire de replacer celles-ci dans leur cavité, à moins que la luxation ne soit accompagnée de complications telles (fractures comminutives) que la réimplantation soit impossible. Ces cas sont rares, et l'on voit au contraire se consolider les dents complètement luxées et dans les conditions en apparence les plus défavorables.

La réimplantation de dents luxées est encore possible après plusieurs heures, avec chances de réussite, et il faut toujours la tenter. Mais, pour mettre toutes les chances de son côté et assurer la réussite, il faut remplir un certain nombre de conditions indispensables.

Les alvéoles vides seront, avant la réduction, soigneusement débarrassés, soit du sang, soit des corps étrangers, lavés avec une solution antiseptique (chloral, acide phénique); la dent luxée sera également lavée avec la même solution et remise en place, avec conservation de tous les fragments alvéolaires (s'il y en a) encore adhérents à la gencive. Les soins antiseptiques de la bouche seront exactement appliqués pendant tout le temps de la consolidation (de quelques jours à un mois).

Dans les cas de luxations complètes et multiples, l'obligation peut exister de maintenir les dents en position pendant un certain temps, à l'aide de fils ou d'appareils. Les ligatures simples seront préférables; un fil d'argent fin, comprenant dans une seule anse toutes les dents luxées et une ou deux dents solides de chaque côté, et dont les deux parties, antérieure et postérieure, sont exactement appliquées au collet des dents, à l'aide de fils de soie passant dans chaque interstice dentaire, constitue un appareil de maintien excellent et facile à surveiller. Il permet surtout, mieux que les attelles ou les gouttières, l'antisepsie buccale. L'emploi des différents appareils contentifs doit d'ailleurs être laissé au jugement du spécialiste.

Les précautions accessoires, c'est-à-dire la surveillance de l'alimentation, qui devra être liquide ou molle, la surveillance même des mouvements de la langue et des lèvres, etc., seront naturellement prises.

Si, malgré tout, des accidents, tels que périostite, abcès, fistules et nécrose, survenaient, il y aurait lieu de soustraire les dents aux ligatures et aux appareils pour parer à ces accidents et le plus souvent de les extraire. Il deviendrait alors utile sans doute de recourir à la prothèse pour réparer les brèches laissées par leur chute et la cicatrisation.

Lésions organiques des dents. — CARIE DENTAIRE. — Terme impropre, mais consacré par le temps, la carie dentaire peut être définie : la désorganisation progressive des *tissus durs* de la dent par l'action chimico-parasitaire. Cette altération spéciale aboutit généralement à une perte de substance de l'organe, à une cavité, dont la profondeur et l'étendue constituent les différents degrés de la carie.

L'affection est toujours d'origine externe, c'est-à-dire qu'elle prend naissance sur un point de la périphérie de la dent pour se diriger vers le centre. L'ordre inverse ne peut être observé et il n'y a pas de caries internes (caries d'Oudet); l'étiologie et la pathogénie rendent également compte de l'impossibilité de leur existence.

Dans le chapitre consacré aux microbes de la

bouche et des dents, nous avons déjà sommairement indiqué les conditions générales de l'individu et les conditions particulières du milieu buccal qui déterminent la production de la carie. Il ne nous reste qu'à préciser d'une manière plus complète les divers éléments de cette affection très spéciale et très complexe, pour aborder en connaissance de cause, l'étude des moyens hygiéniques et thérapeutiques destinés à la prévenir ou à en arrêter les progrès.

Étiologie générale. — La race ou l'hérédité, l'âge, le sexe, la constitution générale sont des facteurs incontestablement importants, au point de vue de la prédisposition à la carie dentaire. Mais, pour chaque individu, ces conditions sont fixes et invariables, et il faut les subir; il suffit de les avoir signalées.

De même, il nous suffira de rappeler l'influence des affections générales qui ont pour résultat de modifier la composition ou la disposition des éléments constitutifs de la dent et d'amener sa moindre résistance aux atteintes de la carie, en même temps qu'elles créent des conditions défavorables du milieu buccal (affections fébriles, diathèses, etc.).

Il ne nous restera plus ainsi qu'à examiner, d'une part, indépendamment de leur cause générale, les conditions propres de l'organe dentaire prédisposé et, d'autre part, les conditions pathologiques locales de la bouche et du milieu buccal, en faisant remarquer toutefois que, si ces dernières sont indispensables pour la production de la carie, il n'en est pas de même des premières. En effet, une dent constituée normalement dans toutes ses parties peut toujours être frappée de carie dentaire dans une bouche malade ou septique; mais, d'un autre côté, une dent anormale dans sa composition, prédisposée, peut échapper aux atteintes de l'affection dans une bouche saine et aseptique; et l'on voit, par la différence des deux facteurs, quelle importance peut avoir l'action hygiénique ou thérapeutique, puisque si l'on ne peut agir sur le premier, on peut pour ainsi dire à volonté modifier le second.

Conditions de la dent prédisposée. — Ces conditions résultent surtout des anomalies de structure congénitales et aussi des modifications acquises sous des influences diverses, dans la composition ou la disposition des tissus durs de la dent.

Les anomalies de structure sont représentées par les formes variées de l'érosion précédemment étudiée; par les taches, fissures, sillons, etc., à la surface extérieure; mais surtout par l'existence des espaces interglobulaires dans la dentine elle-même anormale, par l'élargissement des canalicules de l'ivoire et la diminution de la matière minérale en même temps que de la densité générale de la dent.

Les modifications acquises, incontestables, mais dont il est difficile de mesurer exactement l'influence, résultent surtout du changement de rapport quantitatif de la substance minérale et de la substance organique de la dent, changement évident et constaté suivant les âges, et qui peut également se produire sous l'influence des diathèses et des maladies générales.

Les recherches de Galippe (*Journal des connaissances médicales*) ont eu pour but de montrer l'importance de ce facteur dans la prédisposition à la carie : les dents les plus denses, c'est-à-dire les plus riches en matière minérale (phosphate et carbonate de chaux), sont les plus résistantes, condition qui se rencontre chez l'adulte et le vieillard, alors que, chez l'enfant et le jeune homme, la matière organique, relativement plus abondante, rend la dent plus vulnérable. Mais il faut reconnaître que les modifications physiologiques ou pathologiques dans la composition des tissus de la dent indiquées par des analyses qui semblent cependant rigoureuses, sont toujours très peu importantes, et c'est ce qui nous a fait dire qu'il fallait chercher ailleurs, c'est-à-dire plutôt dans la disposition anormale des tissus (espaces interglobulaires) et la distribution de la densité, dans une dent déterminée, la cause de vulnérabilité véritable. Ce sont naturellement les parties de la dent les moins denses qui sont les plus accessibles aux atteintes de la carie.

Conditions de la bouche. — Ces conditions se rapportent à la présence en plus ou moins grand nombre, dans la cavité buccale et autour des dents principalement, des éléments infectieux, d'ordre varié, capables de provoquer les fermentations acides qui attaquent la surface des dents, pour constituer le commencement de la carie. La marche ultérieure de l'affection, la formation de la carie proprement dite, semblent dépendre plus spécialement d'un certain nombre d'éléments limités, que nous avons décrits sous le nom de microbes de la carie dentaire (voir microbes de la bouche).

L'origine de ces divers éléments est toujours extérieure, mais leur pullulation, leur degré de nocivité dépendent là, comme toujours, de l'état général de la santé, des variations quantitatives, de la sécrétion salivaire et de sa qualité, de l'état des gencives et de la muqueuse buccale.

Les fermentations variées que provoquent les parasites dépendent au moins, pour les premiers d'entre eux, pour ceux qui attaquent la surface des dents, de la nature des aliments introduits à chaque instant dans la cavité buccale. Il est probable et même certain, sans qu'on puisse l'affirmer d'une façon absolue, que l'existence d'un grand nombre d'entre eux, mais surtout des parasites propres au développement de la carie, est intimement liée à la présence des dents et à la constitution propre des gencives autour d'elles, et que c'est dans le voisinage de ces parties seulement qu'ils trouvent les conditions qui assurent leur vitalité.

Les fermentations acides de la bouche qui ouvrent la porte à la carie sont très variées; chaque substance, pour ainsi dire, introduite dans la cavité buccale, y trouve un ferment spécial aboutissant à la formation d'un acide. C'est ainsi qu'on peut voir se produire les acides lactique, butyrique, acétique, citrique, oxalique, malique, tartrique, etc.; les uns, comme l'acide oxalique et les oxalates acides, paraissant agir plus spécialement sur l'émail; les autres, comme l'acide acétique et tartrique, sur l'ivoire et le cément.

Ces fermentations ne s'étendent pas nécessairement à toute la bouche, sauf dans des conditions particulières (pyrexies graves, diminution de la sécrétion salivaire), mais peuvent se cantonner dans les interstices dentaires, dans les anfractuosités et les sillons de l'émail, sous les crochets d'appareils, etc., là en un mot où la salive vient plus difficilement exercer son action alcaline et la langue son action mécanique. Les fermentations d'origine différente se combinent d'ailleurs et s'ajoutent les unes aux autres pour désorganiser certains points de la surface des dents.

Microbes spéciaux. — La carie a dès lors sa porte d'entrée et c'est à ce moment seulement que semblent intervenir d'une façon active les microbes spéciaux de la carie dentaire, étudiés surtout par Miller (de Berlin), Vignal et Galippe. On les rencontre presque constamment dans les canalicules des dents cariées, et leur action ne peut être mise en doute pour produire les fermentations destructives des tissus de la dent : ils amènent à la fois, nous l'avons vu, la disparition de la substance minérale de la dent et même des matières protéiques. Mais il est probable que, pour la destruction de ces dernières, l'action des microbes saprogènes de la bouche vient s'ajouter à celle des agents spéciaux de la carie.

Degrés de la carie dentaire. — Si l'on s'en tient à la définition classique de la carie, qui est une altération des *tissus durs* de la dent, on ne saurait admettre plus de trois degrés :

1er degré : destruction de l'émail.

2e degré : destruction partielle de l'ivoire n'atteignant pas la pulpe.

3e degré : destruction de l'ivoire avec dénudation de la pulpe.

Une nouvelle école a créé un 4e degré de la carie avec destruction ou infection de la pulpe, qui n'est pas, que nous sachions, un tissu dur; et bien inutilement d'ailleurs, car le 3e degré de la carie entraîne la destruction, sinon pathologique, au moins thérapeutique de la pulpe, et les altérations propres du germe constituent, comme nous l'avons montré ailleurs (caries compliquées, thèse de Paris 1878), de véritables complications de la carie.

CARIES DU 1er DEGRÉ. — Ces caries sont un peu théoriques; car, en réalité, il est rare que l'émail soit seul atteint; cela peut être cependant et dans ce cas l'affection n'a pas grande importance, si elle est limitée en surface. Lorsque, au contraire, la décalcification de l'émail s'est faite sur une grande étendue et a amené la dénudation des parties superficielles de l'ivoire (grossesse, allaitement, fièvre typhoïde, etc.), l'extrême sensibilité de l'organe qui en résulte et la difficulté de l'intervention thérapeutique créent une situation extrêmement pénible. Il n'existe pas de cavité limitée dans laquelle on puisse introduire un plombage solide, le limage exaspère la sensibilité, et dans ces conditions il faut plutôt compter sur l'effet du traitement qui s'adresse à l'état général ou qui tend à modifier l'état local de la bouche (phosphate de chaux, antiseptiques). Des cautérisations superficielles à l'aide du cautère actuel promené à la surface de l'ivoire pourront cependant atténuer la sensibilité et empêcher la carie de progresser dans une certaine mesure. Mais cette intervention assez douloureuse est trop rarement tolérée.

Dans les caries limitées de l'émail, le limage souvent, le plombage toujours, suffiront pour en arrêter la marche.

Carie du 2e degré. — Celle-ci atteint la totalité de l'émail en épaisseur et une partie seulement de l'ivoire pour se rapprocher plus ou moins de la pulpe. Lorsque l'affection se produit au-dessus du collet d'une dent déchaussée, au point où il n'existe plus d'émail, ce dernier tissu échappe naturellement à la carie qui est d'emblée du 2e degré. Elle peut l'être encore sur des dents anormales dont l'émail fait défaut en certains points et laisse l'ivoire exposé aux atteintes directes de la carie. Dans ces cas, l'affection peut creuser la dent, détruire une grande partie de l'ivoire, l'émail restant pour ainsi dire intact. En fait, ce tissu résiste beaucoup plus que l'ivoire aux agents de destruction, ce qui explique que l'orifice des cavités de carie est toujours beaucoup plus étroit que le fond et que l'apparence extérieure ne préjuge rien ni de l'étendue ni du degré du mal.

Il faut encore, à un autre point de vue, savoir distinguer entre l'apparence et la réalité : lorsque la destruction des deux substances de l'ivoire, matière organique et matière minérale, se fait d'une manière égale et simultanée, la cavité apparente répond à peu près aux dimensions réelles, bien qu'une zone de matière organique décalcifiée existe toujours à la périphérie; mais parfois la matière minérale seule a disparu, et la gangue organique, pourvue de ses éléments sensibles, persiste tout entière, la cavité n'existant pour ainsi dire qu'à l'état virtuel. Ce sont les vraies *caries molles*; la cavité réelle n'apparaît que lorsqu'on l'a débarrassée de l'ivoire ramolli et décalcifié.

Au point de vue du traitement des caries du 2e degré, il est extrêmement important de connaître l'état de la pulpe non découverte, mais qui peut être le siège de phénomènes d'ordre physiologique et même pathologique dont nous devons parler, car il faut tenir absolument compte de leur existence, et savoir en reconnaître la nature et l'étendue.

Dans l'ordre physiologique, la pulpe, dès les premières atteintes de la carie, devient le siège d'une suractivité fonctionnelle, qui constitue pour elle un moyen de défense souvent efficace, et parfois suffisant pour arrêter les progrès du mal. Elle sécrète en plus ou moins grande abondance un tissu assez analogue à l'ivoire normal, la *dentine secondaire*, qui envahit les canalicules de l'ivoire au-dessous de la carie, formant ce que l'on a appelé le *cône de résistance*, à base correspondant au fond de la carie. En fait, cet envahissement peut constituer une large zone, une masse dure et compacte, qui enrobe et paralyse les éléments infectieux arrêtés dans leur marche et leur action destructive. La surface de la carie devient alors dure, prend un aspect jaunâtre ou même noir, c'est la *carie sèche*. C'est une carie qu'on a pu dire avec raison guérie spontanément.

Il n'est pas rare de voir le phénomène se produire dans les caries molles à large surface, lorsque les conditions générales de la santé du sujet atteint se sont améliorées, et surtout lorsqu'une hygiène sévère de la cavité buccale a succédé à l'absence prolongée de soins. On peut alors assister à une véritable transformation de toutes les caries qui prennent toutes le même aspect caractéristique.

Quand on observe cette heureuse transformation, et qu'il y a d'ailleurs absence complète de douleurs ou de sensibilité du côté des dents, il faut bien se garder d'intervenir quand même, et de chercher à modifier la surface pour y appliquer un plombage; car il ne faut pas oublier que le tissu de la carie sèche est toujours extrêmement sensible dans la couche sous-jacente à la surface libre, toujours infecté de parasites momentanément annihilés, mais qui continueraient leur œuvre de destruction, si une voie nouvelle était ouverte par les instruments à leur envahissement.

Il n'est pas rare de voir la surface d'une carie

sèche se ramollir en un point, les conditions de la bouche étant changées, et une nouvelle carie se constituer dans des conditions qui en rendent le traitement particulièrement difficile, surtout s'il devient nécessaire de détruire la pulpe (ossification).

Dans les phénomènes que nous venons d'étudier, nous avons supposé que la pulpe était restée saine; en fait, elle a diminué de volume, et, en même temps qu'elle formait l'ivoire secondaire du cône de résistance, elle se transformait en partie elle-même en ostéo-dentine, augmentant ainsi la distance qui la séparait du fond de la carie. Ce sont les cas favorables.

Mais la pulpe, dans les caries du 2e degré, peut être le siège d'altérations pathologiques : sa défense n'a été ni assez rapide ni assez complète contre les éléments infectieux, et ceux-ci ont pénétré jusqu'à elle par les canalicules de l'ivoire.

Ces altérations, dans la carie du 2e degré, se traduisent par des phénomènes de sensibilité utiles à connaître, car leur présence modifie complètement la manière d'envisager le traitement. Ces signes d'infection peuvent se résumer dans les propositions suivantes :

Toutes les fois que la carie du 2e degré s'accompagne de douleurs spontanées, intermittentes ou continues, il y a lieu d'affirmer que la pulpe est malade, c'est-à-dire infectée, et la dent doit être traitée comme nous le verrons pour les caries du 3e degré.

Lorsque la douleur ou la sensibilité provoquée

par les moyens physiques (nettoyage, sondage, eau chaude ou froide) est nulle, on peut être également certain que la pulpe est profondément altérée, sinon complètement détruite.

L'état pathologique de la pulpe, qui est ainsi, presque toujours, en raison inverse de sa sensibilité provoquée, peut d'ailleurs se deviner souvent au simple aspect de la carie. Lorsque toutes les parties molles sont enlevées et la cavité bien nettoyée, le fond reste noirâtre et cette coloration ne pouvant venir de l'extérieur est uniquement produite par la pulpe altérée qui a été le siège de petites hémorragies; et c'est le sang extravasé dans les canalicules dentinaires qui colore ainsi le fond de la cavité. Quand un plombage intempestif est appliqué sur des caries semblables, à fond noir et insensible, on peut être à peu près certain de voir survenir tôt ou tard les accidents de la pulpite aiguë : le plombage a été fait sur une pulpe infectée.

Traitement. — Le dernier terme du traitement d'une carie du deuxième degré est le plombage de la dent, c'est-à-dire l'application dans la cavité d'une substance dure, propre à la remplir, à arrêter les progrès du mal et à assurer la fonction de l'organe. Mais c'est, en définitive, l'acte le plus simple et le plus facile à exécuter; ce qui importe le plus, c'est la mise en état de la dent et le choix du plombage.

Mise en état de la dent. — L'opération consiste dans le nettoyage de la cavité, dont toutes les parties ramollies et altérées doivent être soigneusement enlevées avec les instruments appropriés, jusqu'à ce que le fond de la carie apparaisse, assez résistant encore, de couleur blanchâtre, avec sa sensibilité normale, indiquant que la couche d'ivoire qui recouvre la pulpe, et la pulpe elle-même sont saines. Dans ces conditions, le fond de la carie est sensible, douloureux même au toucher, mais c'est là un fait parfaitement régulier; il démontre le bon état de toutes les parties, et l'on a pu se demander seulement si l'on devait, avant le plombage, pratiquer des pansements propres à atténuer cette sensibilité ou à provoquer la formation de l'ivoire secondaire, pour augmenter l'épaisseur de la couche protectrice.

Nous n'hésitons pas à dire que les pansements appliqués ainsi dans un but, soit physiologique, soit thérapeutique, dans les caries du 2e degré sont généralement inutiles; leur moindre inconvénient est d'occasionner une perte de temps. Si la pulpe est malade ou infectée, elle ne peut jamais être atteinte d'une façon suffisante par les pansements et agents médicamenteux (antiseptiques) et il n'y a d'ailleurs aucun moyen de s'assurer de la guérison. Le plombage qui succédera à ces pansements sera toujours suspect et les suites de son application presque toujours fâcheuses.

Si la pulpe est saine, ce dont on a pu s'assurer par les indications que nous avons données, on peut et on doit toujours pratiquer le plombage immédiat dans des conditions déterminées bien entendu; mais la proximité de la pulpe est loin de constituer une contre-indication. Les pansements les mieux faits, quels qu'ils soient, ne pourraient que compromettre le bon état de la pulpe et de l'ivoire en y introduisant, volontairement ou non, des éléments étrangers et même septiques. Nous ne voyons pas d'ailleurs quelle objection sérieuse peut être faite au plombage immédiat dans une carie du 2º degré, même au voisinage de la pulpe saine, quand on a pu proposer ce même plombage sur la pulpe dénudée avec un coiffage artificiel; le meilleur coiffage sera toujours une couche de dentine normale.

Plombage. — C'est ici qu'interviennent le choix du plombage, ou plutôt des plombages et leur mode d'application, si l'on veut, même avec le bon état de la pulpe, obtenir un résultat satisfaisant.

En principe, il ne faut jamais appliquer un plombage métallique (or ou amalgame) sur le fond d'une carie du 2º degré, car celui-ci protège toujours insuffisamment le germe contre les infections ultérieures et les irritations diverses (chaud et froid).

Le fond des caries du 2º degré, quelles qu'elles soient d'ailleurs, doit toujours être obturé avec un ciment et l'on a le choix entre les oxychlorures et les oxyphosphates (de zinc). En voici la raison : les ciments appliqués à l'état mou sont légèrement caustiques et parfaitement antiseptiques par leur élément liquide qui est, dans l'espèce, le chlorure de zinc ou l'acide phosphorique, ce qui explique la douleur légère ou même parfois assez vive (selon l'éloignement de la pulpe) qui succède à leur application, mais ne doit persister que quelques minutes. Ils pénètrent jusqu'à un certain point dans les canalicules dentinaires qu'ils obturent et, par le fait, ils adhèrent étroitement au fond de la cavité qu'ils rendent définitivement imperméable aux agents septiques. La légère irritation que leur action caustique exerce sur la pulpe excite en outre la formation de l'ivoire secondaire, qui renforce ultérieurement la paroi de séparation de la pulpe et du plombage.

Les ciments peuvent être employés seuls et remplir toute la cavité de la carie : ainsi fait-on dans les grandes caries du 2e degré des incisives et des canines, voire même des petites molaires, à parois d'émail trop minces pour supporter la pression d'un plombage métallique.

Mais les ciments peuvent remplir tout aussi bien leur effet caustique et antiseptique lorsqu'ils sont appliqués seulement en couche mince, suffisante toutefois pour protéger la pulpe au fond de la carie et supporter la pression d'un plombage métallique dont l'application n'a plus désormais que des avantages, car ce dernier oppose une plus grande résistance aux pressions extérieures (mastication) et aux fermentations de la bouche.

Nous n'avons pas à entrer dans les détails techniques des opérations et des manœuvres qui assurent la bonne exécution des plombages : on peut les trouver dans tous les livres spéciaux. Notre but était surtout de donner les indications physiologiques et thérapeutiques propres à guider le traitement de cette variété de carie, et en assurer la réussite.

Carie du 3ᵉ degré. — Dans la carie du 3ᵉ degré ou carie pénétrante, la pulpe saine ou plus ou moins altérée est découverte, c'est-à-dire exposée aux atteintes des agents extérieurs et la cavité pulpaire communique par une ouverture plus ou moins large avec la cavité de la carie.

Si nous voulons procéder avec méthode, au point de vue qui doit nous occuper, c'est-à-dire au point de vue du traitement particulier de ces caries, il est important de limiter exactement le sujet et pour cela d'examiner au moins succinctement les conséquences de la *pénétration* que nous avons considérée ailleurs (Caries compliquées, thèse Paris, 1878) comme le point de départ des complications de la carie.

Il semble évident que toute pulpe dénudée, en raison de sa structure propre et de ses connexions avec l'ivoire, se trouve atteinte à la fois dans sa vitalité et dans ses fonctions; en un mot, ne se trouve plus dans son état normal, même lorsqu'elle n'est ni infectée ni enflammée, ce qui est rare. Dans ces cas, cependant, on a pu dire, avec quelque raison, que la pulpe était saine et pouvait remplir ses fonctions; mais on ne les observe guère, comme l'a fait remarquer Tomes, que lorsque la résection de la dentine décalcifiée, dans les caries du 2ᵉ degré, met en face de la pulpe dénudée : c'est une sorte de dénudation traumatique qui surprend la pulpe, avant toute infection.

Lorsque la pénétration est amenée par les progrès naturels de la carie, les éléments infectieux ont toujours envahi une plus ou moins grande portion du germe, parfois même longtemps avant la dénudation réelle, et la pulpe alors est toujours plus ou moins enflammée, à un degré plus ou moins avancé de destruction. Les parties profondes seules sont saines et ont conservé leur vitalité, l'infection n'ayant pas atteint, ni surtout dépassé l'apex de la racine.

C'est dans ces limites seulement que nous voulons étudier le traitement de la carie pénétrante, c'est-à-dire indépendamment des cas plus graves qui résultent des complications variées, soit de la pulpite, soit des périostites aiguës et chroniques que nous retrouverons ailleurs.

Traitement. — Par traitement de la carie compliquée, nous entendons parler : d'une part, de celui qui précède l'obturation et qui est naturellement commandé par la pénétration ; d'autre part, des conditions nécessaires que doit remplir l'obturation pour que la dent reste à l'abri des accidents consécutifs et des réinfections et remplisse utilement ses fonctions.

Pour exposer le traitement, nous ne saurions mieux faire que de résumer le chapitre de notre thèse sur les caries compliquées, que nous avons consacré au même sujet et dans lequel nous avons pu donner les développements les plus complets et toujours actuels.

Les méthodes de traitement de la carie pénétrante sont au nombre de deux, auxquelles nous avons donné les noms de *méthode conservatrice* et de *méthode radicale*. La première consiste à conserver la dent avec sa pulpe plus ou moins intacte ; la seconde à débarrasser préalablement et totalement la dent de la pulpe et du contenu des canaux avant de procéder aux manœuvres du plombage. Disons immédiatement que nous n'admettons l'emploi de la première méthode que dans les cas rares où la pulpe peut être supposée saine (avec les résrves ci-dessus), et que nous la proscrivons d'une façon absolue lorsque la pulpe est manifestement infectée, c'est-à-dire dans la très grande majorité des cas.

Méthode conservatrice. — Elle consiste à ramener la pulpe dans les conditions où elle se trouve dans une carie du 2ᵉ degré, c'est-à-dire à favoriser la sécrétion d'une couche d'ivoire (secondaire) plus ou moins épaisse qui doit la protéger désormais contre les pressions et les infections du dehors.

A cette méthode se rattachent deux procédés qu'on peut désigner sous le nom de procédé lent et de procédé rapide.

a. Le *procédé lent* a pour but de provoquer la formation de dentine secondaire par des pansements spéciaux appliqués pendant un temps variable, mais qui peut être assez long, un à plusieurs mois. Les diverses substances proposées pour amener cette sorte d'irritation physiologique sont : l'acide phénique, le tannin, l'alun, l'oxychlorure de zinc, etc., etc. Ces pansements, purement irritatifs, ont toujours été précédés du nettoyage et de la désinfection de la cavité de la carie (pansements créosotés, iodoforme, thymol, salol, etc.).

Lorsqu'il y a lieu de supposer que la nouvelle couche d'ivoire est assez épaisse pour protéger le germe, on procède à l'obturation qu'il est toujours prudent de faire provisoire avant de la rendre définitive.

Nous avons dû mentionner cette méthode qui semble avoir donné dans le passé des résultats satisfaisants à des praticiens éminents; mais sa lenteur et l'incertitude du résultat l'on fait presque complètement abandonner de nos jours en faveur d'un procédé de conservation plus rapide, sinon plus sûr, qui porte en chirurgie dentaire le nom de *coiffage de la pulpe*.

b. Procédé rapide, coiffage de la pulpe. — Coiffer la pulpe, c'est remplacer provisoirement la paroi d'ivoire qui lui manque par une paroi artificielle au-dessus de laquelle on pourra faire l'obturation immédiate; la condition nécessaire à la réussite de l'opération est de faire celle-ci sur une pulpe aseptique, avec une coiffe aseptique, dans une cavité soigneusement débarrassée de tout élément suspect.

Le principe invoqué dans cette méthode est qu'une pulpe saine supporte très bien le voisinage d'un corps étranger, non septique, et qui ne la comprime pas; et comme d'ailleurs sa fonction est de sécréter de l'ivoire, elle continue à le faire sous la coiffe, en se protégeant ainsi elle-même.

Comme *coiffe*, on a employé deux ordres de substances : les unes inertes, comme la gutta-percha, l'ivoire, le collodion sec, le liège, la plume, etc., en choisissant de préférence des corps résistants, imperméables et bons isolateurs (chaleur). Mais on recherché aussi des substances actives telles que l'oxychlorure de zinc, le tannin, l'arsenic même, qui ont pour but, moins encore de protéger immédiatement la pulpe, que de produire par irritation une formation d'ivoire secondaire, comme dans le premier procédé, avec cette différence que ces substances, appliquées une fois pour toutes, doivent rester indéfiniment sous le plombage.

Le meilleur coiffage, à notre avis, consiste à introduire immédiatement dans la cavité préparée un des ciments habituels, oxychlorure ou oxyphosphate de zinc, sur la pulpe préalablement aseptisée. Si les ciments sont employés seuls, pour remplir toute la cavité, leur partie profonde joue le rôle de coiffe et le reste le rôle du plombage. On peut se borner à placer une mince couche seulement du ciment *mou* sur la pulpe et, sur cette couche rapidement durcie, une obturation métallique, or ou amalgame. L'action incontestablement antiseptique et surtout légèrement caustique des ciments, grâce à la présence du chlorure de zinc ou de l'acide phosphorique, toujours en excès avant le durcissement des ciments, rend admirablement compte de la réussite de ce mode de coiffage souple et rapide.

La conservation de la pulpe et, par suite, de la dent, par la méthode conservatrice et ses procédés, est donc possible; mais, outre que les conditions favorables se rencontrent rarement, l'opération sera toujours difficile et aléatoire, et, en définitive, quand la pulpe est découverte, quand la carie est pénétrante, il faut, dans la pratique, recourir presque toujours à la méthode suivante.

Méthode radicale. — *Destruction de la pulpe.* — Cette méthode consiste à détruire la pulpe pour éviter les complications multiples qui peuvent résulter de ses altérations sous le plombage, avant de procéder à l'obturation de la dent. On sait d'ailleurs qu'une dent peut parfaitement vivre et remplir ses fonctions avec son périoste ou plutôt ses ligaments intacts seuls, sans le secours du germe.

On peut détruire la pulpe par deux procédés qui se ramènent en définitive à un seul, l'extirpation; mais l'extirpation peut être ou non précédée de la cautérisation, qui a pour but de rendre l'opération définitive moins douloureuse. L'extirpation pure et simple serait toujours préférable; mais, en pratique, la cautérisation la précède le plus souvent et il nous faut décrire à part les deux opérations.

Extirpation de la pulpe. — L'opération consiste à enlever d'un seul coup et d'un mouvement rapide la totalité du contenu de la chambre pulpaire et du canal dentaire; nous parlons pour les dents à une racine, car pour les dents à plusieurs racines, il faut nécessairement procéder à part à l'extirpation du contenu de chaque canal, après avoir détruit préalablement la pulpe proprement dite avec des fraises ou des excavateurs. C'est sur ces dernières dents d'ailleurs que la cautérisation préalable est généralement pratiquée.

L'extirpation se fait à l'aide d'instruments et de procédés variés, mais surtout à l'aide de tire-nerfs, petites tiges d'acier flexibles, barbelées ou à crochet terminal, autour desquelles s'enroule le faisceau vasculo-nerveux entraîné par un mouvement de torsion rapide.

A défaut de tire-nerfs, on a pu utiliser une tige fine d'acier flexible à surface dépolie ou de forme triangulaire sur laquelle une mèche de coton enroulée joue le rôle des barbes qui entraînent le contenu des canaux.

Enfin, l'aiguille du Dr Saladin (*Archives de l'Académie de médecine*, 1896), en argent vierge et terminée par une cupule extérieure pouvant recevoir l'extrémité du thermo-cautère ou du galvano, qui la porte à une température très élevée, enlève en totalité le nerf dentaire cautérisé qui devient adhérent à la tige. Ce procédé peut réussir là précisément où les autres ont échoué et permet presque toujours d'atteindre la totalité du contenu des canaux.

Il confond d'ailleurs en un temps unique les deux procédés de la cautérisation et de l'extirpation.

L'extirpation de la pulpe est toujours une opération assez douloureuse; mais il est possible de la rendre tolérable par le moyen de l'anesthésie locale, soit à l'aide du stypage ou de la projection directe du chlorure éthylique sur la pulpe et la dent, soit à l'aide d'une injection de cocaïne faite directement dans la pulpe elle-même avec la seringue de Pravaz munie d'une fine aiguille.

Mais le procédé d'insensibilisation le plus souvent appliqué est en somme la cautérisation préalable de la pulpe que nous allons maintenant étudier.

Cautérisation de la pulpe. — C'est une opération fréquente en chirurgie dentaire : elle a pour but de produire la mortification du germe et de rendre les manœuvres de l'extirpation plus faciles et surtout moins douloureuses. Peut-être aussi a-t-elle le grand avantage de supprimer en grande partie les hémorragies consécutives à l'extirpation simple, pour les grosses pulpes surtout. La nécessité de l'extirpation consécutive n'est plus aujourd'hui mise en doute, et, pour la justifier, nous n'avons à invoquer que l'impossibilité presque absolue de maintenir indéfiniment, sous un plombage, à l'abri de l'infection, des débris mortifiés, quoique le fait puisse se concevoir théoriquement. Disons tout de suite, pour n'y plus revenir, que l'extirpation de la pulpe cautérisée s'exécute par les mêmes moyens et de la même manière que celle de la pulpe vivante.

L'aiguille de Saladin semble, au premier abord, devoir remplir la double indication de la cautérisation et de l'extirpation ; mais l'introduction de l'aiguille, lorsque la pulpe est vivante, se heurte aux mêmes difficultés que l'introduction du tire-nerfs et se présente toujours aux yeux du patient comme une opération douloureuse qu'il repousse. Besoin est donc de s'adresser aux caustiques, qui peuvent être appliqués facilement dans la dent et sans grande douleur, au moins immédiate. Les douleurs qui succèdent à un pansement sont toujours mieux supportées que les douleurs provoquées par les instruments.

L'*acide arsénieux* est pour ainsi dire l'unique caustique employé aujourd'hui pour amener la mortification de la pulpe. C'est incontestablement le caustique dont l'effet est le plus rapide et le plus sûr. Il s'emploie à l'état opaque et réduit en poudre fine; il est inutile et il peut être nuisible de l'associer à d'autres substances pour atténuer la douleur ou modérer son action. Bien appliqué, en contact immédiat avec la pulpe vivante, il est généralement peu douloureux; une boulette de coton imbibée d'acide phénique ou de créosote, substances qui désinfectent immédiatement la surface de la pulpe et qui fixent le caustique, constitue un excellent mode d'application. Cette première boulette doit être maintenue par un pansement contentif. Ce pansement extérieur doit être solidement fixé, pour ne pas tomber dans la bouche, et placé de manière à éviter la cautérisation des gencives ou des joues. Le contact même de ces parties doit être soigneusement empêché, car l'action du caustique est si puissante qu'elle s'exerce même à travers des pansements au coton très épais. Lorsque le voisinage avec la joue sur les faces externes des dents est absolument forcé, il est toujours prudent, si l'on ne veut voir des escharres apparaître, de fixer l'arsenic avec la gutta-percha qu'il ne peut traverser.

La quantité d'acide arsénieux à employer sera toujours relativement minime, assez grande cependant pour assurer la cautérisation, qui n'est guère suffisante qu'au bout de 24 heures. Chez les jeunes enfants, à pulpe volumineuse et très vasculaire, il suffira d'une très petite quantité de caustique (quelques milligrammes); une dose trop grande ou laissée trop longtemps en place, surtout sur les dents inférieures, pourrait amener la cautérisation des éléments pulpaires, même au delà du foramen, et une véritable brûlure extérieure à la racine. C'est ainsi qu'il faut comprendre et expliquer les périostites rebelles qui succèdent parfois aux cautérisations de la pulpe, et qu'il ne faut pas confondre avec la congestion simple des vaisseaux ligamenteux, par fluxion compensatrice, à la suite de la suppression du champ vasculaire du germe.

Chez les adultes et les vieillards, une dose plus forte du caustique peut être impunément appliquée sur des pulpes généralement moins vasculaires et réduites de volume, et l'action du caustique ne peut guère dépasser l'apex de la racine dont le foramen très étroit arrête naturellement les effets. Chez ceux-ci, on pourra donc, à la rigueur, appliquer plusieurs fois de l'acide arsénieux pour atteindre le contenu des racines, ce qu'on ne fera jamais chez les enfants. Mais, en principe, poursuivre la sensibilité à l'aide du caustique jusqu'à l'extrémité des racines constitue toujours un danger, car on risque de dépasser la mesure, c'est-à-dire l'apex. On peut affirmer précisément que cette mesure a été dépassée lorsque l'extirpation qui succède à la cautérisation est absolument indolore : la périostite par brûlure, qui apparaît bientôt, l'indique avec certitude.

Une seule application d'acide arsénieux doit donc suffire dans la majorité des cas pour atteindre le but cherché, mais à condition que la pulpe soit dans un état d'intégrité relative, car certaines conditions de l'organe peuvent faire que l'action du caustique soit beaucoup plus lente ou même tout à fait inefficace.

Certaines pulpes se sont peu à peu transformées en ivoire secondaire, sinon en totalité, au moins en partie ; elles sont moniliformes, parsemées de petites masses dures de dentine non vasculaire ; ce sont ces masses qui arrêtent l'action du caustique ; et comme, d'ailleurs, les pulpes qui les produisent deviennent de moins en moins vasculaires, l'acide arsénieux n'agit plus, et il faut recourir à d'autres moyens.

Une condition indispensable, en effet, pour que l'acide arsénieux agisse, c'est que la pulpe soit vasculaire et que le caustique soit en contact avec les vaisseaux, ce qui a pu faire dire même qu'elle devait être saignante.

Certains cas se présentent où la vascularité du germe n'existe plus, soit parce qu'une gangrène partielle a détruit les vaisseaux, soit parce que des compressions intra-canaliculaires ou des embolies ont arrêté la circulation : l'élément nerveux persiste seul avec toute sa sensibilité, avec un pouvoir de résistance incroyable. L'acide arsé=

nieux a beau être prodigué (en provoquant de violentes douleurs) à plusieurs reprises, il laisse absolument intacte la sensibilité. Il faut de toute nécessité faire appel à d'autres procédés (extirpation directe, aiguille chauffée).

On a fait à l'acide arsénieux le reproche d'amener la *coloration bleue* des dents : le reproche est immérité le plus souvent. Ce sont les pulpes hémorragiques qui amènent la coloration par extravasation sanguine et pénétration de la matière colorante du sang dans les canalicules, chez les enfants, surtout. L'application de l'arsenic peut provoquer ces hémorragies ; mais si l'on a eu soin de ne laisser le caustique que peu de temps en place, de 12 à 24 heures, et d'extirper en totalité et en une seule fois, la pulpe cautérisée et en même temps d'arrêter à fond l'écoulement du sang provoqué par l'extirpation, on évitera presque à coup sûr le désagrément de la dent bleue. L'accident se produit plus souvent sur des dents plombées dans les caries du 2e degré, dont la pulpe s'altère ultérieurement. Il faut alors intervenir le plus tôt possible (déplombage et nettoyage). Il existe d'ailleurs des moyens de faire disparaître, au moins en partie, la coloration bleue (eau oxygénée, hypochlorite de chaux).

On a cherché à supprimer l'emploi de l'acide arsénieux et quelques praticiens le proscrivent d'une façon absolue; c'est une exagération certaine, car ses inconvénients, que nous avons indiqués, peuvent toujours être évités et les services qu'il rend dans la pratique sont assez incontestables, pour que nous ayons cru devoir donner à ce chapitre un certain développement.

Il ne nous reste plus qu'à parler de l'obturation qui doit succéder à l'extirpation de la pulpe, précédée ou non de la cautérisation.

Obturation des caries du 3ᵉ degré. — Nous ne voulons pas entrer dans les détails techniques du plombage, mais insister seulement sur quelques points importants qu'on ne saurait négliger sans s'exposer à voir survenir des complications fâcheuses.

Tout d'abord, l'obturation de la dent peut-elle être faite immédiatement après l'extirpation totale de la pulpe? Oui, certes, elle est possible et peut réussir, mais nous ne la conseillons jamais pour les raisons suivantes : il y a presque toujours un certain degré d'infection des canaux, autour d'une pulpe découverte, même ayant conservé toute sa sensibilité et qui semble saine et il sera prudent, après l'extirpation, de faire au moins un pansement antiseptique des canaux et de la cavité pulpaire, qui sera remplacé par un plombage peu de temps après (2 ou 3 jours); en outre, l'extirpation de la pulpe, même cautérisée, produit toujours (et surtout chez les enfants) dans le point de rupture, au niveau du foramen, une plaie accompagnée d'hémorragie dont il est préférable d'attendre la guérison (un ou deux pansements).

L'obturation médiate ou immédiate se fera toujours d'après certaines règles : elle devra s'opposer d'une façon absolue et durable à l'envahissement ultérieur de la cavité pulpaire par les agents infectieux venant de l'extérieur, et, dans l'espèce, de la cavité buccale. Cette *obturation étanche* ne peut guère être assurée que par l'emploi de ciments adhérents intimement à l'ivoire et que nous connaissons déjà sous les noms d'oxyphosphates et d'oxychlorures. Mais il n'est pas nécessaire qu'ils remplissent à eux seuls toute la cavité de la carie : le fond rempli, l'obturation peut être complétée par une aurification ou un amalgame.

Il n'est pas nécessaire non plus ni, d'ailleurs, possible que les ciments pénètrent jusqu'à l'extrémité des canaux des racines, car il y aurait danger de refoulement douloureux, soit de l'air, soit de particules liquides, par le foramen. Aussi, le fond des canaux est-il généralement garni seulement de fines mèches de coton légèrement tassées et antiseptiques (créosote, iodoforme, formol); en même temps qu'elles forment un coussin au ciment, leur contenu antiseptique se mélange intimement à la partie profonde des ciments formant ainsi un obstacle réellement infranchissable au passage de l'infection. C'est ce mode de plombage que nous avions appelé déjà, en 1878, *plombage antiseptique* et qui, avec des moyens et des substances variées, est depuis cette époque généralement appliqué. Si, malgré ces précautions prises, la dent redevient douloureuse, on peut être assuré que l'infection ne vient plus du dehors, mais n'avait pas été chassée complètement des canaux ou plutôt avait déjà, à l'époque du plombage, franchi le foramen.

Dans les caries du 3e degré, telles que nous les

avons limitées, le plombage antiseptique est déjà indiqué; il l'est *a fortiori* dans les cas plus graves où la dent a été plus profondément atteinte et où il doit succéder aux complications de la pulpite ou de la périostite sur lesquelles nous reviendrons.

Nous avons volontairement passé sous silence le traitement prophylactique des caries, qui trouvera sa vraie place au chapitre de l'hygiène générale de la bouche.

Maladies de la pulpe; pulpites. — PULPITE AIGUË. — Nous avons vu que, dans les caries pénétrantes, la pulpe était toujours infectée à un certain degré; si cette infection devient plus complète, si elle est déterminée par des agents septiques plus virulents, chez des sujets d'ailleurs prédisposés, la pulpite aiguë éclate alors avec tous ses symptômes douloureux, bientôt suivis de complications plus redoutables (gangrène, périostite, etc., etc.) lorsqu'une intervention rapide ne vient pas enrayer les accidents.

Dans la majorité des cas, c'est donc la carie pénétrante qui est cause de pulpite; mais, dans les caries du 2e degré et même du 1er degré avec envahissement profond de l'ivoire et de ses canalicules par les agents infectieux, la pulpite apparaît sans pénétration, et parfois même avec plus de violence, surtout lorsque ces dents ont été prématurément plombées, et sur une pulpe évidemment déjà malade. Les micro-organismes infectants renfermés sous les plombages (anaérobies) semblent y prendre subitement un degré de virulence extrême et s'y développer avec une telle rapidité que, quelques heures parfois après un plombage intempestif, on voit apparaître les accidents les plus graves (étranglement, accidents généraux).

Les mêmes accidents peuvent se montrer avec la même violence sur des dents plombées depuis longtemps, dont le plombage se détache pour une cause ou pour une autre et met subitement la carie et la pulpe en présence de l'air et des liquides buccaux. Les parasites préexistants, comme à l'état latent, dans le voisinage de la pulpe ou dans la pulpe elle-même (aérobies), deviennent immédiatement virulents à un haut degré et la pulpite éclate avec toute sa violence.

Dans les contusions, les fractures, les luxations, nous avons vu précédemment comment la pulpite pouvait apparaître par les portes d'entrée qui lui étaient ouvertes.

L'existence des pulpites primitives; de cause interne ou constitutionnelle est problématique. Si l'on peut admettre en théorie que, dans un organisme empoisonné (septicémie, rhumatisme grave, état puerpéral), le sang puisse apporter à la pulpe les éléments infectieux capables de l'enflammer (nous croyons en avoir observé un cas), il faut être très réservé dans l'application, car la porte d'entrée locale existe presque toujours (fissures de l'émail, imbibition de l'ivoire) et l'état général ne fait que créer le terrain favorable au développement de la pulpite, comme il le ferait pour toute autre affection.

Traitement. — Quelle que soit la cause de la pulpite, lorsqu'elle éclate et se révèle par la violence des accès douloureux qui la caractérisent et constituent la *rage de dents*, le premier soin doit être de calmer la douleur et d'enrayer les complications qui surviennent rapidement et qui sont celles de la périostite aiguë infectieuse, dont la moindre conséquence peut être la perte de la dent.

La glace, les sangsues, les scarifications et cautérisations gingivales, les émollients ne peuvent rendre que des services insignifiants et masquer momentanément la marche du mal, et ne sont même en définitive que des moyens dilatoires dangereux. Il faut agir immédiatement sur la dent elle-même, sur la pulpe et, pour le choix des moyens, il nous faut envisager les différents cas.

a. *Pulpe découverte.* — C'est la pulpite commune de la carie pénétrante. Il faut alors nettoyer autant que possible la cavité de la carie, la laver avec une solution tiède antiseptique (projection d'eau boriquée) et l'on peut immédiatement alors appliquer sur la pulpe l'acide arsénieux (en petite quantité). La douleur, très violente d'abord, se calme assez rapidement et, au bout de quelques heures, la pulpe, qui était déjà en voie d'étranglement, est complètement mortifiée et insensible. Si l'on ne veut cautériser immédiatement le germe enflammé, à cause de la douleur, l'application d'un antiseptique puissant, comme la créosote, faite directement sur la pulpe, après nettoyage et lavage (autant que possible), arrête presque instantanément les accidents douloureux et septiques; et l'on est quelquefois étonné, lorsqu'on enlève ce pansement, de trouver la pulpe déjà insensible. Il est alors inutile d'appliquer l'acide arsénieux; la pulpe s'est détruite elle-même et l'action des micro-organismes est paralysée.

Les suites du traitement sont celles de la carie pénétrante simple avec pansements antiseptiques plus prolongés, après l'extirpation de la pulpe (3 ou 4).

La destruction immédiate de la pulpe enflammée avec les fraises (tour dentaire), avant tout pansement, serait le meilleur moyen de sidérer la pulpite s'il n'était horriblement douloureux; la congélation de la dent à l'aide du chloréthyle, surtout s'il s'agit d'une dent de devant, peut cependant rendre l'opération parfaitement supportable, et c'est le moyen qu'on doit employer dans ce cas. Nous ne parlons pas de l'anesthésie générale.

b. Pulpe non découverte. — C'est le cas des pulpites dans les caries du 2e degré, et surtout des pulpites sous un plombage. Le premier cas est le plus simple. Il est toujours préférable alors d'ouvrir la cavité pulpaire pour y appliquer le pansement antiseptique ou caustique, qui agit alors dans les conditions de la pulpe découverte; mais l'opération préalable n'est pas absolument indispensable, si l'on se heurte surtout à des difficultés d'exécution (résistance du malade). Le nettoyage de la cavité, le lavage tiède et l'application du pansement antiseptique ou caustique, peuvent suffire, mais avec un effet moins sûr et moins rapide. Lorsque la douleur est calmée, la cavité pulpaire est ouverte et la dent traitée comme plus haut.

Lorsque la pulpite apparaît sous un plombage (ciment ou métal), il faut enlever celui-ci, ouvrir la cavité pulpaire, ou plus simplement d'abord trépaner la dent à travers le plombage, sauf à enlever celui-ci plus tard. De toute manière, appliquer ensuite les pansements indiqués précédemment. La trépanation ne devient très douloureuse qu'au dernier moment et dans le voisinage immédiat de la pulpe; l'ouverture d'ailleurs peut toujours se faire sous le chloréthyle. Les soins ultérieurs sont aussi simples que dans les cas précédents.

Lorsqu'on a affaire à une pulpite primitive, ou plus souvent succédant à une fissure, à un choc, la trépanation est encore le seul moyen d'atteindre la pulpe et de conjurer les effets de l'étranglement. Elle se pratique généralement au collet; mais comme, en ce point, il est très difficile, sinon impossible, d'assurer les soins ultérieurs, il est toujours préférable de la faire en un lieu et dans une direction qui permettront l'accès et le pansement des canaux des racines.

PULPITE CHRONIQUE. — TUMEURS DE LA PULPE. — Quelques mots suffiront. La pulpite chronique est plutôt une pulpite subaiguë qui reste longtemps à la période d'état, qui se manifeste par des douleurs intermittentes, des sensations variées de chaud et de froid, etc., pour aboutir peu à peu à la destruction spontanée plus ou moins complète du germe. Son traitement, dans cette forme, est tout simplement celui de la carie pénétrante, tel que nous l'avons exposé. Il n'y a pas lieu de chercher à guérir la pulpite chronique pour conserver un germe trop infecté.

La pulpite chronique sous un plombage met dans l'obligation d'enlever celui-ci pour recommencer les phases du traitement.

La pulpite chronique qui peut succéder, quoique rarement, à la pulpite aiguë, se complique toujours plus ou moins de périostite et le traitement se rattache plutôt à celui de cette dernière affection.

Dans quelques circonstances, l'irritation de la pulpite chronique, au lieu d'amener la destruction du germe, produit une végétation de ses éléments cellulaires les plus simples, une hypertrophie de l'organe et, en dernière analyse, une véritable tumeur qui remplit plus ou moins la cavité de la carie.

Tumeurs de la pulpe. — De nature bénigne, elles apparaissent sous forme de végétations molles, spongieuses, parfois mamelonnées, saignant au moindre contact (vaisseaux de nouvelle formation) et non douloureuses. Elles sont naturellement adhérentes par leur base où elles se continuent avec le contenu des canaux radiculaires.

Lorsque ces tumeurs sont assez volumineuses, elles peuvent être extirpées très facilement, soit avec un simple excavateur glissé à leur base, tranchant le pédicule, soit avec une fraise mue par le tour qui l'enroule ou la dilacère en totalité. L'opération est à peine douloureuse; ce qui reste du contenu des canaux peut être cautérisé à l'acide arsénieux ou directement enlevé avec le tire-nerf.

Lorsque la tumeur est petite, l'acide arsénieux

seul suffit à la détruire; la suite du traitement est la même que dans la carie pénétrante.

Maladies de l'articulation dentaire ou du périoste alvéolo-dentaire. — Arthrites ou périostites. — Sous le nom d'arthrites, nous comprenons toutes les affections de nature inflammatoire ou infectieuse se développant dans l'espace compris entre le cément et l'alvéole, espace occupé par ce que l'on appelait autrefois le périoste alvéolo-dentaire (membrane), mais plus généralement considéré aujourd'hui comme un ligament (Malassez). La conception anatomique nouvelle, qui ne modifie en rien ni l'étiologie ni la pathogénie des arthrites, ni les données de la clinique, éclaire la nature réelle des lésions observées et assigne à ces affections leur place plus exacte dans le cadre nosologique.

Mais cette conception une fois admise, la clinique reprend ses droits, et, pour l'étude des arthrites alvéolaires, soit au point de vue de l'étiologie et de la pathogénie, soit au point de vue des symptômes et du traitement, il est absolument nécessaire d'établir immédiatement deux grandes divisions, correspondant à deux variétés d'arthrite qui diffèrent tellement à tous égards qu'on peut les considérer comme des affections absolument distinctes. Nous voulons parler de la *périostite alvéolo-dentaire* commune, ou du sommet des racines, et de *l'ostéo-périostite alvéolaire* (Magitot), plus connue sous le nom de pyorrhée alvéolaire ou gingivite expulsive. Nous les étudierons donc séparément.

Périostite alvéolo-dentaire. — C'est la forme de périostite commune ayant son point de départ au sommet de la racine, à l'apex. Elle a pour caractère de n'apparaître jamais qu'à la suite d'une infection qui a toujours suivi la voie de la cavité pulpaire et des canaux radiculaires. Ce n'est qu'à une période ultime, et dans des circonstances que nous indiquerons, qu'elle peut arriver à confondre ses lésions et ses symptômes avec ceux de la pyorrhée alvéolaire, et même dans ces conditions la distinction reste toujours facile à établir.

Nous écarterons donc *a priori* les périostites alvéolo-dentaires primitives ou essentielles sous les mêmes réserves et par les mêmes raisons qui nous ont fait écarter les pulpites essentielles, et en dehors de la prédisposition générale du sujet et de la question de terrain toujours si capitale, nous ne retiendrons comme cause vraie que la carie dentaire et ses complications, c'est-à-dire les altérations de la pulpe et les infections caniculaires qui s'étendent au périoste en traversant l'apex. La carie dentaire elle-même n'est plus qu'une cause indirecte, ouvrant la porte d'entrée à l'infection, au même titre, mais d'une manière beaucoup plus large et surtout plus fréquente qu'une fracture fissurale et pénétrante de la couronne, par exemple.

Si, dans la grande majorité des cas, la pulpite aiguë ou chronique, la destruction complète même de la pulpe et la perte de sa sensibilité précèdent le début de la périostite, l'infection, d'origine buccale en définitive peut atteindre le périoste sans toutefois détruire la totalité du germe. Celui-ci peut alors conserver un certain degré de sensibilité et de vitalité (Hugenschmidt). Le phénomène se comprendra si l'on veut bien se rappeler que l'élément nerveux dans les tissus est le dernier qui résiste avec les vaissaux à l'infection et à la destruction même gangréneuse. L'infection glisse autour de lui par l'intermédiaire des éléments cellulaires, en l'épargnant dans une certaine mesure, pour arriver au périoste ; et c'est ainsi que l'on peut constater la persistance de la sensibilité du germe avec une périostite déclarée.

Dans les dents à plusieurs racines, l'infection peut se transmettre par un seul canal radiculaire, les autres racines restant indemnes : le cas se présente souvent pour les grosses molaires.

L'infection et l'inflammation périostiques du sommet, qui apparaissent le plus souvent comme la suite naturelle de la décomposition de la pulpe et du contenu des racines, peuvent être provoquées brusquement par des manœuvres opératoires qui ont pour but le nettoyage des canaux et l'enlèvement des débris putréfiés. Les liquides infectés qui remplissent le canal peuvent être refoulés par les instruments (aiguille chargée de coton) agissant comme le piston d'une pompe foulante. Le passage brusque des éléments infectieux à travers le foramen équivaut à une véritable injection septique et détermine des périostites d'une violence particulière, pouvant avoir des conséquences redoutables, surtout si elles se développent sur un mauvais terrain (nécrose, embolies septiques).

Un tire-nerf, une aiguille infectés dépassant le foramen dans les manœuvres opératoires, peuvent déterminer les mêmes accidents par la même cause.

En dehors de l'étiologie par l'infection, il n'existe guère qu'une variété de périostite non infectieuse, celle que nous avons vue succéder parfois à l'application peu mesurée de l'acide arsénieux; encore mérite-t-elle plutôt le nom de brûlure (chimique) que de périostite; car si elle aboutit à la suppuration (ce qui est rare), c'est qu'une infection consécutive est apparue, ou que les éléments infectieux déjà contenus dans la pulpe au moment de l'application du caustique ont été pour ainsi dire refoulés du côté du périoste. L'affection rentre alors dans l'ordre des périostites infectieuses.

Les micro-organismes, agents de l'infection périostique, non plus que ceux de l'infection pulpaire, n'ont rien de spécifique; ce sont les agents communs de l'infection; staphylococcus, streptococcus, etc.; la périostite est poly-microbienne. Mais il semble incontestable que les conditions particulières de séjour des parasites dans la cavité pulpaire et les canaux des racines favorisent leur pullulement et leur permettent d'acquérir un plus grand degré de virulence. Toutefois le nombre des parasites qui franchissent le foramen ou qui du moins peuvent trouver au delà de ses limites un terrain favorable à leur développement;

pour déterminer la périostite, doit être assez restreint. Les microbes aérobies en particulier semblent devoir y perdre une partie de leur nocivité.

Formes cliniques et traitement. — Nous ne dirons que quelques mots du traitement prophylactique qui s'applique naturellement à toutes les formes : c'est l'antisepsie buccale et dentaire, c'est le traitement de la carie à tous ses degrés, ce sont encore les précautions à prendre dans le nettoyage des cavités de caries et surtout des canaux radiculaires, dans l'introduction des instruments, dans l'emploi judicieux des caustiques, enfin dans l'application des plombages (antiseptiques). Cela dit, nous pouvons aborder le traitement proprement dit de la périostite alvéolo-dentaire.

1° *Formes aiguës.* — La forme aiguë de la maladie se manifeste toujours à l'origine par le soulèvement de la dent, la douleur au choc, et la douleur spontanée, l'une et l'autre extrêmement violentes. Si l'on assiste au début, l'unique moyen d'arrêter le développement du mal est d'intervenir du côté de la carie en faisant le nettoyage de la cavité, et en débarrassant de leur contenu généralement mortifié la cavité pulpaire et les canaux radiculaires, puis d'appliquer un pansement antiseptique (créosote, thymol, iodoforme); il est rare qu'à cette période la périostite ne s'arrête pas. Au bout de quelques heures seulement de ce traitement, l'allongement de la dent et sa mobilité, la douleur, peuvent complètement disparaître; le mal est comme sidéré et la guérison définitive n'est plus que l'affaire de quelques pansements antiseptiques et de quelques jours.

Cette intervention du début peut être très douloureuse, mais elle est rapide et peut d'ailleurs s'aider de pulvérisations glacées, voire même d'une injection de cocaïne dans la gencive. Il est remarquable d'ailleurs que ces périostites aiguës commençantes, lorsque la cavité pulpaire est largement ouverte par la carie et accessible au pansement, cèdent presque toujours immédiatement à un simple lavage de la cavité et à un seul pansement antiseptique bien appliqué (créosote).

Nous négligeons à dessein les palliatifs ; sangsues, scarifications gingivales, émollients, etc., utilisés sans grand succès d'ailleurs, à l'époque où l'on admettait les périostites essentielles.

Lorsque la périostite aiguë poursuit sa marche elle aboutit fatalement à la suppuration et à la production d'un abcès précédé et accompagné de *fluxion*. C'est la forme commune, populaire, sous laquelle se présente la périostite aiguë ; en fait le phénomène très particulier de la fluxion n'apparaît dans aucune autre affection avec un aspect aussi tranché et aussi caractéristique. Il prend parfois des proportions énormes, s'étendant du côté des joues (molaires), des lèvres (incisives), même des paupières et du cou, partout en un mot où les liquides extravasés qu'il produit trouvent un tissu cellulaire lâche et abondant qui se laisse facilement distendre. La fluxion persiste beaucoup plus longtemps chez le vieillard, chez lequel la tonicité des tissus est toujours affaiblie.

La fluxion marque généralement la fin de la crise douloureuse et le commencement de la suppuration; mais peut-elle, comme on l'a dit, exister sans celle-ci, et s'expliquer alors par la violence de la douleur et les réflexes nerveux sur les vaisseaux de voisinage ? Nous ne le pensons pas, car la fluxion n'existe pas dans la pulpite, peut-être plus douloureuse encore, et elle n'apparaît qu'avec les signes de la périostite.

La suppuration, une fois produite, amène une succession de désordres variés se manifestant par des phénomènes pathologiques dont l'intervention thérapeutique doit suivre toutes les formes et toutes les phases.

a. Le pus formé dans le voisinage et au-dessus du sommet de la racine (au-dessous pour les dents inférieures) trouve une issue naturelle et spontanée par le foramen et s'évacue au dehors par les canaux radiculaires et la cavité de la carie. Le cas se présente assez souvent chez les enfants et les jeunes gens dont le foramen est largement ouvert, et l'on est assuré que les choses se sont ainsi passées (même si l'on a vu sortir directement le pus par cette voie) lorsque, la fluxion disparue, on ne constate pas trace d'abcès extérieur ni soulèvement alvéolaire au niveau du sommet de la racine : ce sont les cas favorables, à condition que le traitement antiseptique des canaux commence immédiatement après l'évacuation du pus et se continue sans interruption jusqu'à cessation de la suppuration. Sans cela, celle-ci devient chronique et une véritable poche kystique finit par s'organiser au sommet de la racine, par infection nouvelle et secondaire. Nous considérons en effet que la suppuration aiguë amène, en même temps que la destruction et la mortification des éléments cellulaires du voisinage, la mort ou la paralysie des parasites virulents qui ont déterminé l'infection première. Si l'on ferme la voie à l'introduction de nouveaux éléments par le traitement antiseptique et l'obturation prochaine, on peut considérer que la périostite est guérie et ne se reproduira pas.

Au lieu d'être spontanée, l'évacuation du pus par le foramen et les canaux radiculaires peut être provoquée : par exemple lorsqu'on déplombe une dent atteinte de périostite aiguë ; la cavité pulpaire étant ouverte, le pus apparaît brusquement et en abondance. Quelquefois, il a fallu aller plus loin, et c'est l'aiguille exploratrice qui débouche le foramen et produit l'issue d'une certaine quantité de pus. Les soins consécutifs sont les mêmes que lorsque l'ouverture s'est faite spontanément, à condition toutefois que l'abcès ainsi produit sous le plombage soit le premier. Les abcès à répétition qui résultent de désordres plus invétérés et d'infections qui se réveillent chroniquement demandent une intervention plus compliquée.

b. Le pus collecté au sommet de la racine a soulevé l'alvéole, qu'il finit par perforer pour se répandre sous la gencive et former un véritable abcès en bouton de chemise, plus ou moins volumineux, souvent énorme extérieurement et dans la bouche. Quelques-uns de ces abcès peuvent se produire plus rarement par propagation simple de l'infection ligamenteuse à travers l'alvéole qui semble rester indemne.

Le traitement consiste alors à ouvrir ces abcès le plus tôt possible lorsqu'on en a reconnu la présence et les signes (fluctuation) et à évacuer le pus au dehors. Cela est suffisant pour faire disparaître le gonflement et les phénomènes douloureux. Si le trajet suivi par le pus est court et direct, comme il arrive souvent pour les dents à une racine, l'évacuation peut être complète et rapidement terminée; la cicatrisation se fait et la dent infectée qui a été cause des accidents est traitée comme précédemment : la guérison sera souvent définitive.

Il en va tout autrement lorsque le pus vient former abcès loin de son lieu d'origine, soit dans la bouche (abcès palatin), soit même du côté de la peau comme on l'observe souvent pour les abcès provenant des molaires inférieures. Dans tous les cas, il faut ouvrir l'abcès pour amener la cessation des accidents aigus et empêcher les décollements et les fusées purulentes de se produire. Mais tout ne sera pas terminé, car il restera le plus ordinairement à la suite de cette ouverture, des trajets fistuleux ouverts soit à la gencive, soit à la peau, où persistera l'infection. Nous retrouverons ces cas au traitement de la périostite chronique et des fistules dentaires. L'abcès ouvert, la dent sera toujours désinfectée, soignée et au besoin obturée, car même dans les cas compliqués, le pus étant évacué au dehors, la guérison de l'abcès et de la périostite peut être définitive.

Nous savons déjà que la production des phlegmons et abcès de la périostite alvéolaire peut s'accompagner chez certains sujets de phénomènes généraux graves, de fièvre et même de véritables accidents septiques qui risquent même d'amener une terminaison fatale par pyohémie et phlébite des sinus cérébraux ou des veines du cou. Ce sont ces mêmes phlegmons qui, chez les individus prédisposés, produisent des nécroses consécutives, et lorsqu'ils siègent dans le fond de la bouche (grosses molaires), des contractures musculaires (trismus) probablement par propagation de l'infection au tissu musculaire lui-même ou aux faisceaux cellulaires interposés.

C'est toujours l'intervention chirurgicale rapide, c'est-à-dire l'ouverture des abcès, les larges débridements, les injections antiseptiques des poches et des trajets fistuleux qui aura chance d'arrêter les complications; mais, presque toujours, le sacrifice préalable de la dent aura été nécessaire.

c. Dans des cas exceptionnels, l'évacuation du pus collecté ne se fait ni par les canaux radiculaires, ni par un abcès muqueux, ni à la peau; mais le liquide décolle des ligaments dentaires dans une zone plus ou moins large et dans toute la hauteur de la racine pour venir s'échapper dans la bouche au collet de la dent. Ce sont ces cas qui peuvent être confondus avec ceux de l'ostéopériostite ou pyorrhée alvéolaire existant sur une dent isolée. Mais la confusion n'est possible que si l'on n'a pas suivi la marche de l'affection et examiné avec soin la dent malade (carie pénétrante). La guérison peut suivre avec conservation de la dent si l'on débride largement la gencive et l'alvéole jusqu'au sommet de la racine, avec lavages antiseptiques; ou si, plus simplement, par un point de la gencive correspondant au sommet, on ouvre par un trajet plus direct le foyer primitif de l'abcès pour le vider et l'aseptiser. La dent infectée est toujours soignée par les moyens ordinaires (antisepsie).

A la mâchoire supérieure, un abcès de périostite aiguë, provenant surtout des racines des deux premières molaires ou plus rarement des prémolaires, peut s'ouvrir dans le sinus maxillaire et déterminer une sinusite aiguë qui s'annonce brusquement par l'évacuation du pus du côté des fosses nasales. Il ne faut pas hésiter à enlever la dent, et si cette extraction est faite à temps, si l'on peut éviter les infections secondaires du sinus, cette forme d'empyème aigu guérit rapidement; nous y reviendrons.

Formes chroniques. — La forme chronique peut s'établir d'emblée, ou du moins sans être précédée de la forme aiguë, car elle est toujours secondaire et succède à l'infection pulpaire et canaliculaire qui envahit le périoste d'une façon latente pour ainsi dire, sans phénomènes douloureux et sans allongement apparent de l'organe. Cette forme, la plus simple, sans dilatation alvéolaire apparente, ne se manifeste que par l'écoulement persistant d'un liquide muco-purulent (suintement) par les canaux radiculaires et la cavité de la carie. Le traitement peut être alors très long et très difficile, malgré l'absence de lésions profondes et de dilatation alvéolaire, si l'on ne veut surtout se contenter d'un simple traitement palliatif, comme l'installation d'un drainage. Le traitement doit être antiseptique au premier chef, et pour cela l'antisepsie doit être poussée aussi loin que possible au fond des racines jusqu'au foramen, en élargissant au besoin les canaux avec de petites fraises à tige flexible; les mèches créosotées, salolées, iodoformées, les pansements au formol, mais surtout l'usage de l'aiguille du Dr Saladin pourront donner de bons résultats. Si le suintement persiste malgré l'emploi de ces moyens, c'est que les désordres sont plus graves qu'on ne le supposait tout d'abord et qu'il existe une cavité suppurante avec paroi organisée. Si pour le traitement définitif de cette complication on ne veut recourir ni à l'extraction, ni à des moyens de conservation comme la résection de la racine par l'alvéole ou la réimplantation, il faut alors se contenter simplement du traitement palliatif, qui n'est autre que le drainage.

Drainage. — Cette petite opération, sur laquelle nous ne voulons pas insister, consiste, après une antisepsie complète de la dent, mais qui est quand même insuffisante, à mettre en communication les canaux dentaires par lesquels se fait le suintement avec la cavité buccale; la sécrétion purulente du sommet s'écoule incessamment au dehors et permet d'éviter les accidents de rétention.

Lorsque l'abcès chronique (non précédé d'abcès aigu) a soulevé l'alvéole sans le perforer, et qu'on perçoit la tumeur dure qu'il forme sous la gencive, au niveau du sommet de la dent malade, il faut l'ouvrir le plus largement et le plus directement possible, soit à l'aide du trépan (Martin, de Lyon), soit plus simplement et plus sûrement avec le thermo-cautère ; celui-ci introduit dans la cavité osseuse qu'il traverse après la gencive, doit cautériser l'abcès dans toute son étendue et détruire ainsi sur place les éléments infectieux et les tissus envahis. La cavité, ultérieurement lavée et aseptisée, au besoin maintenue ouverte pendant quelques jours avec une mèche iodoformée, se referme rapidement et la guérison complète est assurée avec conservation de la dent. La dent aseptisée de son côté sera ensuite obturée. Si l'accident s'est produit sur une dent plombée et morte depuis longtemps, le déplombage sera inutile.

Bien que, pour la guérison, il ne soit pas absolument nécessaire de supprimer le sommet de la racine malade, cette petite opération pourra facilement se faire avec une fraise introduite dans la cavité de l'abcès après son ouverture et sa cautérisation ; la guérison n'en sera que plus assurée.

Les abcès chroniques enkystés du sommet des racines, sous des influences diverses (entrée de l'air, apport de nouveaux éléments infectieux), deviennent parfois subitement aigus et extrêmement douloureux ; il est alors urgent de les ouvrir largement et d'aseptiser leur cavité; sinon, ils prennent rapidement les allures de phlegmons violents qui envahissent les parties molles voisines fusent plus ou moins loin, avec accompagnement de fièvre, de phénomènes généraux graves, et menace d'accidents septiques; il faut les traiter comme les phlegmons de la périostite aiguë infectieuse.

Pour le traitement des périostites chroniques, nous nous en tenons ici aux cas que nous venons d'étudier. Ceux plus compliqués encore de fistules muqueuse, ou cutanée, de sinusite maxillaire, de kystes périostiques, seront étudiés plus utilement avec ces affections.

Ostéo-périostite alvéolo-dentaire ou péri-odontite. — Pyorrhée alvéolaire. — Connue et décrite encore sous les noms variés de gingivite expulsive (Marchal de Calvi), maladie de Fauchard (David), gingivite arthro-dentaire infectieuse (Galippe), etc., etc., cette affection fréquente et, en apparence, si facile à reconnaître, a cependant donné lieu aux confusions les plus regrettables, et il est de toute nécessité de bien en préciser, sinon la nature, au moins les limites, la pathogénie et les formes, si l'on veut comprendre l'importance du traitement et les conditions de sa réussite. Car, chose singulière, dans aucune autre affection, au même degré que dans celle-ci, précisément si souvent négligée et abandonnée à elle-même, les effets d'un traitement logique ne se font sentir d'une façon plus évidente et plus rapide.

L'ostéo-périostite est une arthrite de nature

éminemment infectieuse, puisqu'elle aboutit à la suppuration et à des destructions inflammatoires de tissus, mais se différencie immédiatement de la forme d'arthrite que nous venons d'étudier sous le nom de périostite alvéolo-dentaire, par ce fait constant que la porte d'entrée nécessaire à l'infection est extérieure à la dent et se trouve toujours en un point autour du collet et du bord de la gencive, plus ou moins décollée; ce qui veut dire que la cavité buccale (infectée) est constamment en communication directe avec le foyer péridentaire de l'arthrite : c'est une arthrite ascendante.

Nous retrouvons donc dans cette affection comme dans toutes les manifestations pathologiques, soit de la muqueuse buccale (gingivites), soit des maxillaires (ostéites), les mêmes facteurs nécessaires pour qu'elle se manifeste : l'infection ou les agents infectieux; la porte d'entrée. Un troisième facteur s'y ajoute et joue un rôle non moins capital, c'est le terrain, ce sont les conditions de l'individu, générales ou locales, qui permettent à l'affection d'évoluer et expliquent le plus souvent son plus ou moins de gravité et la plupart des complications.

Chacun de ces points, en raison de la place importante qu'occupe l'ostéo-périostite dans la pathologie buccale, demande quelques développements.

Agents infectieux. — Malassez et Galippe ont fixé, dès 1884, le caractère parasitaire et infectieux de la pyorrhée. Les recherches ultérieures de

Vignal et Galippe n'ont fait que confirmer les premières données, et ces auteurs ont pu trouver jusqu'à six espèces de parasites (en particulier les streptocoques et staphylocoques) dans les canalicules superficiels de la dent infectée, sans compter ceux innombrables du cul-de-sac gingival. Miller (de Berlin), de son côté, a recherché et décrit plusieurs micro-organismes de la pyorrhée et deux en particulier, le *Micrococcus gingivæ pyogenes* et le *Bacterium gingivæ pyogenes*. Mais aucun de ces auteurs n'a, en définitive, trouvé le parasite spécifique, malgré le caractère contagieux de l'affection : on ne peut considérer comme tel le microbe de Galippe, dont les cultures n'ont donné que des résultats incertains; l'affection est donc surtout poly-microbienne.

Porte d'entrée. — La porte d'entrée est au niveau du collet de la dent; toute cause capable de détacher la gencive du collet permet aux micro-organismes de pénétrer entre le cément et la paroi alvéolaire. Dans la production de ces décollements, Galippe fait jouer le rôle principal aux dépôts de tartre qui s'insinuent sous la gencive et rompent ses attaches au cément, en même temps qu'ils portent dans leur gangue les parasites agents de l'infection.

On ne peut nier que le tartre ne soit la cause fréquente ou même habituelle du décollement gingival et de l'infection alvéolaire, mais il n'est pas la seule. Les traumatismes directs, les appareils de redressement chez les enfants, les appareils de prothèse chez les adultes, l'emploi des fils de soie ou de caoutchouc qui glissent sous la gencive, suffisent à en amener le décollement. La sortie des dents de sagesse, dans les bouches étroites, semble agir de deux manières : par compression des alvéoles interdentaires, qui ont une disposition plus grande à se résorber (Després), et par le détachement gingival qui se produit inévitablement autour des dents chevauchantes et comprimées (incisives surtout), sans compter l'infection buccale toujours plus prononcée à cette période.

Les dépôts profonds de tartre qu'on observe dans les pyorrhées anciennes sont souvent consécutifs et contribuent naturellement à entretenir la suppuration; mais on ne voit pas la nécessité absolue de la présence du tartre pour produire l'infection, puisque les parasites qu'il contient étaient nécessairement dans la bouche au moment de sa formation et pouvaient pénétrer directement sous la gencive, quand la voie leur était ouverte par d'autres causes. Ce qu'on peut dire, c'est que les dépôts de tartre entretiennent toujours une suppuration très abondante, et que son absence correspond précisément à ce que nous avons appelé les *formes sèches* de l'affection. Dans ces formes, où le cul-de sac gingival, la résorption alvéolaire, remontent parfois très haut, le dépôt de tartre n'existe pas ou est insignifiant et la suppuration est à peine visible si elle existe; et nous ne voulons pas seulement parler de la forme de péri-odontite sèche décrite par Richer (thèse de Paris, 1890), dans laquelle la gencive a suivi le retrait de l'alvéole résorbé, mais de celles aussi nombreuses où la gencive continue de recouvrir la dent jusqu'au collet, malgré la résorption alvéolaire.

L'existence des formes sèches offre, à notre avis, une grande importance, car elle permet de supposer que les parasites propres, en nombre probablement limité, qui déterminent l'affection, ne sont pas nécessairement agents de suppuration ou la provoquent très peu, et que celle-ci résulte surtout des infections secondaires multiples, qui viennent enlever à l'affection son caractère spécifique pour la transformer en un foyer de suppuration banal. En ce sens, la pyorrhée, distincte jusqu'à un certain point de l'affection primitive, ne se développerait qu'en raison de causes et d'infections locales nouvelles. Nous irons même plus loin et nous dirons que la pyorrhée ainsi comprise annihile ou paralyse les agents spécifiques qui existaient aux premières phases de l'affection. Nous verrons, en parlant du traitement, les conséquences thérapeutiques qui découlent de cette manière de voir.

Conditions individuelles. — Locales ou générales, les conditions individuelles sont indispensables pour que l'affection naisse et évolue, parce qu'elles fournissent ses agents et son terrain. L'infection buccale, quelle qu'en soit la cause, est la condition locale par excellence; les caries dentaires, les gingivites, le tartre, sont les réserves inépuisables de l'infection, mais eux-mêmes, à la fois, cause et effet. Le défaut de soins souvent, explique la persistance de l'infection ; l'abus contraire, l'usage immodéré des brosses ou des poudres agissant comme cause traumatique (femmes galantes), l'abus du cure-dent, laissent aussi d'autre manière une porte ouverte à l'infection.

Mais, c'est toujours l'état général qui est prépondérant : il agit à la fois en diminuant la résistance de l'organisme, en modifiant les sécrétions buccales (diminution de la salive) et en favorisant les fermentations et les pullulations microbiennes.

On sait quel rôle Magitot faisait jouer au diabète; le rhumatisme (Chauveau) a pu être invoqué comme une cause aussi fréquente, et peut-être avec plus de raison; l'ataxie locomotrice, maladie à troubles trophiques, semble favoriser particulièrement la résorption alvéolaire. D'autres affections (albuminurie) ou diathèses (syphilis), quoique moins fréquemment, ne sont pas sans créer la même prédisposition; mais, en fait, la maladie peut se développer chez des individus en apparence bien portants, et dans ce cas la question d'âge est la plus importante. C'est chez les adultes et surtout chez les vieillards qu'on l'observe le plus souvent, et l'explication la plus simple est sans doute que les causes d'infection buccale se multiplient à mesure qu'on avance dans la vie et que les *liens* alvéolaires de la gencive deviennent moins résistants ayant été soumis à plus de traumatismes.

Si l'auto-intoxication de l'ostéo-périostite, c'est-à-dire la contagion de dent à dent sur un même individu, semble indubitable, car on la voit souvent passer d'une dent à la voisine, il n'en est pas de même de la contagion d'un individu à un autre : rien, jusqu'à présent, ne démontre d'une manière certaine qu'elle puisse se produire.

Anatomie pathologique. — Quelques notions anatomo-pathologiques ne sont pas inutiles si l'on veut se rendre compte de la marche et des complications de la maladie, surtout au point de vue des déductions à en tirer pour le traitement.

Le caractère anatomo-pathologique commun et constant de toutes les formes de la gingivite expulsive est la résorption progressive du bord alvéolaire autour de la dent. C'est la hauteur de cette résorption qui marque la profondeur du décollement et du cul-de-sac gingival, siège de la suppuration : il détermine localement la gravité de l'affection. C'est la lésion capitale. Mais les ligaments dentaires sont eux-mêmes plus ou moins altérés ou détruits, et la mobilité des dents, les déviations multiples qu'elles subissent, sont naturellement en rapport avec le siège et la diversité de ces lésions osseuses et ligamenteuses. Il est évident, par exemple, que la destruction d'un groupe de ligaments, les ligaments du côté opposé (fibro-élastiques) ou voisins restant sains, ces derniers feront subir à la dent des déviations dont on a pu observer toutes les variétés : antéversion, rétroversion et surtout rotation sur l'axe (fréquente).

La destruction osseuse ou ligamenteuse n'est donc forcément ni périphérique ni égale sur toute la circonférence, et l'on a d'ailleurs remarqué avec raison que cette destruction se faisait plutôt à la face antérieure des alvéoles des dents du devant de la bouche (et le tartre se dépose surtout en arrière), c'est-à-dire dans les points où la gencive est plus exposée aux décollements et aux traumatismes et offre aussi une moindre adhérence aux parties profondes.

La paroi de l'alvéole des grosses molaires supérieures correspondant à la racine interne est plus souvent atteinte que la paroi externe, malgré sa grande adhérence et l'absence générale du tartre en ce point.

Une bande alvéolaire étroite se détruit souvent dans le sens vertical à une grande hauteur, l'ouverture au collet étant presque imperceptible; et c'est dans cette forme que la suppuration, trouvant difficilement une issue au dehors, aboutit à un véritable abcès collecté très douloureux, qui vient former tumeur sur un point de la gencive correspondant à une partie plus ou moins haute de la racine, ce qui l'a fait souvent confondre avec l'abcès du sommet, c'est-à-dire d'autre origine. Ils peuvent d'ailleurs fuser comme ces derniers dans des directions diverses et déterminer des accidents ou des complications identiques (phlegmons, fistules).

Il arrive aussi parfois que la destruction alvéolaire large ou étroite arrive jusqu'au sommet de la racine, que l'infection sous-gingivale atteint ainsi la totalité des éléments pulpaires au niveau de leur entrée dans la dent et en provoque l'inflammation et la mort. C'est alors qu'on assiste, dans le cours d'une affection généralement peu douloureuse, dans les formes communes, à des crises névralgiques extrêmement violentes suivies de fluxion et d'abcès : une pulpite s'est déclarée, pulpite centripète, si l'on peut dire, avec toutes ses conséquences, et l'on voit en un moment confondus les symptômes de la pulpite, de la pyorrhée et de la périostite du sommet. Ce sont les cas les plus compliqués, mais dont il est toujours assez facile de reconstituer les éléments et la pathogénie, car tout cela se passe généralement sur une dent non cariée et la pyorrhée, à ses différents degrés, s'observe sur d'autres dents.

C'est au processus que nous venons d'indiquer qu'il faut rapporter la mortification de la pulpe (toujours rare) des dents, dans l'ostéo-périostite, et non à l'envahissement des canalicules dentinaires par des parasites qui, partis de l'extérieur, arriveraient ainsi à la pulpe à travers toute l'épaisseur de l'ivoire. L'observation suffit pour écarter cette dernière hypothèse : les pyorrhées les plus invétérées, mais limitées en hauteur, sont compatibles avec l'intégrité indéfinie de la pulpe, et c'est ce qui s'observe le plus souvent. Dans les circonstances rares où la pulpe se mortifie, comme nous l'avons indiqué, en pénétrant par l'orifice ouvert au collet de la dent, on arrive toujours au sommet de la racine en suivant avec les instruments le trajet de l'infection.

Pas plus que la pyorrhée ne produit la pulpite et la mort du germe par l'intermédiaire des canalicules (conception théorique), la pulpite ou les infections des canaux radiculaires ne peuvent produire la pyorrhée par une marche inverse des parasites, en supposant la dent gâtée, bien que, dans tous les cas, on trouve des parasites dans les canalicules. Car l'observation directe ou clinique n'a jamais montré une zone ligamenteuse enflammée et circonscrite qui n'aboutît, soit à la gencive, au collet de la dent, soit au sommet de la racine, ni un abcès qui ne fût en communication directe avec ces parties.

Les deux grandes classes d'arthrites que nous avons établies gardent donc bien jusqu'au bout les caractères distinctifs que nous avons assignés à chacune d'elles : l'origine exclusive pour l'une de l'infection par la voie pulpaire et les canaux de la racine ; exclusive pour l'autre par la voie péridentaire et sous-gingivale, sauf le moment unique où elles peuvent se rencontrer et se confondre, comme nous l'avons vu, au niveau du sommet de la racine.

Il nous est permis d'aborder maintenant en connaissance de cause les points principaux du traitement.

Traitement. — Les résultats absolument remarquables, que l'on peut obtenir par un traitement rationnel de cette affection, reposent sur ce fait d'observation qu'une dent, que des dents, peuvent rester dans la bouche avec un degré de solidité suffisant pour remplir leurs fonctions, alors même qu'elles ne sont plus maintenues en place que par une portion très réduite de tissu alvéolaire et de ligaments sains. On peut affirmer que la moitié, qu'un tiers même de la surface saine de la racine permet de conserver l'organe, à condition que la maladie soit enrayée et la suppuration tarie. On voit donc dans quelles larges limites l'intervention thérapeutique peut se produire et qu'elle doit être tentée, pour ainsi dire, dans tous les cas. Ni l'abondance de la suppuration, ni l'étendue des décollements gingivaux, ni la mobilité extrême des dents ne suffisent à justifier l'abstention.

Les principes du traitement de la pyorrhée alvéolaire sont faciles à établir : en 1786, Bourdet (*Traité de l'art du dentiste*) les avait déduits de l'observation directe, avec une grande force : il faut détruire en totalité le cul-de-sac gingival, siège de la suppuration. En 1884, Malassez et Galippe, concluant de leurs recherches sur la nature infectieuse de la maladie, arrivaient aux mêmes déductions. Nous-mêmes (*Traitement chirurgical de l'ostéo-périostite*, 1888) avons exposé les mêmes idées et préconisé en même temps le procédé qui nous paraissait le plus sûr et le plus rapide pour obtenir la guérison.

La résorption progressive des alvéoles s'entretient et s'aggrave parce que les micro-organismes trouvent dans les clapiers, dans les culs-de-sacs, formés par le décollement gingival, des conditions favorables pour pulluler et se développer à l'infini. Si l'on supprime la gencive décollée, sur toute la hauteur et la largeur du cul-de-sac, on aura pris ainsi le chemin le plus court pour arriver au but; la suppuration, n'ayant plus de siège, ne tardera pas à se tarir, et l'observation démontre que la résorption alvéolaire s'arrête. Pour obtenir cet important résultat, nous exposons la méthode que nous avons préconisée sous le nom de traitement chirurgical.

Avec une paire de ciseaux droits et aigus, l'une des branches étant introduite entre la gencive et la dent, on fait une section verticale jusqu'au fond du sillon de décollement; avec des ciseaux courbes, on sectionne les lambeaux latéraux, toujours le plus près possible de la limite du décollement. Le fer rouge (thermo ou galvano-cautère) énergiquement promené sur le bord de la plaie fait le reste. L'opération achevée, il ne reste qu'à pratiquer des lavages antiseptiques. Quelques cautérisations supplémentaires peuvent être nécessaires; la guérison est rapide et se fait en huit ou quinze jours. La dent reste naturellement découverte sur une plus ou moins grande hauteur de sa racine.

Telle est l'opération principale, mais elle a dû être précédée du nettoyage complet et minutieux des dents, car il faut enlever jusqu'à la dernière parcelle du tartre, qui descend parfois très profondément sur les racines.

Cet enlèvement total du tartre, dans l'opération que nous recommandons, la précède toujours, mais doit la suivre encore, car il est extrêmement difficile d'en atteindre toutes les parties lorsque la racine est encore recouverte par la gencive.

Ce grattage complet combiné avec celui de

l'alvéole (?) et suivi de l'application d'acide sulfurique aromatique dans le cul-de-sac gingival, constitue en totalité la méthode de traitement de Rigg, qui a imaginé, pour l'enlèvement du tartre sous la gencive, toute une série d'ingénieux instruments. Mais ce traitement, comme tous ceux qui ne reposent point sur la suppression de la gencive, ne peut donner que des résultats momentanés et insuffisants, car celle-ci, détachée de la dent par la résorption alvéolaire, ne reprendra jamais ses connexions vitales avec la racine, et l'infection se reproduira incessamment partout où persisteront les culs-de-sac.

La suppression de la gencive, à la partie antérieure des dents de devant, est simple et facile par le procédé que nous avons indiqué, mais il n'en est pas de même en arrière pour les prémolaires et les molaires : pour ces dents, on peut se servir exclusivement du thermo ou du galvano-cautère, qui accomplit toute la besogne à lui seul, sans l'intermédiaire des ciseaux. Aujourd'hui, nous nous servons d'ailleurs presque exclusivement du thermo-cautère et nous avons, même pour les dents de devant, laissé complètement de côté les ciseaux. Il est entendu que, dans le maniement de cet instrument, on prendra les précautions nécessaires pour ne brûler ni les lèvres, ni les joues, ni la langue, surtout lorsqu'on opère au fond de la bouche. Avant de commencer l'opération il est bon de s'assurer, par un examen très attentif (pression avec le doigt) des points où se fait la suppuration; de mesurer la profondeur et l'étendue du décollement gingival dans toutes les directions : cela fait, il ne faut plus hésiter à fouiller les clapiers dans toute leur étendue et à plusieurs reprises, en même temps qu'on détruit la gencive. En réalité, c'est la suppuration qui guide l'intervention, et il faut intervenir partout où l'examen en a révélé la moindre trace. Lorsqu'on ne peut la constater, l'action chirurgicale doit être plus réservée, car alors la résorption alvéolaire qui se produit tient à des causes qui ne dépendent plus uniquement de l'infection pyorrhéique et qui semblent échapper aux moyens chirurgicaux (résorptions rhumatismale, tabétique, etc.).

Il est rare que sur une dent déterminée l'opération, si elle a été faite à fond, ait besoin d'être répétée plusieurs fois; autour des prémolaires et molaires cependant, deux ou trois cautérisations peuvent être utiles. Lorsqu'un grand nombre de dents sont prises aux deux mâchoires, on peut opérer en deux ou trois fois, sur des zones distinctes : mais la chose n'est pas nécessaire dans tous les cas, car avec l'aide des injections de cocaïne, il devient loisible d'opérer en une fois. La douleur, à peu près nulle sur la gencive, n'est assez vivement ressentie que sur la dent, par l'effet de la chaleur rayonnante.

Il ne faut pas croire que le fer rouge, ainsi utilisé, agit seulement par une action mécanique en détruisant la gencive : il agit aussi comme le plus puissant des antiseptiques en faisant disparaître non seulement les micro-organismes contenus dans le foyer, mais encore ceux qui sont répandus à la surface des racines ou même ont pénétré à une certaine distance dans les canalicules. Il ne faut donc pas s'étonner de voir au bout de quelques jours les bouches qui semblaient les plus atteintes, reprendre un aspect de santé inaccoutumé et qui toujours étonne.

La nécessité qui s'impose d'après nous de détruire complètement la gencive, nous dispense de parler longuement des traitements antiseptiques ou même légèrement caustiques préconisés autrefois, et peut-être encore, pour le traitement local de la pyorrhée. Le nitrate d'argent, la teinture d'iode, le chlorure de zinc, et surtout l'acide chromique monohydraté, très employé par Magitot, ont eu leurs partisans; l'acide chromique en particulier a pu rendre quelques services, car il agit non seulement comme antiseptique, mais comme caustique assez puissant pour détruire après quelques applications une certaine hauteur de la gencive. Mais son maniement est si délicat et il est si difficile de l'introduire dans tous les culs-de-sac (molaires ; son emploi doit être prolongé si longtemps, qu'on ne peut réellement s'attarder à un semblable moyen quand on a le fer rouge à sa disposition.

L'acide sulfurique aromatique, d'usage courant en Amérique et en Angleterre, l'acide sulfurique anhydre également, seraient de toutes manières préférables à l'acide chromique. On peut employer l'acide sulfurique en petites injections ou en simples lotions répétées dans les culs-de-sac, ou porté sur des boulettes de coton avec lesquelles on balaie les produits de la suppuration. Mais ce procédé, encore trop long, offre toujours le désavantage de laisser subsister les culs-de-sac, et la guérison ne peut s'accomplir.

Certaines formes de l'ostéo-périostite semblent échapper, au moins en partie, à tout traitement ; nous voulons parler de celles surtout où la dent subit des déplacements parfois considérables, dans des directions diverses (dents de devant), où la suppuration est peu abondante, malgré l'existence de culs-de-sac profonds, mais dans lesquelles la gencive serrée sur la dent pourrait faire méconnaître leur existence. Il semble, comme nous l'avons dit plus haut, que la résorption alvéolaire soit le seul phénomène appréciable et que rien ne puisse l'enrayer : ce sont les formes sèches.

On a pu se demander seulement s'il était possible de tenter le redressement de ces dents déviées : nous ne le pensons pas, pour le cas particulier des formes sèches, mais dans les formes communes suppurantes, les déviations peuvent être en partie corrigées si l'on a soin d'assurer le redressement (par fil métallique ou fil de soie) avant le traitement. Les cautérisations et les soins consécutifs sont poursuivis et achevés sur les dents maintenues en place et, la guérison obtenue, celles-ci ont chance de se maintenir dans leur nouvelle position, en affectant de nouveaux rapports avec des parties saines et cicatrisées. Dans les formes foudroyantes de l'arthrite signalées par nous (thèse Richet, 1890) telles que nous les avons observées chez des diabétiques, et qu'on peut probablement les rencontrer sur des organismes affaiblis et débilités par d'autres causes (alcoolisme, empoisonnement phosphorique), l'intervention ne peut consister qu'à arracher les dents atteintes le plus tôt possible, pour éviter des complications plus redoutables : ostéite, nécrose, fusées purulentes, pouvant s'accompagner d'accidents généraux septiques. Galippe a très bien montré les accidents d'auto-inoculation fréquents aussi chez les scrofuleux, les lymphatiques et les syphilitiques, et aussi comment les produits de sécrétions septiques incessamment avalés produisent des accidents digestifs : embarras gastrique et troubles intestinaux qui ne disparaissent qu'avec la guérison de la pyorrhée. C'est toujours la question de prédisposition et de terrain.

Les gencives sont nécessairement plus ou moins enflammées ou altérées dans toutes les formes de la pyorrhée. Mais ces lésions concomitantes sont presque toujours secondaires : le boursoufflement œdémateux, l'hypertrophie ne sont pas rares. Le traitement par le fer rouge (thermo-cautère) ramène sans difficulté les tissus à leur volume normal par destruction directe pour les parties décollées, par des ponctions profondes et détergentes pour les parties situées au delà des limites du décollement.

Une forme particulière de gingivite, accompagnant quelquefois la pyorrhée, est celle qui consiste dans le fendillement du rebord gingival sans ulcération avec écartement et renversement de petites languettes séparées; cette lésion caractéristique, due probablement à des parasites spéciaux, se produit presque toujours au devant des dents inférieures, chez les enfants, là où la gencive est très mince et peu adhérente; cette forme de gingivite est très difficile à guérir. Le fer rouge lui-même semble impuissant à l'arrêter et elle se reproduit incessamment. L'acide chlorhydrique au cinquième, en application locale, nous a donné de bons résultats dans cette affection qui paraît d'ailleurs indépendante de la pyorrhée proprement dite et peut se rencontrer sans elle.

Attachement des dents. — On sait que la pyorrhée rend les dents extrêmement mobiles : la mobilité s'accuse surtout à la mâchoire inférieure, où, pour les dents de devant, elle est augmentée encore par les mouvements de la langue, et se complique de l'allongement qui prend parfois de grandes proportions; c'est alors qu'on s'est demandé s'il ne serait pas utile d'attacher ces dents, qui, même après la guérison ou l'atténuation de la pyorrhée, conservent toujours un certain degré de mobilité. Non seulement l'opération est possible, mais elle est tout à fait indiquée : elle doit se faire par le moyen très simple de fils de soie seuls ou combinés aux fils métalliques qui fixent les dents mobiles entre elles et aux dents voisines. La ligature, accompagnée d'une antisepsie sévère de la bouche et d'une surveillance intermittente des dents attachées, peut durer une année et plus et permettre à celles-ci de remplir très suffisamment leurs fonctions.

Lorsqu'une ou deux des dents de devant sont particulièrement allongées, à l'une ou l'autre des mâchoires, il n'y a aucun inconvénient à limer le bord saillant, mais seulement si les dents sont attachées, car sinon l'allongement, qui tient à des changements de rapport amenés par la pyorrhée, se reproduirait incessamment et amènerait l'expulsion complète de la dent qui ne serait pas maintenue par des attaches.

On a proposé dans ces derniers temps (Martin, de Lyon) l'*enfoncement* de la dent ou des dents ainsi allongées; l'opération nous semble devoir donner des résultats douteux : elle peut être tentée cependant pour une dent malade isolément, mais on ne saurait songer à l'appliquer à un groupe de dents, car il n'y aurait aucun moyen pratique de maintenir la réduction forcée.

CHAPITRE IX

Maladies d'origine buccale et dentaire et de voisinage.

La muqueuse buccale et les dents se trouvent en rapports variés, plus ou moins immédiats, avec les tissus et organes voisins et en rapports généraux avec les grands systèmes de l'organisme : vasculaire, nerveux et lymphatique. De ces rapports résultent, lorsque les dents sont malades, des lésions dont quelques-unes, alors même que la cause qui les a engendrées a disparu, peuvent continuer à évoluer à part et constituer des affections distinctes, qui méritent d'être envisagées séparément.

En étudiant les maladies de la muqueuse buccale, des mâchoires et des dents, nous avons déjà passé en revue une partie des accidents de voisinage; nous avons vu que les nécroses des maxillaires, que les fluxions et les abcès péri-buccaux et ganglionnaires, la constriction des mâchoires, etc., accompagnaient et compliquaient souvent ces maladies. Nous avons montré que le plus ou moins de gravité et d'étendue de ces complications résultait surtout, en dehors des conditions anatomiques indispensables, de la prédisposition, c'est-à-dire du sujet, c'est-à-dire du terrain sur lequel évoluait l'affection première. Nous ne reviendrons pas sur ces accidents divers, qui sont le plus souvent d'ailleurs passagers; mais de ceux-ci nous retiendrons seulement ceux qui persistent à l'état d'affection distincte avec leurs lésions propres, et demandent un traitement particulier.

Au nombre de ces dernières, nous placerons les *adénites*, les *fistules dentaires*, les *kystes périostiques* et les *empyèmes du sinus*, d'origine dentaire.

Les organes situés dans le voisinage médiat de la cavité buccale sont, on le sait, les yeux et les oreilles; ils peuvent à leur tour devenir le siège de troubles variés. Nous aurons donc à envisager aussi des *accidents oculaires* et des *accidents de l'oreille* en rapport d'origine avec les maladies de la bouche et des dents.

Enfin les systèmes vasculaire, lymphatique et

nerveux, en connexion naturelle avec la bouche et ses dépendances, comme avec toutes les autres parties de l'organisme, peuvent être atteints d'une façon particulière qui tient, d'une part, à la fréquence des affections dentaires et buccales et, d'autre part, aux conditions d'infection particulières à la bouche.

Les systèmes vasculaire et lymphatique ne sont que la voie suivie par les affections diverses de voisinage (adénite) ou plus lointaines (thrombose) déjà signalées; mais le système nerveux est aussi fréquemment et profondément atteint et les *névralgies faciales* et surtout une forme particulière de cette névralgie, *le tic douloureux de la face*, doivent être étudiés à part.

Adénites. — L'adénite est une complication commune des affections buccales et dentaires. L'ulcération la plus banale de la muqueuse buccale ou des gencives, chez un sujet prédisposé d'ailleurs, peut être une cause d'adénite, sans parler des ulcérations spécifiques plus graves de la syphilis (fréquentes), du cancer ou de la tuberculose. Du côté des dents, ce sont les deux variétés de l'arthrite que nous avons décrites, mais plus souvent la périostite alvéolo-dentaire à l'état aigu ou chronique, qui sont cause d'adénites : ces dernières nous intéressent plus particulièrement.

Les adénites d'origine dentaire siègent naturellement dans la région occupée par les ganglions auxquels se rendent les lymphatiques qui naissent de la muqueuse buccale et des ligaments dentaires des dents des deux mâchoires. Pour la mâchoire inférieure et même une partie de la supérieure, ce sont les ganglions sous-maxillaires situés de chaque côté au-dessous de l'angle de la mâchoire inférieure dans la loge sous-maxillaire. Ces ganglions sont eux-mêmes en communication avec les ganglions parotidiens et mastoïdiens qui reçoivent les lymphatiques de la mâchoire supérieure, et même avec des groupes de ganglions en chapelet qui s'étendent le long de la carotide. Quelques petits ganglions existent encore de chaque côté de la ligne médiane, dans la région sus-hyoïdienne, entre l'os hyoïde et le menton, et reçoivent les lymphatiques provenant des gencives et des dents antérieures de la mâchoire inférieure.

L'adénite sous-maxillaire est naturellement la plus fréquente; à l'état aigu, elle se manifeste sous la forme de ces adéno-phlegmons de l'angle de la mâchoire qui embrassent à la fois les masses ganglionnaires et tout le tissu cellulaire de la région, envahissant même une partie du cou, jusque sur la ligne médiane. Elle se produit souvent comme un des accidents les plus redoutables de la dent de sagesse inférieure et comme complication des périostites alvéolo-dentaires infectieuses des grosses molaires inférieures. Nous l'avons signalée déjà et nous en avons indiqué le traitement en parlant de l'angine de Ludwig et des abcès péri-maxillaires : il consiste dans l'extraction des dents, l'ouverture rapide par des incisions profondes, l'évacuation du pus au dehors et les lavages antiseptiques. Ce sont ces adéno-phlegmons produits par des micro-organismes particulièrement virulents, ayant suivi la voie péridentaire (dent de sagesse) ou pulpaire (carie pénétrante) qui, chez les individus prédisposés, déterminent les plus graves complications : nécroses, thromboses (veine ophthalmique, sinus crâniens), et peuvent même amener des accidents septicémiques mortels.

Les *adénites sous-maxillaires chroniques*, consécutives aux affections dentaires, ne sont pas rares et accompagnent surtout la forme chronique de la périostite alvéolo-dentaire des dents de la mâchoire inférieure (prémolaires et molaires); ces adénites chroniques ne se distinguent en rien par leurs symptômes de celles provenant de lésions de la muqueuse buccale, ou des gencives, ou même de la peau de la face. Il importe donc beaucoup de savoir en reconnaître la cause, ce qui ne peut se faire que par un examen approfondi de toutes les parties.

Lorsque, après avoir écarté toutes les autres causes possibles, les dents seules restent en jeu et qu'on reconnaît l'existence de la périostite chronique sur une ou plusieurs d'entre elles, il ne faut pas hésiter, lorsque le diagnostic est assuré, à pratiquer l'extraction de la dent incriminée; et l'on verra alors, peu à peu, disparaître des engorgements ganglionnaires, qui dataient parfois de plusieurs mois ou même d'une ou deux années. Il n'est d'ailleurs besoin d'aucune intervention du côté des ganglions hypertrophiés, à la suite de l'extraction, à moins qu'ils ne finissent par se ramollir et donner lieu à de la suppuration, auquel cas ces abcès, généralement indolents et que la fluctuation fera reconnaître, seront traités comme des abcès ganglionnaires communs (ouverture, injections antiseptiques, cautérisation actuelle, au besoin).

Les adénites chroniques d'origine dentaire s'observent seulement chez les prédisposés, principalement chez les enfants strumeux et tuberculeux. Pour les syphilitiques, les cas sont plus douteux, car chez ceux-ci les origines buccales et cutanées de l'engorgement ganglionnaire sont si nombreuses qu'il peut être difficile d'incriminer à coup sûr le système dentaire.

Chez les tuberculeux, on a pu se demander si ces hypertrophies ganglionnaires, dont l'origine dentaire n'était pas douteuse, avaient elles-mêmes un caractère spécifique, c'est-à-dire si, dans les ganglions infectés, on ne pourrait pas retrouver, en dehors des micro-organismes communs (streptocoques et staphylocoques), le bacille spécifique de Koch. Le fait ne semble pas douteux dans un certain nombre de cas, et Starck qui, d'ailleurs, a démontré la fréquence des adénites chroniques d'origine dentaire, l'a rencontré nombre de fois. Le fait semblera tout simple s'il s'agit de tuberculeux avérés ; mais, dans le cas contraire, il serait intéressant de savoir si l'infection tuberculeuse ne trouverait pas ainsi une porte d'entrée possible, uniquement du côté des dents : par la voie pulpaire, s'il s'agit de périostite du sommet, par la voie sous-gingivale et alvéolaire, s'il s'agit de pyorrhée. La question non résolue encore mériterait examen.

Fistules dentaires et d'origine dentaire. — Les fistules dentaires se définissent des trajets anormaux étendus d'une dent ou de son alvéole, soit à une muqueuse, soit à la peau, ce qui les fait distinguer immédiatement en fistules muqueuses et cutanées.

Nous ne pouvons faire une histoire complète des fistules dentaires, ce qui nous entraînerait trop loin et nous n'avons qu'à renvoyer sur beaucoup de points à la thèse du docteur Ovize (*Fistules dentaires*, thèse de Paris, 1897), que nous avons inspirée et où toutes les questions qui s'y rattachent sont traitées à fond. Nous ne nous arrêterons que sur les faits qu'il est indispensable de connaître pour aborder utilement le traitement des fistules.

C'est à la périostite alvéolo-dentaire, aiguë ou chronique, dans la très grande majorité des cas, qu'il faut rapporter la production des abcès sous-muqueux ou sous-cutanés, dont l'ouverture est suivie de fistule persistante. Plus rarement, c'est de la pyorrhée que provient l'abcès fistuleux généralement ouvert à la gencive en un point peu élevé.

C'est donc la carie pénétrante qui est presque toujours la porte d'entrée de l'infection périostique et des abcès. Les mortifications pulpaires produites par un coup, une chute, des luxations (rares), peuvent aboutir au même résultat (dents antérieures de la mâchoire inférieure).

Enfin les abcès provenant surtout de la dent de sagesse inférieure, par un processus que nous connaissons, sont à eux seuls une cause fréquente de fistules.

Il est intéressant de connaître les raisons et le mécanisme qui font que l'abcès et la fistule prennent tantôt la direction de la gencive et tantôt la direction de la surface extérieure pour former une fistule muqueuse ou cutanée : il faut les chercher surtout dans la dispostion anatomique des parties. Ils dépendent principalement des rapports du sommet des racines dentaires avec le fond du sillon vestibulaire formé par la muqueuse buccale. A la mâchoire inférieure, cette disposition connue explique la fréquence des fistules cutanées provenant des grosses molaires, dont les racines dépassent si notablement le fond du vestibule, et la rareté relative des fistules provenant des dents homologues de la mâchoire supérieure dont les racines atteignent à peine la hauteur du sillon. Mais hâtons-nous de dire que la direction prise par le pus et le trajet fistuleux peut échapper à cette loi, et cela pour toutes les dents.

Lorsque les fistules reconnaissent pour cause la périostite chronique alvéolo-dentaire, le sommet des racines de la dent présente toujours des altérations plus ou moins profondes, qui consistent, non seulement dans des dénudations ligamenteuses, mais encore dans une véritable perte de substance amenée par la résorption du cément; et cette résorption, généralement irrégulière, peut se produire sur une certaine étendue. On comprend donc que la conservation de l'organe soit difficile, du moins par les moyens ordinaires, et que l'intervention doit se produire sur les points même où existent les lésions d'origine.

Le diagnostic est d'une grande importance, car, comme très souvent, en définitive, la perte d'une dent est en jeu, une erreur de diagnostic peut avoir une certaine gravité. Etablir qu'on est en face d'une fistule dentaire n'est généralement pas bien difficile, s'il s'agit d'une fistule muqueuse et généralement gingivale. Mais lorsqu'il s'agit d'une fistule cutanée, la difficulté peut être grande et des erreurs fréquentes se produisent. Elles consistent surtout, il faut le dire, à méconnaître l'origine dentaire des fistules. Que de fistules dentaires traitées, autrefois surtout, comme des fistules osseuses, ganglionnaires et strumeuses, sans qu'on songeât à incriminer les dents? Ces accidents étant mieux connus aujourd'hui, grâce aux travaux des stomatologistes, les erreurs sont beaucoup plus rares; mais nulle autre affection ne montre au même degré l'utilité pour le médecin de connaissances plus approfondies en chirurgie dentaire.

Le diagnostic des fistules d'origine dentaire certaine, mais indirecte, comme celles qui succèdent à l'ouverture spontanée ou provoquée d'un kyste périostique suppuré, d'un abcès ganglionnaire, lui-même déterminé par une dent, présente surtout des difficultés. Le lien pathogénique est évident, mais plus lointain: les signes habituels (cordon induré) manquent, et il faut alors reconstituer l'origine et la marche de l'affection pour en retrouver dans une dent la cause précise.

Lorsque deux dents voisines sont atteintes de périostite chronique, il peut être difficile de reconnaître celle dont provient la fistule : l'examen direct et parfois le résultat du traitement seul donneront la solution.

Traitement. — Le traitement doit naturellement présenter de grandes différences, suivant qu'on a affaire à des fistules muqueuses ou cutanées; les premières, sauf des cas exceptionnels où elles peuvent avoir leur siège, comme cela s'est vu, dans les fosses nasales, dans le pharynx même, ou seulement sur un point éloigné de la voûte palatine, ne sont pas graves, et leur persistance même offre peu d'inconvénients. Mais il n'en est pas de même des secondes : la suppuration extérieure avec tous ses désagréments (bourgeons charnus), le décollement de la peau et la rétraction cicatricielle qui sera d'autant plus grande que l'affection aura plus duré, sont des accidents qu'il faut conjurer le plus rapidement possible. Nous pouvons dire que la suppression de la dent peut être considérée comme nécessaire dans la grande majorité des cas; sacrifice rarement à regretter, surtout si l'on a affaire à des dents (prémolaires ou molaires) à moitié détruites. Les dents à une racine (incisives et canines) méritent plus de considération.

Disons tout de suite que lorsque les fistules muqueuses ou cutanées proviennent de racines dépourvues de leur couronne, l'extraction est une règle absolue.

Les cas dans lesquels la conservation des dents peut être tentée appartiennent donc principalement aux fistules muqueuses; mais nous devons indiquer au moins succinctement les procédés qui permettent de l'obtenir dans toutes les circonstances et qui donnent parfois des résultats décisifs. Nous les étudierons du simple au composé; ils se proposent tous en définitive d'atteindre le foyer du mal, par la guérison de la périostite alvéolo-dentaire chronique.

a. *Asepsie de la cavité pulpaire et des canaux.* — Si la dent est cariée (presque toujours), rien de plus simple que d'en faire l'asepsie par les moyens déjà connus. Si la dent n'est pas cariée (choc, fissure), l'ouverture pulpaire avec le foret, permettant l'extirpation de la pulpe et le nettoyage des canaux, sera suivie des mêmes soins et du même résultat.

Pour que le procédé de l'asepsie employé seul ainsi puisse réussir, il faut avoir affaire à des cas simples : ceux dans lesquels le foyer d'infection, siégeant au sommet de la racine, a peu d'étendue, se trouve en ligne directe pour ainsi dire avec le trajet fistuleux, sans intermédiaire d'un dilatation alvéolaire formant réservoir purulent; ces cas peuvent s'observer lorsque la fistule est encore récente et succède à un premier abcès.

Nous passons sous silence le procédé de Chassaignac qui consiste à substituer une fistule muqueuse à une fistule cutanée. De même le drainage des dents, qui a pour but de dériver l'écoulement extérieur de la fistule par le canal de la dent, procédé purement illusoire et qui, pour les fistules muqueuses en particulier, aurait plus d'inconvénients que d'avantages, car l'écoulement purulent par un drainage est toujours plus septique et plus infect que celui qui se fait par une fistule gingivale.

Nous restons donc en présence de deux méthodes de traitement qui ont donné des résultats également satisfaisants et ont permis de conserver des dents utiles encore, soit pour la physionomie, soit pour la mastication : la trépanation de l'alvéole et la greffe dite par restitution.

Trépanation directe de l'alvéole. — Cette méthode s'inspire, en dernière analyse, du procédé de Chassaignac : c'est la substitution d'un trajet direct à une fistule dont le trajet est plus ou moins long et irrégulier, avec cette différence toutefois que cette voie nouvelle est grandement utilisée pour le traitement du foyer infectieux et doit se refermer complètement après guérison. La trépanation alvéolaire, préconisée surtout par Martin de Lyon, qui a décrit à cet usage un trépan spécial, s'exécute sans difficulté avec les instruments de la pratique courante, forets et fraises, mus par le tour dentaire. Le thermo-cautère seul peut même remplir tout l'office, car s'il ne rencontre pas une ouverture toute faite à travers l'alvéole, l'obstacle n'est pas fait pour l'arrêter : c'est le procédé que nous avons indiqué déjà pour les abcès alvéolaires : détruire sur place le foyer infectieux, puis supprimer avec les fraises une partie du sommet altéré et infecté de la racine. Les pansements et lavages antiseptiques ne tardent pas d'ailleurs à tarir la suppuration, l'ouverture nouvelle et la fistule ancienne (celle-ci la première) disparaissent rapidement. On comprend facilement que ce procédé donne surtout des résultats satisfaisants et soit d'une application plus facile sur les dents antérieures à une racine, aisément accessibles par l'alvéole. Il est encore très applicable aux prémolaires du haut, plus difficilement en bas.

Greffe par restitution. — Cette méthode consiste à extraire la dent malade de son alvéole; à limer et à réséquer en dehors de la bouche l'extrémité altérée de la racine; à nettoyer à fond la cavité pulpaire et les canaux radiculaires qu'on remplit ensuite et complètement alors de la matière du plombage choisi (ciment ou autre); à remettre la dent en place et à la fixer par des moyens que nous indiquerons ailleurs (voir *greffe dentaire*), toutes opérations faites avec les plus sévères précautions antiseptiques. Concurremment, le fond de l'alvéole a été lavé et aseptisé. Au bout de quelques jours, la dent se consolide en même temps que les fistules disparaissent. Si la guérison n'est pas immédiate, les lavages extérieurs par le trajet fistuleux seront continués pendant quelques jours, jusqu'à cessation complète des accidents. Il faut aussi songer à la possibilité de l'existence de nécroses partielles, d'esquilles entretenant la suppuration pour leur compte; il faut alors les enlever, et malgré ces épisodes, la conservation de la dent n'est pas impossible.

Nous n'avons pas à nous étendre sur la méthode radicale, qui consiste dans l'extraction définitive de la dent cause de fistule : on sait qu'après extraction, la guérison de la complication est généralement rapide et souvent immédiate, même dans les cas plus anciens et les plus invétérés. Mais on s'explique difficilement un fait aussi remarquable, c'est-à-dire l'absence habituelle de complications osseuses et la disparition presque instantanée de trajets depuis si longtemps infectés. Le résultat démontre en tous cas péremptoirement que le trajet fistuleux était uniquement entretenu par le foyer infectieux du sommet de la racine et peut-être par l'altération particulière de celle-ci devenue siège d'élection pour certains micro-organismes spéciaux qui disparaissent avec elle. La rareté des accidents osseux laisse supposer aussi que les tissus de la dent, que les canaux même de la dent laissent difficilement passer les éléments infectieux susceptibles d'amener la nécrose osseuse et que celle-ci est probablement, dans la majorité des cas, consécutive à l'ouverture extérieure, des infections particulières se faisant par cette voie nouvelle. N'est-ce point ainsi que les choses se passent dans les cas d'ostéo-périostite alvéolo-dentaire, chez les individus prédisposés d'ailleurs, où l'infection se fait toujours par une voie extérieure à la dent?

Il existe des cas dans lesquels, malgré l'extraction complète de la dent et l'absence d'esquilles, la fistule persiste avec un abcès sous-cutané plus ou moins étendu qui s'ouvre et se renferme encore plusieurs fois. C'est alors qu'on croit avoir affaire à des abcès froids indépendants du système dentaire, ayant une origine osseuse ou ganglionnaire exclusive. Mais ce sont tout simplement des abcès qui ont persisté, en raison de l'étroitesse de la communication existant entre eux et le fond de l'alvéole, et qui n'ont pu se vider par la voie buccale au moment de l'extraction; ils persistent alors pendant quelque temps, d'une façon indépendante, surtout si, comme cela arrive (chez les strumeux), ils sont remplis de végétations plus ou moins anciennes. L'ouverture plus large de ces abcès avec le thermo-cautère, la destruction avec le fer rouge des végétations de ses parois et les lavages antiseptiques en ont toujours raison.

Kystes radiculaires ou périostiques. — Il ne nous est pas permis d'entrer ici dans une description approfondie sur la nature et la pathogénie des kystes périostiques des dents, question à laquelle se rattachent surtout les noms de Magitot et de Malassez. M. le docteur Bouvet (Pathogénie des kystes des mâchoires, thèse Paris, 1891) a très bien résumé les points principaux du sujet et en a posé les termes avec la plus grande précision. Il faut en retenir au moins les conclusions suivantes.

1º Tout kyste radiculaire a pour cause déterminante une altération de la racine d'une dent ou une affection de l'articulation dentaire.

2° Il n'existe pas, en clinique, de kyste qui ne présente dans sa cavité un sommet radiculaire.

3° La paroi des kystes radiculo-dentaires est constituée aux dépens d'un tissu conjonctif de nouvelle formation, comme la paroi des abcès, et le contenu des kystes est formé par la prolifération des masses épithéliales paradentaires (Malassez) d'origine gingivale ou adamantine.

4° La cause de ces proliférations est due à une irritation spéciale ou plutôt à une infection microbienne particulière (Cruet) ayant presque toujours cheminé par le canal dentaire, exceptionnellement par la voie gingivale.

Cette dernière proposition est la seule explication possible de deux faits qui semblaient être irréductibles : présence constante du sommet d'une racine malade dans le kyste et revêtement épithélial qui ne peut provenir que d'un épithélium antérieurement formé. L'infection nécessaire partant de la racine pour aboutir aux masses épithéliales préexistantes forme le pont entre l'observation clinique et les données de l'anatomie pathologique [1].

Contrairement à l'opinion admise, nous n'avons guère tendance à accepter l'infection par la voie gingivale et nous pensons que celle-ci se fait exclusivement par la voie des canaux dentaires.

---

1. On sait d'ailleurs que le trajet ininterrompu qui réunit le sommet de la racine au kyste est quelquefois très long et se présente alors sous forme d'un pédicule ou cordon canaliculé dont la longueur peut atteindre jusqu'à deux centimètres!

C'est la carie pénétrante, c'est la périostite chronique du sommet et la rétention des produits infectieux qui déterminent la formation kystique. C'est par la même voie encore que l'infection a lieu lorsqu'une dent a reçu un coup ou un choc ; le kyste succède à la mortification pulpaire et à l'invasion périostique. Mais, si l'infection nous semble toujours nécessaire, nous n'acceptons pas moins la théorie épithéliale et écartons les autres théories et en particulier celle de la dilatation du périoste par un processus purement mécanique (Magitot).

Les kystes radiculaires peuvent se rencontrer sur toutes les dents; mais on les trouve plus souvent sur les dents à une racine, surtout à la mâchoire supérieure, où celles-ci sont plus souvent cariées. En fait, ils se rencontrent très fréquemment, sous forme de petites poches à contenu purulent, appendus à la racine des dents, atteintes depuis longtemps de périostite chronique. Lorsque cette poche est peu développée le traitement que comporte le kyste n'est autre que celui que nous avons indiqué pour le traitement des périostites rebelles ou de l'abcès alvéolaire; ses symptômes sont d'ailleurs à peu près les mêmes que ceux de ces affections.

Nous parlerons ici surtout du traitement des kystes volumineux, formant des tumeurs plus ou moins apparentes, à parois osseuses soulevées et amincies parfois au point de devenir fluctuantes et de donner la sensation de crépitation parcheminée ou de coquille d'œuf écrasée. Nous admettons que l'origine radiculaire de ces kystes a été reconnue et mise hors de doute par un examen attentif de la bouche et du système dentaire.

Traitement. — Les cas où le traitement du kyste est compatible avec la conservation de la dent malade sont toujours exceptionnels. En général, on peut considérer l'extraction comme l'opération préliminaire indispensable devant précéder toute autre intervention.

Cependant, si l'on a affaire à une incisive centrale, par exemple, encore bien conservée, résistante et de bonne apparence, il peut il y avoir un grand intérêt à la conserver et nous devons d'abord envisager le traitement avec conservation possible de la dent.

Nous ne saurions conseiller l'extraction et la réimplantation de la dent, après résection du sommet précédant le traitement extérieur du kyste, car le développement de la tumeur autour de la racine a généralement affaibli à un tel point sa solidité, que le traitement assez long de la cavité kystique s'opposerait à la reprise de ses connexions. Mais l'on peut, plus simplement et souvent avec assez de facilité, réséquer, dans l'intérieur du kyste, tout d'abord ouvert et vidé, le sommet saillant et malade de la racine. La présence de la dent ne s'oppose plus dès lors au traitement consécutif de la tumeur.

Il ne nous reste plus qu'à indiquer ce traitement qui est dans tous les cas singulièrement plus facile et assuré par l'extraction préalable.

La ponction simple de la poche, suivie ou non

d'injections caustiques (iode, acide phénique), est insuffisante. Il n'y a, en réalité, que deux moyens simultanément employés qui puissent assurer la guérison : la résection ou la destruction de la paroi externe du kyste et la cautérisation au fer rouge de toute la surface interne de la cavité ; le drainage peut venir ensuite, pour assurer pendant quelque temps l'écoulement des liquides purulents et des débris cautérisés, et faciliter les lavages antiseptiques. Mais, pas plus que la ponction simple, il ne peut constituer l'unique ressource du traitement.

Voici quelle doit être, suivant nous, la manière de procéder, en combinant l'emploi de ces différents moyens :

Extraction préalable de la racine et de la dent ; résection avec de forts ciseaux, sur deux lignes parallèles, de la paroi alvéolaire externe avec la muqueuse dans toute sa hauteur, et excision du lambeau osseux adhérent à la gencive. De cette manière, la poche kystique se trouve largement dégagée et l'on peut encore prolonger l'ouverture sur la paroi externe de la tumeur, en se guidant sur son volume. Cela fait, destruction par le grattage et le raclage de ce qui reste de la coque osseuse et se détache très facilement par lambeaux de la muqueuse, cette dernière pouvant être ménagée dans une certaine étendue. Dans un troisième temps, on introduit dans la cavité l'extrémité en boule ou en disque du thermo-cautère et la paroi du kyste est cautérisée intérieurement dans toute son étendue, avec destruction complète du revêtement et du contenu épithélial. Entre les deux temps, la cavité a été vidée de son contenu par le curettage et les injections.

On peut installer le drainage immédiat : canule métallique percée latéralement de trous, plus ou moins longue ou large suivant l'étendue de la cavité, et fixée au besoin par une attache aux dents voisines. Lavages antiseptiques (sublimé, chloral) tous les jours et souvent répétés. Les lavages à ciel ouvert peuvent précéder de quelques jours l'installation du drainage, si l'on a soin de remplir, dans l'intervalle, la cavité de pansements à la gaze iodoformée ou salolée.

Au bout de huit ou dix jours, il n'existe plus d'écoulement purulent d'aucune sorte ; il n'y a plus à proprement parler de poche kystique, mais il peut rester longtemps une cavité ou un cul-de-sac revêtus d'ailleurs d'une muqueuse saine, dont la profondeur diminue de jour en jour, et dans lesquels on aura soin seulement de ne pas laisser s'accumuler de matières étrangères (aliments). Jusqu'à l'effacement complet d'ailleurs il sera prudent de protéger l'entrée du kyste avec un opercule fixé aux dents voisines ou maintenu par un appareil de prothèse.

Lorsqu'on veut conserver la dent, la méthode ne diffère que dans son premier temps. Au lieu de détruire l'alvéole, c'est une ouverture plus large qui est faite au-dessus de la dent et un lambeau plus grand de la paroi externe du kyste qui est enlevé avec les ciseaux ; le sommet de la racine plongeant dans le kyste est réséqué, les autres temps de l'opération et les soins consécutifs restant exactement les mêmes. On ne s'étonnera pas de leur durée parfois très longue, car on a vu de ces kystes radiculaires atteindre le volume d'une petite orange.

Empyème du sinus maxillaire. — Il est depuis longtemps hors de doute que les dents malades, atteintes d'arthrite aiguë ou chronique du sommet, peuvent, par un processus qui est tantôt celui de la pénétration pure et simple de la racine des dents dans la cavité du sinus, tantôt par propagation médiate et de voisinage, déterminer dans cette cavité des épanchements purulents connus sous le nom d'empyèmes. L'empyème est donc, sinon toujours, au moins dans un grand nombre de cas, d'*origine dentaire*.

Les rapports anatomiques des différentes espèces de dents de la mâchoire supérieure avec l'antre d'Highmore, expliquent, pour quelques-unes d'entre elles, qu'elles soient une cause fréquente d'empyème. Il en est ainsi pour les premières molaires, dont les connexions avec le sinus sont les plus intimes, l'extrémité de leurs racines externes faisant souvent saillie dans son intérieur. Par ordre de fréquence, les dents qui s'en rapprochent le plus sont ensuite : les prémolaires, les deuxièmes molaires et les dents de sagesse, puis les canines et les incisives. Mais toutes les dents supérieures ont pu directement ou par propagation contaminer le sinus, et quand on se trouve en présence d'un empyème reconnu, il faut les examiner toutes avec le plus grand soin, en faisant porter d'abord l'examen sur celles qui sont le plus rapprochées de sa cavité.

L'empyème s'annonce par un ensemble de signes, dont la réunion fixe le diagnostic. Mais le signe capital est, on le sait, l'écoulement intermittent de pus généralement fétide par une des fosses nasales. Nous supposons en tous cas ce diagnostic principal assuré ; mais il faut encore être certain que l'empyème est bien d'origine dentaire.

Si l'on trouve une première molaire morte, il y a déjà grande probabilité et la chronologie du développement de l'empyème, comparée à celle de la périostite alvéolo-dentaire, la transforme vite en certitude complète.

Si la périostite chronique est constatée sur les deuxièmes molaires ou les prémolaires, la probabilité est encore tout à fait en faveur de l'origine dentaire, et elle s'affermit par l'étude de la marche des deux affections. Enfin, si l'on trouve seulement une dent de sagesse, une incisive ou une canine malade, il faut une observation sévère de l'origine et de la marche de l'affection dentaire et de l'empyème pour arriver à une conviction. Nous sommes d'ailleurs convaincus que, dans cet ordre d'idées, de nombreuses erreurs de diagnostic ont dû être commises, à une époque où les travaux des stomatologistes et des rhinologistes n'avaient pas encore mis en évidence le rôle prépondérant joué par les dents dans la pathogénie de l'affection.

Traitement. — Nous n'avons en vue exclusivement que le traitement de l'empyème d'origine dentaire. Le fait a ici une grande importance, car si, pour le traitement des autres variétés d'empyème (origine nasale), on a pu se demander s'il était utile d'enlever une dent en vue de le faciliter, dans le cas actuel la question est résolue d'avance et il faut toujours pratiquer l'extraction de la dent, cause déterminante de l'affection. Ce serait obéir, lorsqu'il s'agit de la guérison d'un empyème, à une préoccupation d'ordre secondaire, que de chercher quand même la conservation de la dent malade, soit par résection du sommet, soit par la réimplantation.

Tous les auteurs sont aujourd'hui, je crois, d'accord sur un second point, c'est que, lorsque l'extraction de la dent a été faite, il ne faut pas chercher à instituer immédiatement un traitement méthodique de l'empyème par l'emploi de moyens nouveaux. On doit se borner pendant quelques jours à des lavages antiseptiques faibles (eau boriquée tiède) de la cavité du sinus, faits directement par l'orifice plus ou moins large ou étroit (agrandi au besoin) qui met le sinus en communication avec l'alvéole. Outre que ces lavages assurent le diagnostic, en faisant ressortir le liquide par les fosses nasales, ils débarrassent le sinus de toute la suppuration qu'il contient et lavent sa muqueuse. Une tige cylindrique pleine, pénétrant dans le sinus, peut être maintenue pendant quelques jours par l'ouverture alvéolaire pour permettre la continuation des lavages.

Aussitôt qu'on ne voit plus trace de suppuration, ce qui arrive rapidement dans les cas simples, il faut tout cesser, drainage et injections, et laisser se refermer l'ouverture alvéolaire : la guérison peut être définitive, et il est d'observation qu'il en est ainsi dans un bon nombre de cas. Le fait n'a rien d'étonnant pour les sinusites récentes, l'infection n'ayant pas eu le temps, pour ainsi dire, de se fixer dans le sinus. Il en est ainsi, par exemple, dans le cas d'empyème aigu produit par un abcès ouvert dans la cavité du sinus à la suite d'une périostite aiguë. L'empyème, libéré par l'extraction de la dent, guérit comme un abcès ouvert dans toute autre région, par le fait que le pus a trouvé une issue et que la cause de sa production a disparu.

La guérison rapide de sinusites anciennes, dans les premiers jours qui suivent l'extraction des dents, a été aussi maintes fois observée ; il y a suffi de quelques lavages antiseptiques. Ces faits ne peuvent s'expliquer que par la constitution éminemment favorable du sujet, et la bénignité relative de l'infection qui a respecté l'intégrité de la muqueuse sinusienne. La suppuration en tous cas était uniquement entretenue par le sommet de la dent malade, puis qu'elle disparaît avec elle.

Il est loin d'en être toujours ainsi, et c'est pour cela qu'on a pu dire que les empyèmes qui ne guérissaient pas immédiatement ne guérissaient jamais. Il y a des empyèmes interminables et c'est pour ces formes tenaces, dues probablement à des infections rebelles et persistantes et à des altérations profondes de la muqueuse, qu'un autre traitement doit intervenir, dont le choix ne laisse pas que de présenter de grandes difficultés. La multiplicité des procédés et des méthodes, auxquels chaque auteur a voulu attacher son nom n'a pas peu contribué à créer beaucoup de confusion. Pour qu'on puisse s'y reconnaître nous diviserons d'abord ce traitement en palliatif et en curatif, le premier pouvant, dans certaines conditions, se confondre avec le second.

Traitement palliatif. — Il consiste uniquement dans l'installation du drainage permanent, avec lavages antiseptiques. Ce drainage peut toujours se faire par l'alvéole de la dent extraite, s'il s'agit de molaires ou de prémolaires; en en perforant le fond, avec un foret à main ou mû par le tour, s'il n'est pas ouvert, ou en l'agrandissant s'il existe. La canule est alors introduite à demeure (canule de Gouguenheim) pour les lavages antiseptiques. C'est, en somme, la méthode de Cowper; nous l'appelons palliative, parce que, dans les cas rebelles, elle est encore insuffisante; elle peut cependant devenir curative, si aux lavages antiseptiques on fait succéder des injections caustiques, teinture d'iode, nitrate d'argent, etc... On a vu ainsi des empyèmes guérir au bout de deux ou trois mois et même d'un an et plus; mais nous n'oserions conseiller de continuer l'expérience plus de six mois sans recourir à une méthode plus sûre et plus prompte, si l'on veut obtenir la guérison.

Traitement curatif. — Celui-ci se propose la

guérison absolue et sans récidive de l'empyème. Il se résume dans le *curettage de la cavité du sinus*.

La large ouverture nécessaire pour le curettage s'obtient par l'agrandissement du trajet produit par l'extraction, au fond de l'alvéole (prémolaires ou molaires) et par empiètement sur la paroi externe du sinus (résection, gouges et fraises). L'ouverture peut se faire aussi grande qu'on le désire; quelques chirurgiens la pratiquent toujours par la fosse canine, mais elle a le désavantage de n'être pas située sur un point suffisamment déclive, pour le facile écoulement des liquides sinusiens.

Par l'orifice, on peut alors introduire dans l'intérieur du sinus des curettes spéciales, de formes variées, et racler la surface de la muqueuse dans toutes ses parties, et la débarrasser des végétations, parfois abondantes au point de remplir la cavité. Ces curettes détruisent au besoin les cloisons osseuses verticales qui existent dans les sinus multiloculaires. Nous avons fait ce curettage plus souvent avec de grosses fraises en forme de poire, râpeuses à leur surface, aseptisées et mues par le tour dentaire.

La suite de l'opération consiste à remplir la cavité curettée de gaze iodoformée, pansement qu'on peut renouveler quelques jours avant l'installation du drainage. Celui-ci n'a pour but que de faciliter les lavages antiseptiques, jusqu'à cessation complète de l'écoulement purulent. Les liquides d'injection doivent ressortir absolument purs de la cavité, pour qu'on puisse affirmer que la guérison est obtenue.

Le docteur Luc a préconisé une méthode opératoire plus complète encore que la précédente ou qui, du moins, ne semble pas présenter les inconvénients du drainage buccal et des soins consécutifs par la bouche. Le curettage est exactement pratiqué par la voie buccale, comme nous l'avons indiqué ; mais, celui-ci achevé, une suture immédiate des parties molles de la plaie ferme l'orifice artificiel, et pour l'installation du drainage, une issue nouvelle est ouverte à l'écoulement des liquides et aux irrigations par la voie nasale. Cet hiatus artificiel est pratiqué sur le point le plus antérieur et le plus déclive de la paroi interne ou nasale du sinus.

Ce procédé offre ainsi tous les avantages du curettage par la voie buccale, sans en avoir les inconvénients (réinfection). Il peut d'ailleurs s'adresser à toutes les variétés de sinusites d'origine dentaire ou autre. Comme l'auteur n'a eu que des guérisons par sa méthode, il y a lieu de croire qu'elle est appelée à rendre les plus grands services, au moins dans les cas invétérés d'empyème.

Accidents oculaires. — Les rapports de voisinage, et surtout les rapports vasculaires et nerveux intimes établis entre les dents et l'organe de la vue, au point qu'on a pu dire qu'ils ont la même innervation et les mêmes vaisseaux (troncs communs), entraînent des relations pathologiques non douteuses, mais qu'on ne peut dire réciproques. Si les affections des dents, en effet, amènent des complications oculaires variées et fréquentes, on n'en saurait dire autant des affections oculaires qui n'ont aucun retentissement appréciable sur les dents; ce qui s'explique d'ailleurs par la constitution plus délicate et plus complexe du système oculaire, et sa susceptibilité plus grande.

Les accidents oculaires d'origine dentaire sont d'ordre infectieux ou inflammatoire et d'ordre nerveux, et ces deux ordres d'accidents peuvent s'unir et se confondre, jusqu'à un certain point, pour produire des phénomènes complexes et souvent mal définis dont l'origine n'est pas moins incontestable [1].

Nous ne pouvons les passer tous en revue, car ce serait parcourir presque toute la pathologie oculaire et nous éloigner de notre but, presque exclusivement hygiénique et thérapeutique. Nous ne pouvons qu'étudier leur étiologie et en montrer toute l'importance, au point de vue du traitement.

La périostite alvéolo-dentaire aiguë et surtout chronique, à tous ses degrés, les abcès dentaires, l'ostéo-périostite, les accidents d'éruption de la dent de sagesse, les sinusites infectieuses d'origine dentaire, peuvent amener des complications oculaires très différentes; et ces complications, qui peuvent exiger, pour leur part, un traitement particulier, ne cèderont souvent, en dernière analyse, qu'au traitement de l'affection dentaire, cause première de l'accident. Ce traitement sera non seulement préventif mais aussi curatif; mais de

---

1. Les travaux de Kymes Deutschmann ont montré que certaines affections considérées comme réflexes pouvaient tout aussi bien se rapporter à l'infection.

son côté, la complication oculaire peut commander des indications spéciales, au point de vue du traitement à appliquer aux dents.

Ce sont, on le comprend, les dents de la mâchoire supérieure, surtout, qui occasionnent les complications oculaires. S'il n'y a pas une *dent de l'œil* unique, comme le veut l'opinion populaire, on doit au moins admettre qu'il y a des dents de l'œil : ce sont presque toutes les dents de la mâchoire supérieure, mais surtout les canines, plus longues, les prémolaires et les incisives.

Accidents inflammatoires. — On peut signaler, dans cet ordre d'idées, les phlegmons sous-orbitaires, provenant indirectement des dents, il est vrai, à la suite et par propagation d'une suppuration du sinus; les thromboses de la veine ophtalmique; les amauroses consécutives à ces graves complications; l'exophtalmie; les névralgies ou les paralysies (par compression) des nerfs moteurs de l'œil; les occlusions du canal lacrymal, par propagation inflammatoire du périoste avec larmoiement et conjonctivite, les derniers accidents ont été signalés et bien décrits par Parinaud, en grande partie surtout chez les enfants.

Le traitement de ces accidents doit naturellement se guider sur leur gravité, mais on peut, sans trop s'avancer, dire que l'extraction des dents sera généralement la règle et devra être faite sans attendre, malgré la fluxion et les abcès, surtout s'il y a menace de phlegmon oculaire. L'opération sera naturellement suivie d'une antisepsie buccale et alvéolaire aussi rigoureuse que possible. S'il y avait empyème, la cavité du sinus serait largement ouverte et nettoyée par les lavages antiseptiques. L'extraction de la dent malade pourra suffire parfois pour faire cesser l'occlusion du canal lacrymal si celle-ci est encore récente; s'il n'en était pas ainsi, pour la guérison de cette complication, il faudrait recourir à d'autres moyens (cathétérisme).

Accidents nerveux. — La liste en est presque interminable et intéresse toutes les parties et toutes les fonctions de l'organe de la vue : sensibilité, motilité, sécrétions, vaso-moteurs, etc... Ils sont pour la plupart d'ordre réflexe, à moins qu'on ne puisse invoquer l'infection nerveuse elle-même, et que les deux éléments n'interviennent pour produire la complication.

Ces accidents peuvent s'accompagner de douleurs concomitantes du côté des dents, mais se rencontrent peut-être plus souvent avec l'absence de douleur dentaire; c'est ce qui rend leur diagnostic plus difficile, car ils proviennent généralement d'une périostite chronique du sommet des racines, plus ou moins ancienne, non douloureuse, qui a été ou non précédée de périostite aiguë. Ce qu'on peut dire, c'est qu'ils se produisent toujours du côté de la dent malade et que presque toujours on trouve celle-ci lorsque toutes les autres sources de diagnostic ont été épuisées.

La conservation d'une dent, cause de complications oculaires d'ordre nerveux, n'est pas impossible [1], mais l'extraction sera quand même le plus sûr moyen d'enrayer les accidents. Ceux-ci peuvent disparaître alors très rapidement, ce qui semble bien indiquer d'ailleurs leur nature réflexe. Mais il ne faut rien exagérer, et ne pas se hâter non plus d'arracher une ou même plusieurs dents sur l'indication simple d'autrui. Une dent, pour être extraite, doit être malade et reconnue telle par le spécialiste, s'il ne veut pas borner son rôle à celui d'exécuteur. Il ne faut point oublier que les dents, en dehors de l'affection spéciale de la périostite alvéolo-dentaire que nous avons indiquée, sont très rarement cause de maladies oculaires.

Accidents de l'oreille. — Nous ne faisons que les signaler, car ils sont moins fréquents et certainement moins connus que les accidents oculaires ; leurs rapports avec les dents semblent d'ailleurs moins directs. C'est ainsi que les infections de la caisse ou otites moyennes peuvent provenir indirectement, par la voie de la trompe d'Eustache, d'inflammations provoquées au fond de la bouche par le développement d'un abcès dentaire sur la dent de sagesse ou simplement d'une gingivite ulcéreuse : l'inflammation, qui s'est propagée à tout l'isthme du gosier du même côté, envahit successivement la trompe et la caisse du tympan.

1. Nous avons vu disparaître, après de simples pansements antiseptiques, dans un cas de périostite alvéolaire chronique, des troubles de la vue très graves qui avaient fait redouter une ophtalmie sympathique chez un sujet ayant perdu l'œil du côté opposé à la suite d'une ophtalmie purulente, et à qui on avait proposé l'extirpation préventive.

Les accidents nerveux sont plus fréquents et d'ordre réflexe; au premier rang l'otalgie, qui n'est qu'une douleur d'oreilles névralgique extrêmement violente, peut être pendant longtemps l'unique symptôme d'une affection dentaire (pulpe infectée). Ce fait explique que des erreurs ont pu être commises souvent, lorsqu'on recherchait dans l'oreille l'origine d'une douleur qui avait son siège dans une dent.

L'atroce douleur qui succède toujours à l'extraction d'une dent atteinte de périostite aiguë, est très souvent et uniquement rapportée à la région de l'oreille; et le nerf auriculo-temporal semble alors le véritable centre de la douleur; c'est ce qui a pu donner l'idée de supprimer cette variété de la rage de dents, en pratiquant la section de ce nerf à son passage au-devant du tragus. La vérité est que l'opération peut réussir, mais est parfaitement inutile, car il y a d'autres moyens plus simples de guérir une douleur de dents.

Les bourdonnements d'oreille sont plus rares que l'otalgie; mais, en raison des lésions multiples de l'oreille et des centres nerveux qui peuvent les produire, il faut être beaucoup plus réservé dans le diagnostic et n'intervenir qu'à bon escient du côté des dents.

Les névralgies de l'oreille nécessitent rarement l'extraction de la dent malade; il suffit de détruire la pulpe infectée ou enflammée pour les voir cesser. Les périostites aiguës ou chroniques invétérées demandent seules l'extraction.

Névralgies faciales d'origine dentaire. — L'étiologie des névralgies faciales ou du nerf trijumeau s'est peu à peu dégagée de l'obscurité forcée où la tenait l'ancienne conception pathologique, qui reposait en grande partie sur l'essentialité des maladies ; et la zone des névralgies essentielles de la face s'est peu à peu rétrécie, au point de ne plus guère comprendre que la névralgie de l'impaludisme (sus-orbitaire) dont le diagnostic est assuré par le traitement quinique. Encore n'est-ce point une névralgie essentielle vraie, puisqu'elle a son poison et son spécifique.

Parmi les causes nombreuses qui peuvent déterminer les névralgies, on peut dire qu'aucunes d'elles n'ont été mieux mises en lumière, que celles qui proviennent des affections du système dentaire et de ses annexes ; et nulle autre affection ne montre, avec plus d'évidence, quelle place les maladies des dents tiennent dans la pathologie faciale, qui se confond si souvent, dans le cas actuel, avec la pathologie dentaire elle-même.

En dehors des causes générales d'âge, de sexe, etc., et constitutionnelles, qui résultent de la débilité, des diathèses et des dyscrasies, dont l'influence ne saurait être niée et qui constituent le terrain, on peut dire que, parmi les affections de la face, les lésions dentaires sont celles auxquelles on peut attribuer 9 fois sur 10 l'origine d'une névralgie faciale, quel qu'en soit le siège. La lésion dentaire est celle qu'on doit rechercher avant toute autre, si l'on veut éviter les tâtonnements du traitement médical ou chirurgical à côté. Aller droit au système dentaire est le plus sûr moyen de ne pas se tromper, et de trouver la voie la plus simple de la guérison.

Les névralgies d'origine dentaire se produisent dans tout le territoire des nerfs maxillaires supérieur et inférieur, de la branche ophtalmique même (trijumeau), et peuvent s'irradier, non seulement dans les régions voisines : narine, yeux, oreille; mais encore plus loin, épaule et bras (plexus brachial). N'a-t-on pas décrit même la migraine dentaire ?

Mais une distinction s'impose entre les névralgies communes et les accès douloureux qui se compliquent de phénomènes convulsifs ou spasmodiques, auxquels est réservé le nom de *tic douloureux de la face*, et il nous semble indispensable d'étudier à part la pathogénie et le traitement de ces deux ordres de névralgies.

Névralgies faciales communes. — Si toutes les affections de la pulpe : inflammation aiguë et chronique; et du périoste : périostite aiguë et chronique; les infections qui accompagnent la sortie de la dent de sagesse; l'ostéo-périostite; les caries superficielles même des dents, peuvent déterminer la névralgie, cela n'est vrai qu'en partie, car ce serait confondre celle-ci avec la simple douleur de dents ou odontalgie, quelles qu'en soient la cause, la forme et l'intensité. Or, ce qui constitue la névralgie, c'est, d'une part, la violence toujours très grande de la douleur, l'intermittence variable des accès douloureux, et aussi leur durée dans le temps.

Cette névralgie vraie semble correspondre plus

particulièrement à deux états pathologiques de la dent : l'un, dans lequel la pulpe est vivante, mais malade, et le périoste intact ; l'autre, au contraire, dans lequel la pulpe est morte et le périoste malade.

Dans le premier cas, il s'agit généralement d'une carie du 2ᵉ degré, en voie de formation ; l'infection a pénétré par les canalicules dentinaires jusqu'à la pulpe, qui en ressent les premières atteintes et le manifeste par la formation, autour d'elle et surtout dans son intérieur, d'ivoire secondaire qui comprime les terminaisons nerveuses et les altère. Ce sont ces compressions nerveuses qui sont avec l'infection la véritable cause de la névralgie. Les mêmes phénomènes se passent sous un plombage, lorsque celui-ci a été fait prématurément sur une pulpe vivante et déjà infectée. Ils peuvent durer longtemps dans les deux cas, avant que la pulpe s'enflamme franchement, et les douleurs névralgiques qui en résultent sont intermittentes, parce qu'elles correspondent à la formation de nouveaux grains d'ivoire autour des nerfs pulpaires et aux poussées d'une infection qui, dans une cavité close ou mi-close, ne se trouve pas dans des conditions propres à produire tout d'un coup les effets de l'inflammation immédiate.

Dans le cas de pulpe morte ou d'arthrite du sommet, sur une dent plombée ou non, la névralgie est aussi fréquente et provient cette fois de l'infection ligamenteuse en dehors de la racine ; mais ici encore d'une infection à son début qui procède par poussées, parfois longtemps avant d'aboutir à l'arthrite aiguë et à l'abcès.

On peut donc dire, pour résumer ces faits, que la névralgie faciale provient ainsi d'une infection de source dentaire, infection commençante, gênée pour ainsi dire, qui n'a pu se manifester encore par l'inflammation franche et la suppuration, mais qui a déjà toute sa virulence.

On connaît les lieux d'élection principaux de la névralgie faciale : points sus et sous-orbitaires, malaire, palatin (branche ophtalmique), temporal, mentonnier, sous-maxillaire (nerf maxillaire inférieur) et d'autres. Le siège de la névralgie doit naturellement guider pour la recherche de la dent malade, mais d'une façon approximative seulement, car une dent de la mâchoire supérieure, par exemple, peut très bien déterminer une névralgie dans la région de la mâchoire inférieure et inversement (réflexe). Lorsque la recherche du côté des dents est d'abord infructueuse, d'autant qu'elles ne semblent pas douloureuses elles-mêmes, il faut se rappeler que la carie de la face postérieure des grosses molaires supérieures est fréquente et passe souvent inaperçue; on devra donc toujours rechercher avec soin de ce côté.

Traitement. — Le traitement de la névralgie faciale d'origine dentaire est facile à établir d'après les données qui précèdent. Si la pulpe existe encore dans la dent plombée ou non, il est commode de s'en assurer en même temps que de reconnaître si elle est malade. Le diagnostic établi, il faut alors aller la chercher pour la détruire par tous les moyens. Cela fait, on verra la névralgie disparaître comme par enchantement et, après les soins ordinaires, la dent pourra très bien recevoir un plombage.

Si la dent est morte, le traitement peut être plus compliqué; mais, dans tous les cas, l'antisepsie simple de la cavité pulpaire et des canaux suffira pour faire évanouir la névralgie, et la dent sera conservée ou non, suivant les circonstances.

S'il s'agit de racines, l'extraction est toujours la règle. Les autres affections des dents, causes possibles de névralgies : les ostéo-périostites, les gingivites concomitantes, etc., seront soignées par les moyens habituels et l'état général de la bouche amélioré par l'antisepsie.

Tic douloureux de la face. — Nous ne saurions passer en revue toutes les causes possibles de tic douloureux de la face, puisque notre but est surtout de montrer, qu'ici encore, la cause est presque toujours exclusivement dentaire, et que le traitement que nous indiquerons est précisément fondé sur cette notion et sur la pathogénie spéciale qui en dérive. C'est à Jarre[1] que revient le mérite d'avoir étendu à toutes les formes du tic douloureux de la face l'étiologie et la pathogénie réservées jusqu'alors à une forme particulière, dénommée *névralgies des édentés*, sur le traitement de laquelle nous avons attiré de nouveau l'attention en 1892. Nous ne croyons pas trop nous avancer en suppo-

---

1. Recherches sur la pathogénie et le traitement du tic douloureux de la face, *Revue de stomatologie*, 1894.

sant que notre communication à la Société de stomatologie n'a pas été étrangère peut-être à l'ordre d'idées qui a inspiré le Dr Jarre dans son travail. Nous sommes loin, d'ailleurs, d'être complètement d'accord avec cet auteur sur toutes les conclusions de ses recherches, soit au point de vue de la pathogénie, soit au point de vue du traitement; et, chemin faisant, nous indiquerons les divergences.

Pathogénie. — Le Dr Jarre pose en principe que le tic douloureux de la face est toujours l'expression clinique d'une lésion nerveuse périphérique de nature cicatricielle et, faisant aux dents l'application de ce principe, il invoque, à juste titre, la cicatrisation qui succède à l'extraction de dents atteintes de ces lésions particulièrement infectieuses que sont les arthrites alvéolo-dentaires (ostéo-périostite, pyorrhée). La même infection cicatricielle peut suivre l'extraction des dents de sagesse ayant provoqué autour d'elles les accidents infectieux d'éruption. Le Dr Jarre n'admet donc que les tics douloureux des édentés ou, du moins, provenant d'un point primitivement infecté, mais où il n'y a plus de dent.

Contrairement à cette opinion, si nous admettons l'infection nécessaire, nous croyons que celle-ci peut se produire lorsque la dent est encore en place et que les altérations nerveuses indispensables, en définitive, pour produire le tic douloureux, peuvent provenir de l'infection sans une cicatrisation. Car nous avons vu précisément de véritables tics douloureux disparaître à la suite de l'extraction de plusieurs dents atteintes, soit de périostite alvéolo-dentaire chronique, soit simplement de pyorrhée alvéolaire ; et d'autre part, nous avons pu observer des tics douloureux, chez des sujets ayant toutes leurs dents. Pourquoi les petits névromes ou la névrite ascendante ne se produiraient-ils pas aussi bien sur le trajet du nerf dentaire malade ou infecté près de sa terminaison, avant l'enlèvement de la dent? Celle-ci produit bien incontestablement les névralgies communes; on peut admettre qu'entre ces dernières et le tic douloureux il n'y a qu'une différence de forme et de durée. Suffirait-il donc d'une extraction pour transformer une névralgie commune en une névralgie spasmodique? Nous ne le pensons pas. Il y a même lieu de penser que la forme particulière d'altération de la pulpe, avec formation de noyaux d'ivoire dans son trajet caniculaire, est surtout propre à provoquer les névromes sur le trajet du nerf, car nous avons vu un tic douloureux se produire dans un cas semblable.

Traitement. — Les considérations qui précèdent nous obligent donc à envisager le traitement du tic douloureux, selon qu'il y a absence des dents cas le plus fréquent) ou que les dents malades sont encore en place. Nous négligeons d'ailleurs les traitements médicaux généralement impuissants, et qui ne font que prolonger inutilement une situation dont la durée n'est pas un des moindres inconvénients, les tics douloureux anciens étant plus difficiles à guérir que les récents.

On sait quelle est la violence de la douleur dans le tic douloureux de la face, dont le moindre mouvement (mastication, parole, toux, etc...), dont le moindre attouchement provoquent des accès d'une acuité telle que leur répétition finit par épuiser l'énergie et la volonté des plus robustes et conduit quelques-uns même à l'idée du suicide. Il faut donc intervenir *le plus tôt possible*.

Nous écartons tout d'abord les innombrables opérations chirurgicales intra-crâniennes, extra-crâniennes, celles-ci portant sur les troncs nerveux ou sur leurs extrémités, qui ont été proposées pour atteindre le siège présumé des névralgies spasmodiques. La description en a été très bien résumée dans un travail du Dr Mauclair (*Presse médicale*, 1897); ces opérations ont d'ailleurs toutes donné des succès et des insuccès. Comme nous avons admis la cause dentaire, gingivale et alvéolaire, nous ne décrirons que les méthodes qui se proposent d'agir par une intervention chirurgicale sur les dents, les gencives et les alvéoles, avec la division que nous avons admise.

Dents absentes. — C'est bien la névralgie des édentés, et elle se présente souvent avec son siège précis, sur un point ou une zone du rebord alvéolaire, facile à reconnaître à la simple pression du doigt sur les gencives. Généralement, toutes les dents sont absentes, au moins d'un côté de la bouche et, lorsqu'il en est ainsi, il y a lieu de supposer qu'elles ont disparu successivement, plutôt à la suite de pyorrhée alvéolaire que d'arthrite du sommet, suite de carie, car on ne perd guère ainsi toutes ses dents par carie. Mais, dans la pyorrhée alvéolaire, l'infection a été gingivale et sous-gingivale surtout, n'a jamais atteint ni, *à fortiori*, dépassé le sommet des dents, et lorsque celles-ci sont arrachées ou tombent, la cicatrice de la gencive seule peut renfermer les éléments infectieux ou les extrémités nerveuses atteintes, et les causes de névralgie se trouvent ainsi exclusivement dans le tissu gingival ou les tissus mous.

Une première méthode exclusivement gingivale du traitement du tic douloureux existe donc tout d'abord. C'est celle que nous avons toujours appliquée au début de l'intervention, celle qui nous a donné souvent des guérisons, et dont nous avons apporté deux observations typiques à la Société de stomatologie (1892). Elle consiste très simplement, le côté et le siège de la névralgie étant reconnus, à faire avec le bistouri une incision profonde de toute la gencive allant jusqu'au tissu osseux et d'une fois, pour ne pas avoir à y revenir, sur toute une moitié du rebord alvéolaire. Dans la longueur et la profondeur du sillon ainsi ouvert par le bistouri, le galvano-cautère est ensuite promené, de manière à produire une zone de tissu mortifié, et à empêcher la réunion immédiate de la plaie vive faite par l'instrument tranchant. Il n'y a plus qu'à prescrire des lavages antiseptiques : dans les vingt-quatre heures, nous avons vu disparaître ainsi des tics douloureux violents et rebelles. Ce n'est donc que dans la cas où ce moyen très simple échoue qu'on est autorisé à essayer de la méthode suivante.

Cette deuxième méthode, depuis longtemps, d'ailleurs, appliquée par les chirurgiens à la névralgie des édentés, et que Jarre a généralisée en l'appliquant à tous les tics, se propose d'atteindre plus loin que dans la gencive, dans le tissu alvéolaire lui-même, la cause supposée du mal. Comme la méthode précédente, c'est encore une méthode empirique, car on ne connaît pas, on ne peut pas connaître exactement le siège des lésions, ni en étendue ni en profondeur sur les extrémités nerveuses. C'est essentiellement une opération à tâtonnements, dont on ne voit pas les limites. Voici, d'ailleurs, comment la décrit le Dr Jarre. L'opération se fait en trois temps.

1er temps. — Excision de la muqueuse et du périoste recouvrant le bord alvéolaire à réséquer.

2e temps. — Résection de la partie dénudée du bord alvéolaire.

3e temps. — Rugination du bord alvéolaire.

Nous n'insisterons pas sur la technique complète de l'opération, dont on voit suffisamment les phases. Des soins antiseptiques doivent en assurer les suites d'une façon complète.

Il faut reconnaître les bons résultats que cette méthode a donnés entre les mains du Dr Jarre et a pu donner à d'autres; mais on en voit aussi les incertitudes théoriques et, pas plus que de l'incision simple des tissus mous, on ne peut s'en promettre de résultats certains.

Dents présentes. — Nous sommes dans l'hypothèse admise par nous de l'existence d'un tic douloureux produit par des dents malades mais encore à leur place dans la bouche. C'est donc tantôt l'infection de la pyorrhée étendue à toute une zone de la gencive et du rebord alvéolaire, tantôt une carie pénétrante avec périostite alvéolo-dentaire du sommet, ou bien encore une pulpe infectée renfermée sous un plombage, plus rarement une dent de sagesse faisant une éruption difficile, qui sont les causes déterminantes du tic douloureux.

Dans le 1er cas (pyorrhée) il s'agit d'un groupe de dents mobiles, suppurantes ; il n'y a qu'à en débarrasser le malade sans craindre d'étendre l'opération aux dents plus faiblement atteintes. La guérison possible du tic mérite des sacrifices qui ne sont d'ailleurs jamais refusés par le patient.

Dans les autres cas, il s'agit de dents isolées qu'on peut à la rigueur soigner, mais dont le sacrifice ne comportera pas d'hésitation, si l'on ne trouve pas d'autre cause patente du tic douloureux. C'est donc la suppression des organes malades, qui constitue en définitive l'unique et le meilleur moyen de traitement. On comprend aussi quelle est l'importance de l'antisepsie consécutive, puisque l'infection renfermée dans la gencive pendant la cicatrisation peut devenir elle-même à son tour une nouvelle cause de tic douloureux.

Devons-nous mentionner, avant de terminer, les succès relatifs que nous avons obtenus par la ponction simple, répétée en différents points de la muqueuse et des tissus mous recouvrant le bord alvéolaire, avec le thermo-cautère, dans un cas de névralgie des édentés? Ou encore un cas où l'affouillement par la bouche, avec le thermo-cautère, des parties molles correspondant à la paroi externe du sinus, dans un tic douloureux de la région malaire, a procuré, à différentes reprises, des accalmies de plus de six mois, chez un malade traité longtemps avant, sans succès, par la résection alvéolaire.

La conclusion qu'on peut tirer est que toutes les méthodes ont donné de bons résultats et que toutes ont pu échouer; que les causes réelles du tic douloureux de la face nous échappent quelquefois et que, dans les formes anciennes surtout, des lésions du système nerveux central existent, qu'on ne peut atteindre; que, sans lésion apparente, en particulier chez les nerveux et les dégénérés, le tic est purement psychique, avec des accès intermittents comme ceux de l'hystérie et de l'épilepsie.

TROISIÈME PARTIE

OPÉRATIONS QUI SE PRATIQUENT SUR LA BOUCHE ET LES DENTS

Nous avons déjà eu l'occasion, aux différents chapitres de la pathologie, de décrire quelques-unes des opérations courantes de la chirurgie buccale ou dentaire. Nous laisserons de côté, on le comprend, les opérations de grande chirurgie qui ne sauraient trouver place ici. Nous nous bornerons à la description des opérations simples de chirurgie buccale et dentaire, dont nous n'avons pu parler suffisamment encore, mais qu'il faut nécessairement connaître.

Nous passerons ainsi successivement en revue les extractions dentaires, les ouvertures d'abcès, les cautérisations, le limage et les résections, la greffe dentaire. Nous n'aurons pas à revenir sur l'opération du nettoyage de la bouche, qui a trouvé place au chapitre du tartre dentaire, ni sur les plombages, suffisamment indiqués au chapitre de la carie.

Toutefois il nous semble utile de faire précéder cette partie du livre des deux chapitres de l'*anesthésie* et de l'*hygiène des opérations* qui en seront comme l'introduction et se trouveront ici tout naturellement à leur place.

CHAPITRE I

Anesthésie.

Depuis quelques années, l'anesthésie locale dispose de tels agents et de telles ressources, qu'il est rarement nécessaire d'avoir recours à l'anesthésie générale pour les opérations que nous avons en vue. Celle-ci devrait donc être écartée *à priori* de notre étude. Mais si nous pouvons laisser de côté l'anesthésie générale par le chloroforme ou l'éther, nous ne saurions absolument passer sous silence deux ordres de substances anesthésiques couramment employées en chirurgie dentaire : le *protoxyde d'azote* et le *bromure d'éthyle*. Nous en dirons donc au moins quelques mots avant de décrire les méthodes de l'anesthésie locale.

Anesthésie générale. — Protoxyde d'azote. — Le protoxyde d'azote n'a plus de très nombreux partisans, mais il est encore fréquemment mis en usage en Angleterre et en Amérique, soit pur, soit associé à l'éther ou au chloroforme. Pendant longtemps, il a été le seul anesthésique général, à action rapide, utilisé en chirurgie dentaire, pour les opérations de courte durée.

Si l'on met à part la découverte de nouvelles méthodes et de nouveaux agents, les raisons qui ont fait abandonner en partie le protoxyde d'azote sont les suivantes : ce gaz ne produit l'anesthésie générale qu'en amenant un certain degré d'asphyxie, et celle-ci se manifeste par les signes extérieurs les moins douteux : respiration précipitée, congestion de la face, qui devient souvent bleue ou même noire, ou au contraire pâle et livide, pouls petit, etc. C'est donc un gaz asphyxiant au premier chef; il a déjà à son compte de nombreux accidents et des cas de mort (moins que le chloroforme): l'anesthésie générale qu'il procure est de courte durée, et les opérations un peu longues et difficiles ne peuvent être achevées sans que le malade ne se réveille.

Les avantages n'étaient pas à dédaigner : en une ou deux minutes au plus, l'anesthésie est acquise et la bouche s'ouvre avec la plus grande facilité; il n'y a pas de contracture, presque jamais de nausées ni de vomissements. La période anesthésique pouvant durer quatre ou cinq minutes, permet de faire toutes les petites opérations et même l'extraction de plusieurs dents, si l'on ne rencontre pas de difficultés sérieuses. Le malade se réveille vite et revient immédiatement à son état normal.

Les dispositifs qui permettent de faire respirer le gaz protoxyde d'azote sont nombreux; dans presque tous, le gaz comprimé dans une bouteille métallique et liquéfié, arrive par un tube dans un masque placé étroitement sur la bouche et le nez, et dans lequel le malade respire jusqu'à ce que les signes de l'anesthésie apparaissent (insensibilité du globe oculaire). Il faut alors opérer vivement.

On sait que P. Bert, dans le but de conjurer les dangers de l'asphyxie dans l'administration du gaz hilarant, avait imaginé de faire respirer le protoxyde mélangé à de l'oxygène au malade sous une vaste cloche où opéré et opérateurs étaient placés dans l'air comprimé. L'immense attirail mis en œuvre, pour un résultat peut-être douteux, semble avoir fait abandonner depuis longtemps cette méthode.

Nous avons vu, à Londres, en 1878, administrer le protoxyde d'azote associé à l'éther (méthode de Clover). Le mélange devait sans doute réunir les avantages des deux anesthésiques; nous n'en nions pas l'utilité en chirurgie générale, mais nous en voyons peu la nécessité pour la pratique de la chirurgie dentaire.

S'il y avait une conclusion à tirer de ce qui précède, c'est qu'on peut et qu'on doit aujourd'hui, surtout avec les progrès réalisés par l'anesthésie locale, abandonner l'emploi du protoxyde d'azote.

BROMURE D'ÉTHYLE. — Employé pour la première fois en France par le Dr Terrillon (1880), cet agent anesthésique a été utilisé depuis fréquemment, non seulement en chirurgie générale, mais en chirurgie dentaire. Hartmann et Bourbon l'ont appliqué, soit seul, pour les opérations de courte durée; soit associé au chloroforme, pour les opérations plus longues, et ont contribué à en répandre l'usage. Sauvez (thèse, Paris, 1893) s'est fait en chirurgie dentaire l'ardent promoteur de cet agent, que nous avons d'ailleurs expérimenté avec lui. Mais, depuis cette époque, l'auteur semble avoir beaucoup modifié sa manière de voir (1898). Les laryngologistes l'emploient couramment (Lubet-Barbon) et il a pris une grande place dans la pratique chirurgicale, pour les courtes opérations, malgré une réaction assez prononcée depuis une publication de Nageotte dans la *Semaine médicale* (1897), qui a fait l'analyse d'une étude de Poméranotzof sur les dangers de l'emploi du bromure d'éthyle. Il en ressort que l'instabilité du bromure et sa décomposition facile créent un véritable danger de mort, dans un grand nombre de cas, et que, même pur, il ne met pas à l'abri des accidents.

Le bromure d'éthyle a dû la faveur dont il jouit à ses effets rapides; en une demi-minute au plus, il produit l'anesthésie complète; le sommeil dure de une à deux minutes, c'est-à-dire un temps suffisant pour les opérations courantes de chirurgie dentaire. Le malade se réveille instantanément sans ressentir aucun malaise; il a pu respirer les vapeurs anesthésiques étant assis, sans nausées ni vomissements. Il est vrai que c'est le tableau favorable, et qu'il faut parfois légèrement le modifier; il change complètement même, si l'on a affaire aux nerveux, aux alcooliques, aux cardiaques : l'agitation, les cris, les phénomènes asphyxiques ou syncopaux peuvent apparaître et gêner singulièrement l'opération.

Le bromure d'éthyle s'administre à dose massive, versé sur une compresse appliquée en cornet hermétiquement, de manière à envelopper le nez et la bouche, celle-ci maintenue ouverte par un écarteur. Cette dernière précaution est indispensable, car la contracture des muscles masticateurs persiste, malgré l'anesthésie. On peut placer indifféremment entre les dents un bouchon de liège ou un morceau de caoutchouc auquel un fil solide est attaché, qui pend en dehors de la bouche.

Si, comme pour le protoxyde d'azote, nous avions aussi à conclure, nous dirions que le bromure d'éthyle peut rendre des services, à condition d'être employé absolument pur (couleur blanche), à condition aussi que l'administration du gaz ne sera jamais prolongée plus d'une ou deux minutes, ni renouvelée immédiatement pour une deuxième opération. Nous dirions surtout qu'il est absolument inférieur à l'anesthésie locale, à tous les points de vue, ou du moins à l'une de ses méthodes.

Anesthésie locale. — L'anesthésie locale a des applications multiples en chirurgie dentaire, non seulement pour l'extraction des dents, mais encore pour les ouvertures d'abcès, l'insensibilisation de la pulpe, la trépanation des dents, etc. Mais la question de l'utilité, ou plutôt de l'efficacité de son emploi se pose surtout pour l'opération de l'extraction dentaire. Il s'agit de savoir s'il existe des méthodes d'anesthésie locale qui permettent d'enlever couramment les dents sans douleur et, s'il est reconnu qu'elles existent, de connaître celle qu'on devra choisir de préférence. Les termes du problème étant connus, il doit être facile d'y répondre par un examen attentif des faits, et de donner une solution satisfaisante.

On a le choix entre plusieurs méthodes dont nous ne voulons retenir que deux, celle des réfrigérants et celle des injections : nous laissons de côté l'application locale de l'électricité, les expériences qui en ont été tentées n'ayant pas donné de résultat suffisamment démonstratif.

Réfrigérants. — L'effet du froid sur les tissus et son action anesthésiante sont connus et utilisés depuis longtemps en chirurgie. Avant qu'on songeât à utiliser les agents actuels, la glace seule ou mélangée de sel était fréquemment employée pour les opérations de petite chirurgie sur les extrémités des membres, là où il était facile de refroidir toute l'épaisseur des tissus ongle incarné, amputation de phalange, etc. On sait aussi quels services rendait l'appareil à éther de Richardson.

La connaissance exacte de certaines substances qui, plus que l'éther, ont la propriété, par leur point d'ébullition placé bien au-dessous de la température de 0° centigr., de produire rapidement un énorme refroidissement des corps ambiants ; la découverte d'appareils, qui ont permis de mettre en jeu pratiquement ces propriétés a fait faire un grand pas à la question de l'anesthésie locale par le froid ; cette méthode semble à l'heure actuelle avoir donné tout ce qui semble possible dans cet ordre d'idées.

Les deux liquides qui, séparément ou plutôt mélangés, sont aujourd'hui presque uniquement employés, sont le chlorure de méthyle et le chlorure d'éthyle. Leur réunion à l'état liquide et sous la pression de plusieurs athmosphères, dans des appareils clos, solides et maniables, qui peuvent s'ouvrir facilement à une de leurs extrémités pour laisser passer un jet du mélange et le projeter sur la partie à refroidir : tel est, à notre avis, le meilleur procédé à mettre en usage. Le *stypage* (Dr Baillet), qui consiste dans la projection préalable du liquide sur un tampon de coton, refroidi ainsi à une très basse température, pour être appliqué ensuite sur les parties à anesthésier, est loin de valoir à notre avis la projection directe du liquide sur les tissus et donne des résultats moins sûrs.

Lorsqu'il s'agit d'une dent à extraire, d'un abcès à ouvrir, d'une ponction, etc., voici comment on peut procéder à l'application du froid : écarter les lèvres ou les faire écarter par un aide, sécher soigneusement la gencive, mise à l'abri de la salive par des tampons de coton ou de linge, la tête étant d'ailleurs légèrement renversée ; diriger ensuite le jet du liquide directement sur le point à atteindre en maintenant toujours l'ouverture de l'appareil au-dessous du fond pour aider l'action atmosphérique. Au bout de quelques secondes, la muqueuse blanchit et se recouvre d'une zone givreuse : c'est le moment d'opérer, après avoir encore cependant poursuivi pendant quelque temps la projection du liquide suivant l'importance de l'opération à faire. La pulvérisation sera de quelques secondes s'il s'agit d'une surface d'abcès à ouvrir, de la gencive à ponctionner ; plus longue s'il faut insensibiliser les tissus de la dent pour une trépanation, l'enlèvement de la pulpe, etc.; plus encore s'il faut faire une extraction. Dans ce dernier cas, la pulvérisation sera faite à la surface des gencives interne et externe et sur la dent elle-même.

L'application du froid est très peu douloureuse ou ne l'est que peu de temps, sur une dent encore pourvue de sa pulpe, par exemple. Il n'y a pas à craindre de mortification de tissus quand on agit avec prudence ; tout au plus une légère desquamation de la gencive, les jours qui suivent l'opération.

L'insensibilité obtenue est parfaitement suffisante pour les petites opérations, comme celle de l'ouverture d'un abcès gingival ou même alvéolaire, pour des scarifications, des cautérisations d'un point limité de la surface muqueuse. Mais on ne saurait être aussi affirmatif lorsqu'il s'agit de l'extraction d'une dent, et l'on en devine immédiatement les raisons surtout pour une opération faite au fond de la bouche. La bouche est un milieu chaud et humide, à chaque instant envahi par la salive, dont la sécrétion est surtout abondante quand on opère, et parfois énorme chez les enfants. Le refroidissement, c'est-à-dire l'anesthésie, ne dure donc qu'un temps très limité et qu'il faut encore savoir saisir ; si l'opération présente la moindre difficulté et doit durer, la sensibilité et la douleur réapparaissent et on ne peut la terminer sans accroc.

Sans insister davantage, il est donc aisé de voir que la réfrigération ne peut guère s'appliquer qu'à l'extraction des dents de lait, facile chez les enfants, ou aux dents permanentes de devant seulement, sur lesquelles l'effet réfrigérant est beaucoup plus durable. Les applications du froid à l'extraction des dents sont donc en définitive assez restreintes.

Lorsque, avec la pulvérisation du liquide réfrigérant, on se sert du fer rouge, il ne faut pas oublier que les vapeurs éthyliques peuvent s'enflammer dans la bouche; et, avant d'introduire le cautère, lorsque la gencive est refroidie, il faut attendre quelques instants pour laisser la respiration les chasser, et l'aider au besoin par la ventilation.

INJECTIONS LOCALES. — *Cocaïne*. — Fidèles à notre plan qui consiste à viser un but pratique, sans nous arrêter aux étapes d'une question qui en marquent les progrès, mais n'ont plus qu'un intérêt historique, nous parlerons immédiatement des injections de chlorhydrate de cocaïne, substance qui s'est imposée dès son apparition et a définitivement conquis sa place légitime dans le domaine chirurgical, grâce surtout aux travaux de Dastre, de Reclus, de Isch-Wall et d'autres encore. Nous-mêmes, en 1888, avons publié un travail [1]

---

1. De l'emploi des injections de cocaïne comme anesthésique local dans les extractions dentaires. *Bulletin de la Société de Stomatologie*, 1888.

aux conclusions duquel nous n'aurions rien d'essentiel à ajouter aujourd'hui.

Nous pouvons donc laisser de côté les substances autres que la cocaïne employées en injection : acide phénique, gaïacol, qui n'ont donné que des résultats douteux. L'eucaïne (cocaïne par synthèse) semble seule pouvoir être utilisée au même titre que le chlorhydrate de cocaïne avec des avantages à peu près semblables ; ce que nous dirons de l'une de ces substances pourra donc s'appliquer à l'autre. Cela ne veut pas dire qu'il sera impossible de trouver dans l'avenir un autre agent anesthésique égal ou même supérieur ; mais nous nous en tenons à l'état présent et nous exposons surtout la manière dont nous procédons à l'application de la méthode. C'est d'ailleurs dans les travaux des physiologistes (Dastre et autres) qu'on étudiera plus utilement qu'ici les détails concernant le mode d'action de la cocaïne sur les extrémités nerveuses et sur le système nerveux central. Nous ne voulons retenir que cette proposition de Dastre : que le chlorhydrate de cocaïne est incontestablement le meilleur des anesthésiques locaux.

L'instrument dont on se sert pour l'injection est une seringue de Pravaz munie d'une double ailette ou d'un disque sur lequel s'appliquent les doigts qui font la contre-partie du pouce dans la pression du piston. Ce point d'appui est nécessaire, car il faut une grande force pour faire pénétrer l'injection, dans la muqueuse palatine par exemple. L'aiguille de la seringue, en acier ou en platine iridié (plus facile à stériliser), doit être adaptée par un pas de vis, de manière à ne pouvoir tomber dans la bouche.

La solution fraîche du sel doit toujours être préparée pour chaque opération. A cet effet, on place le contenu d'un paquet de 3 centigrammes de chlorhydrate au fond d'un petit mortier de verre, par exemple, et on vide dessus deux seringues entières d'eau bouillie (2 grammes). La solution ainsi obtenue est au 1/70 environ. En vidant trois seringues, on aurait la solution au centième adoptée généralement. De toutes manières, on a une quantité de la solution plus grande que celle à injecter, qui ne doit jamais dépasser un centigramme et demi ou deux centigrammes au plus, dose suffisante pour les extractions même longues et difficiles. Il faut toujours compter sur des déperditions dans la gencive, la solution ressortant, soit par un trajet fistuleux, soit par l'orifice d'une première piqûre.

La piqûre de la gencive est à peu près indolore si l'on a soin de comprimer celle-ci avec le doigt immédiatement au-dessus ou au-dessous du point où elle est faite. L'injection sera pratiquée à peu près à égale distance du collet et du sommet radiculaire de la dent à extraire, par deux piqûres, l'une intérieure, l'autre extérieure, dans l'épaisseur du derme muqueux, l'aiguille étant portée parallèlement à la gencive et enfoncée obliquement. Une ou deux piqûres accessoires pourront s'ajouter aux premières autour de la dent, de manière à ce que celle-ci soit bien cernée par l'injection du liquide. Le point d'élection des ponctions pourra d'ailleurs varier quelque peu, s'il y a gonflement, fluxion ou abcès. Il faut les faire dans le tissu resté sain, car les tissus enflammés échappent en grande partie à l'action anesthésique. C'est pour cette cause que l'anesthésie n'est jamais complète sur les dents atteintes d'abcès et surtout de périostite aiguë; aussi, pour ces dernières, il sera bon de joindre aux injections de cocaïne l'action des réfrigérants, et de réunir l'effet des deux méthodes, qui est, dans ces cas, excellent.

Avant d'opérer, il est nécessaire d'attendre quatre ou cinq minutes, temps que met l'anesthésique a produire son plein effet, en comptant de la première injection, celle-ci et les suivantes étant toujours faites lentement.

Le malade sur lequel on opère ne devra pas être à jeun, si l'on veut éviter le plus possible l'action du poison sur le système nerveux central et la tendance à la syncope. Le moment le plus favorable sera choisi trois ou quatre heures après le repas. Le malade sera autant que possible couché à plat sur le dos, dans un fauteuil adapté *ad hoc*. Avec ces précautions simples, les accidents seront sûrement évités.

Nous ne connaissons pas de véritable contre-indication à l'emploi de la cocaïne; ni l'âge, ni les maladies, ni la grossesse ne sont des obstacles absolus. On sera seulement plus prudent dans l'application des doses, et il sera bon de commencer par faire une petite injection, et d'en attendre l'effet avant d'injecter une dose plus forte. C'est une question d'habitude et de coup d'œil. Certains individus, les jeunes gens en particulier (de 18 à 25 ans), syncopent avec une facilité étonnante au moindre attouchement des dents : il n'en sera ni plus ni moins avec la cocaïne, à la condition de se tenir sur la réserve.

Nous n'avons pas remarqué que les injections de cocaïne comportassent plus de douleur ou une tendance plus grande aux hémorragies après l'extraction, comme cela a été dit, et nous pouvons conclure qu'actuellement l'anesthésie locale par le chlorhydrate de cocaïne, dans la pratique des opérations buccales et dentaires, donne des résultats supérieurs à toutes les autres méthodes.

Accidents de l'anesthésie. — Les accidents de l'anesthésie, soit générale, soit locale, les plus à redouter, sont l'asphyxie et la syncope. Les différents moyens propres à parer à ces graves complications sont à peu près connus : aération, respiration artificielle, injections d'éther, électricité, tractions rythmées de la langue, oxygène, etc…. Le chirurgien qui pratique l'anesthésie doit toujours les avoir à sa disposition et savoir les appliquer avec sang-froid en cas d'accidents, s'il n'a pu les éviter.

CHAPITRE II

Hygiène des opérations.

On est revenu de l'erreur de croire que les opérations sur la bouche sont inoffensives, qu'on peut les faire sans prendre de précautions particulières, sous le prétexte que toutes les plaies y guérissent vite; préjugé assez répandu même chez les médecins, et qui n'a pas peu contribué à maintenir la chirurgie dentaire en dehors du champ de la médecine ou de la chirurgie générales; la vérité est plutôt contraire. Nous avons assez montré dans le cours de ce livre les conséquences de l'infection et sa fréquence, et comment toutes les plaies de la bouche, les ulcérations, si petites qu'elles soient, peuvent devenir les voies de pénétration des micro-organismes et de leurs sécrétions.

Les opérations buccales et dentaires ouvrent toujours, plus ou moins, pendant un certain temps, une porte d'entrée, et il ne faut pas que l'opération faite dans un but thérapeutique devienne à son tour la cause d'accidents nouveaux. A ces opérations dans la bouche, il est donc plus que partout ailleurs nécessaire d'appliquer les règles de l'antisepsie.

Dans les bouches aseptiques, il est vrai, les précautions que nous indiquerons ne sont peut-être pas aussi impérieusement commandées; mais il est si difficile de dire où commence et où finit l'asepsie qu'elles peuvent toujours être appliquées; il n'y aura jamais lieu de le regretter.

Les mesures antiseptiques qui s'imposent dans toute opération concernent : l'opérateur, les instruments, le champ opératoire, les pansements et les soins consécutifs. Nous devons les indiquer, en faisant remarquer que, sur beaucoup de points, on doit se reporter tout naturellement au chapitre que nous avons consacré plus loin aux antiseptiques.

Opérateur. — Pour celui-ci, les soins antiseptiques à prendre s'appliquent aux mains, qui, seules de la personne, entrent en contact avec la cavité buccale. On sait, d'après Furbinger, quelles sont les conditions qui s'imposent si on veut obtenir l'asepsie rigoureuse des mains : nettoyage rigoureux des ongles, lavage à l'eau chaude et au savon, lavage à l'alcool (1 minute), lavage dans la solution de sublimé au 2 p. 1000 (1 minute). Mais, comme il ne faut rien exagérer et qu'on ne peut, en pratique, entre chaque opération dentaire, passer cinq minutes au nettoyage des mains, nous croyons qu'il est permis de tout réduire aux deux temps qui consistent dans le savonnage et le passage des mains au sublimé. Il faut bien avouer que, la plupart du temps, les opérations courantes qu'on fait dans la bouche, et souvent d'urgence, n'ont pu être précédées d'une désinfection complète de la cavité, par défaut de temps. La bouche où l'on opère alors est bien autrement infectée que les mains et plus dangereuse pour les plaies. Les précautions rigoureuses s'imposeraient d'ailleurs, s'il y avait lieu de supposer que les mains ont touché des parties très infectées et se sont souillées de matières virulentes (pus, ulcérations syph.) et pour les opérations de grande chirurgie et de longue durée où elles peuvent entrer en contact intime et prolongé avec les plaies de la bouche. Pendant les temps de l'opération, il suffit de s'essuyer les mains, s'il y a lieu, avec des linges blancs, lessivés et bien secs.

Instruments. — La stérilisation des instruments est peut-être plus nécessaire encore que celle des mains, car ils entrent naturellement en contact plus profond avec les tissus. Il ne faut pas oublier non plus qu'une des questions dont se préoccupe le plus le sujet qu'on opère est celle de la propreté des instruments dont on se sert. Il sera donc bon, le plus souvent, de pratiquer le nettoyage et la stérilisation en sa présence ; on peut en dire autant du lavage des mains.

Pour que la stérilisation des instruments soit possible et surtout rapidement faite, il est nécessaire que ceux-ci soient faciles à nettoyer, c'est-à-dire d'une forme simple, polis, sans cannelures. Les daviers seront nickelés. Les seringues à injection seront munies d'une aiguille en platine iridié, facile à flamber instantanément ; elles seront démontables en toutes leurs parties pouvant être nettoyées séparément. On peut flamber des aiguilles en acier à condition d'en avoir un grand nombre à sa disposition.

En chirurgie dentaire, il est difficile de procéder, comme dans les opérations de grande chirurgie, pour la préparation desquelles on a le temps nécessaire et les aides. Les opérations se succèdent vite, sont de chaque instant pour ainsi dire, et ce sont les mêmes instruments qui servent pour toutes les bouches. Il faut donc procéder vivement, et cependant obtenir une asepsie certaine.

Les méthodes ne manquent pas : le flambage, l'étuve, l'ébullition, les bains, les vapeurs antiseptiques. Il faut, en réalité, avoir un peu tous ces moyens à sa disposition et user de tous, suivant les circonstances. Une bonne précaution à prendre est d'avoir deux séries au moins de tous les instruments, de manière à en avoir toujours une stérilisée à sa disposition. Le flambage des gros instruments courants : daviers, pinces coupantes, etc... à la lampe à alcool ou au gaz est parfaitement suffisant. L'ébullition n'est pas très pratique; l'étuve serait bonne si l'on pouvait disposer d'instruments en grand nombre. C'est ainsi qu'elle est excellente pour les petits objets comme les fraises, les forets, les aiguilles, les tire-nerfs, les excavateurs, etc.

Les bains et les vapeurs antiseptiques peuvent rendre des services à condition qu'ils n'oxydent pas les instruments; pour éviter cet inconvénient le Dr Ferrier (*Bulletin de Stomatologie*, 1891), a proposé un bain antiseptique non oxydant qui nous semble très pratique : solution phéniquée à 2 p. 100 avec 2 p. 100 de carbonate de soude, dans un vase au fond duquel est une lame de zinc, qui forme élément de pile et accapare l'oxygène de l'eau décomposée.

Les vapeurs d'aldéhyde formique, amenées au contact des instruments, dans un vase clos, par une disposition ingénieuse, peuvent être aussi un excellent moyen antiseptique.

Champ opératoire. — Le champ opératoire à stériliser est toute la bouche, et c'est aussi parfois et plus complètement un point particulier, celui sur lequel on opère : pour une incision, une ponction, une cautérisation par exemple. Cette distinction est nécessaire, en raison de l'observation déjà faite, que toutes ces petites opérations n'ont pas le temps d'attendre et sont plutôt suivies que précédées des soins antiseptiques de la bouche. Mais lorsqu'il s'agit d'opérations combinées et arrêtées d'avance, et qui peuvent attendre (greffe, opérations de prothèse, empyème, etc.), l'antisepsie buccale préalable doit être absolument exigée.

Pour un point particulier de la muqueuse buccale, il suffit de le dessécher à l'air chaud et de le laver avec une boulette de coton imbibée de sublimé ou de la solution thymique (4 millièmes). Ces deux substances précédées du nettoyage seront d'ailleurs les agents préférés de l'antisepsie buccale totale.

Pansements. — On oublie trop souvent que les matières des pansements doivent être stérilisées avant d'être introduites dans la bouche ou dans les cavités des dents. L'ouate qui fait le fond des pansements (ouate hydrophile) doit être étuvée et conservée dans des boîtes métalliques aseptiques. Lorsqu'il s'agit de mèches ou de tampons à laisser à demeure dans des cavités, sur des plaies, il ne faut pas oublier qu'ils ne peuvent pas rester longtemps en place, malgré leur imprégnation de matières antiseptiques, sans être envahis par la salive, pénétrés par elle et finir par se corrompre. Ils doivent donc être renouvelés souvent, en même temps que sont renouvelés les lavages, les gargarismes ou les injections antiseptiques, etc.

Les pansements contentifs, introduits dans la cavité des dents pour le traitement des caries, se composent généralement d'un tampon d'ouate imbibée d'une résine insoluble dans la salive, qui rend le coton imperméable et dur par sa pénétration entre les mailles. Ce pansement ne peut guère protéger la dent plus de vingt-quatre heures, mais peut aussi suffire dans la pratique courante, d'autant plus qu'il recouvre presque toujours un antiseptique très actif (créosote, iodoforme). La gutta-percha, préparée absolument imperméable, est préférable cependant lorsqu'on veut obtenir une protection absolue.

CHAPITRE III

Opérations.

Extractions dentaires. — L'extraction des dents est l'opération la plus fréquente de la chirurgie dentaire; elle présente parfois de grandes difficultés. Ses indications, son exécution, les complications qu'elle peut comporter, exigent les connaissances sûres que seule a pu donner l'étude générale de la médecine et de la chirurgie. Ce serait une grave erreur de considérer l'extraction des dents comme une opération banale. Ainsi les médecins, nous ne voulons pas dire seulement les spécialistes, pourraient rendre de grands services si, au lieu d'abandonner au premier venu cette opération qu'ils dédaignent ou redoutent, ils s'efforçaient de la pratiquer et la revendiquaient comme faisant partie de leur domaine.

L'extraction se propose de supprimer : soit une dent saine qui ne doit pas être conservée pour cause d'anomalie ou pour les nécessités d'un redressement, ou, dans l'immense majorité des cas, une dent malade dont la conservation a été jugée impossible. Nous ne pouvons énumérer tous les cas, si divers et si variés de la pratique, mais seulement indiquer quelques règles générales qui peuvent s'appliquer à tous, et qu'on ne doit jamais perdre de vue.

Il ne faut, par exemple, jamais arracher une dent sur les indications seules du patient, sans avoir exactement reconnu soi-même l'affection dont elle est atteinte, et quelle est la cause des accidents observés ; car on sait que des douleurs éprouvées sur une dent peuvent avoir leur point de départ réel sur une autre, non seulement voisine, mais située sur l'autre mâchoire du même côté. Un abcès, une tumeur placés dans le voisinage de dents peuvent être indûment rapportés à ces organes ; il est vrai que l'erreur contraire est plus souvent commise.

Il n'y a pas de contre-indication absolue à l'extraction d'une dent quand l'opération a été reconnue nécessaire, et c'est ici le lieu de répondre à la préoccupation d'un grand nombre de chirurgiens et de médecins qui se sont demandé si l'on devait et si l'on pouvait sans danger de complications arracher une dent à la période aiguë de la fluxion ou de l'abcès dentaire. L'obligation n'existe pas toujours d'enlever immédiatement une dent, qui a déjà déterminé des accidents de telle nature que l'extraction ne peut manifestement les enrayer (adéno-phlegmons de l'angle de la mâchoire, ou du cou, ou du plancher de la bouche), et s'il y a des difficultés présentes d'exécution qui peuvent s'atténuer avec le temps sans rien compromettre. Mais on peut toujours enlever ces dents, sans crainte que l'extraction provoque par elle-même de nouveaux accidents ; elle ne peut qu'atténuer ceux qui existent, en offrant une issue au pus, une voie à l'antisepsie et un dégagement heureux des parties (dent de sagesse). Nous ne pourrions comprendre comment l'extraction risquerait d'aggraver les accidents existants ; on a pu, il est vrai, invoquer les résorptions septiques se faisant par les vaisseaux alvéolaires brusquement ouverts ; mais ces résorptions sont bien plus à craindre avec des abcès développés parfois avec une violence inouïe, indiquant le haut degré de virulence d'organismes qui doivent trouver, le plus tôt possible, issue au dehors, pour cesser d'être nocifs. L'extraction, dans ces conditions, n'est pas une voie ouverte à l'infection, mais à sa sortie. On peut donc toujours enlever une dent malgré les abcès et les fluxions, et on doit l'enlever le plus tôt possible, toutes les fois que l'opération ne semble pas présenter de difficultés sérieuses, une tentative échouée ne faisant alors que donner un coup de fouet aux accidents, en y ajoutant le traumatisme.

L'extraction, pour être régulièrement faite, comporte un certain nombre de règles applicables pour toutes les variétés de dents, et qu'on doit se rappeler. Elle doit se proposer d'enlever la totalité de l'organe, d'épargner au patient des douleurs inutiles et éviter autant que possible de léser les parties voisines. La première proposition va de soi ; l'anesthésie générale ou locale répond à la seconde ; nous devons seulement nous occuper de la troisième, pour en expliquer le sens et les limites.

L'extraction, même la mieux faite, s'accompagne toujours à un certain degré de désordres des parties voisines, gencives ou alvéoles, et moins ceux-ci seront considérables, mieux et plus vite se fera la cicatrisation. Mais si l'on veut bien arracher les dents, c'est-à-dire les enlever en totalité, ce qui est le but cherché, il ne faut pas se préoccuper trop des lésions des tissus adjacents. Pour réussir l'opération, il ne faut pas craindre de meurtrir la gencive, ou même de briser un fragment alvéolaire : ce sont complications qui guérissent vite dans une bouche aseptisée, et l'on sait d'ailleurs que l'alvéole doit disparaître tôt ou tard par résorption.

Pour éviter des lésions, comme la destruction de la gencive recouvrant les racines, quand l'instrument (davier) doit être placé très haut pour faciliter la prise de la dent, on a proposé le déchaussement préalable, c'est-à-dire le détachement des adhérences de la gencive à l'alvéole, de manière à glisser l'instrument entre les deux parties. Nous croyons cette opération inutile en tant que séparée de l'extraction : c'est le davier lui-même qui, par enfoncement, doit s'insinuer sous la gencive et la décoller par un mouvement combiné avec les manœuvres mêmes de l'extraction.

Dans le cas de racines difficiles, souvent creuses et tubulées, surtout pour les dents à une racine du haut et du bas, nous employons une manœuvre plus simple, qui consiste à prendre avec la dent ou la racine toute la gencive entre les mors du davier. L'instrument, pour mobiliser la dent, procède un peu par secousses, et beaucoup par écrasement à la fois de la gencive et de l'alvéole. Aussitôt que la dent ou la racine est devenue mobile, on lâche la gencive et on ressaisit celle-ci à nu pour la sortir de l'alvéole avec la plus grande facilité. La gencive n'est que contusionnée, mais non déchirée et à peine saignante. Des fragments alvéolaires, qui existent presque toujours, doivent être soigneusement détachés.

Ce procédé de l'*écrasement* rend les plus grands services également pour les extractions des trois racines des molaires supérieures, ou des deux racines des molaires inférieures lorsqu'on a brisé la couronne. Il faut pour ainsi dire broyer l'alvéole à travers la gencive, et en retirer ensuite les racines séparées et mobilisées, comme on retire le contenu d'un noyau cassé. Qu'on ne s'effraye pas de cette description; une semblable manœuvre, qui n'a jamais de suites fâcheuses, offre moins d'inconvénients que la poursuite chimérique d'extrémités de racines incessamment rongées et fracturées par le mordillement de la pince, au fond d'un alvéole qu'on ne peut atteindre.

INSTRUMENTS. — Les instruments employés pour l'extraction des dents sont des leviers appartenant aux différents genres, et pouvant avoir leurs indications distinctes. On connaît la clef de Garengeot, les pinces ou daviers, la langue de carpe et le pied de biche. Ils peuvent tous être bons et rendre des services, maniés par des mains habiles, et guidés par une connaissance exacte du nombre et de la direction des racines, de l'état et de la résistance des parties voisines, alvéoles et mâchoires; car l'effort doit naturellement se régler sur la difficulté probable et s'exercer dans le sens de la moindre résistance. On comprendra mieux, d'ailleurs, la portée de cette observation en l'appliquant aux extractions faites par chaque espèce d'instrument.

Clef de Garangeot. — Il est inutile de décrire un instrument aussi connu ; il est peu employé aujourd'hui, au moins par les spécialistes qui, à juste titre, lui préfèrent les daviers. Il peut exceptionnellement rendre encore des services, et il faut savoir l'appliquer.

La clef agit à la façon d'un puissant levier du premier genre, avec une puissance pour ainsi dire illimitée, qui constitue un des dangers de son emploi ; en outre, elle agit par renversement de la dent qui presse l'alvéole à la fois par son collet et le sommet de sa racine, c'est-à-dire en brisant ou en écartant toute la paroi correspondant au panneton. Celui-ci doit donc prendre place toujours du côté le moins résistant, c'est-à-dire en dehors pour les deux mâchoires. En haut, d'ailleurs, l'obliquité de la voûte palatine se prêterait mal à l'application du panneton ; et en bas, les molaires contiguës étant placées sur une courbe sont plus larges du côté extérieur ; renversées en dedans par la clef, elles pourraient écarter les dents voisines, ou même les entraîner dans leur mouvement. Pour ces dents, toutefois, on sera autorisé à placer le panneton au-dedans de la bouche, si elles sont isolées, ou si, encore, comme le cas se présente souvent, elles sont déjà inclinées vers la ligne médiane : elles doivent être alors entraînées dans le sens de leur direction.

La clef a servi à enlever indistinctement toutes les dents, mais elle est plutôt propre à l'extraction des molaires; pour la dent de sagesse inférieure, en particulier, elle a pu faire à l'occasion une extraction vainement tentée avec d'autres instruments, mais, pour cette dent, il a fallu modifier le panneton de manière que le crochet vint se placer tout à fait à l'extrémité de la tige.

Pinces ou daviers. — Les pinces spéciales, plus connues généralement sous le nom de daviers, se sont peu à peu substituées à la clef, pour l'extraction de toutes les dents, et sont à peu près adoptées par tous les praticiens. Les daviers sont conçus sur ce principe, qu'une dent, pour être extraite, doit être saisie par la plus grande partie de sa surface et sortie de l'alvéole dans une direction qui se rapproche le plus possible de la verticale, pour éviter les lésions de voisinage. Les daviers remplissent à peu près exactement ces deux conditions. Leur forme générale est celle d'une pince ordinaire à branches droites ou courbes et à mors terminés par un bord tranchant, conformé différemment suivant la dent à extraire.

Lorsqu'on se sert de daviers, il ne faut pas oublier qu'ils doivent être enfoncés sous la gencive jusqu'au bord alvéolaire, mais que celui-ci ne doit pas être saisi, car, pour rompre sa résistance s'ajoutant à la résistance des ligaments, il faudrait un effort dépassant la mesure nécessaire pour l'extraction de la dent. Certaines dents ne semblent solides, lorsqu'on les arrache, que par suite de l'erreur ainsi commise dans l'application de l'instrument.

La vérité c'est que, lorsqu'on dit que le davier sera enfoncé aussi loin que possible, comme si l'on voulait énucléer la dent, cela signifie que la dent, bien saisie et suffisamment serrée *au-dessous du bord alvéolaire*, doit être fortement poussée dans l'alvéole pour en amener l'écartement et favoriser la mobilité.

La dent ne doit être serrée dans le davier que juste assez pour ne pas s'échapper de l'instrument, dans les différents temps de l'opération. Pour mesurer la pression exercée par le mors, quelques chirurgiens placent la pulpe du pouce entre les branches de l'instrument. C'est, d'ailleurs, un excellent moyen de contrôle.

Nous croyons inutile de décrire les différentes formes de daviers et la manière d'enlever avec chacun chaque espèce de dent. Il nous suffit d'avoir indiqué leur mode d'action générale et les précautions que demande leur emploi. Le surplus se trouve suffisamment dans les livres spéciaux.

Langue de carpe. — Cet instrument est un genre de levier particulier, qui s'applique tout spécialement à l'extraction des dents de sagesse inférieures. C'est essentiellement une lame d'acier en fer de lance, plus large et plus épaisse à sa base, coudée sur la tige en forme de baïonnette. Cette lame, introduite entre la dent de sagesse et l'avant-dernière molaire, de dehors en dedans, par de fortes pressions, soulève la première par un mouvement de bascule, en prenant point d'appui sur la seconde et la luxe en arrière hors de son alvéole. On remarquera que le mouvement imprimé à la dent de sagesse est conforme à la direction normale de l'axe de la dent, dont la racine, généralement unique, où les deux racines présentent une concavité postérieure. Lorsque la dent de sagesse est réduite à sa racine, la langue de carpe peut encore servir, mais il faut alors l'enfoncer entre la deuxième molaire et cette racine à travers l'alvéole, et effectuer le même mouvement de bascule en arrière.

Lorsque la dent de sagesse est isolée, on est obligé, faute de point d'appui pour la langue de carpe, d'avoir recours au davier ou à la clef.

Pied de biche. — C'est un levier simple, dont la forme est extrêmement variable, et qui peut servir à l'extraction des racines de toutes les dents. On ne peut guère établir de règles fixes à son usage.

Quels que soient la dent à extraire et l'instrument employé, la mâchoire sur laquelle on opère doit être immobilisée aussi solidement que possible, pour éviter les déperditions de forces et le glissement des instruments. La tête sera donc toujours appuyée d'aplomb sur le dossier d'un fauteuil et maintenue fermement par le bras et la main restés libres de l'opérateur.

Chez les enfants, on peut éprouver de grandes difficultés pour leur maintenir la bouche ouverte; on est alors obligé d'employer un écarteur mécanique ou, à son défaut, un cylindre de bois, un bouchon de liège ou de caoutchouc, mais ces derniers toujours attachés à un lien qui pend en dehors de la bouche pour éviter leur chute dans la gorge.

Difficultés de l'extraction. — Elles sont parfois très grandes et tiennent à des causes multiples : contracture des mâchoires, anomalies de forme et de direction des racines, caries profondes, etc.; mais elles varient surtout suivant l'âge et les individus. Chez les enfants, l'extraction des dents est, en elle-même, généralement facile, les tissus, ligaments et os, étant plus mous et plus souples; cependant des dents très cariées, creusées dans leurs racines et très friables, sont quelquefois difficiles à saisir et à extraire. La difficulté existe, même pour des racines de dents de lait, parfois réduites à de fines aiguilles insaisissables enfoncées dans la gencive. Un simple crochet ou excavateur est parfois le meilleur instrument pour les atteindre et les faire sortir comme des esquilles, car il est important de ne point les laisser en place, la dent qui doit venir pouvant, de ce fait, prendre une direction vicieuse.

Chez les personnes âgées, les tissus de la dent, durs mais cassants, la sécheresse des ligaments formant l'intime union des racines et des alvéoles dont le tissu est aussi plus compact et plus fragile, rendent les extractions beaucoup plus laborieuses. C'est chez les vieillards que l'on casse le plus de dents, lorsqu'elles ne sont pas ébranlées d'avance par la résorption alvéolaire et la pyorrhée. Chez ceux-ci, l'emploi de la langue de carpe pour l'extraction de la dent de sagesse est particulièrement dangereux, car l'écartement forcé des dents, au fond de la mâchoire, a pu produire la fracture du corps de l'os. La même règle de prudence s'applique à la clef de Garangeot dont la force est aveugle.

Enfin les difficultés de l'extraction sont surtout individuelles; et par là il faut comprendre, non pas les obstacles opposés par le défaut de courage ou la mauvaise volonté du sujet, mais la constitution propre de certaines mâchoires sur lesquelles les dents sont plus fortement implantées, par des liens plus forts et plus résistants. Si à cette disposition s'ajoutent des anomalies de direction des racines, l'extraction totale de certaines dents devient réellement impossible, et l'extraction d'une dent quelconque chez le même individu présentera toujours les mêmes difficultés.

Accidents de l'extraction. — *Fracture de la dent.* — Le premier des accidents est de casser la dent qu'on veut enlever. Le fait est rare, heureusement, lorsqu'une dent est atteinte de périostite aiguë ou chronique, car les racines malades, les ligaments altérés par l'inflammation, ont perdu une partie de leur adhérence. Si, lorsqu'on enlève une dent à plusieurs racines, une de celles-ci se casse et reste, on peut être à peu près certain qu'elle n'était pas malade et qu'il n'y a que peu d'inconvénients, au moins momentanés, à la laisser en place. La racine brisée dans ces conditions se mobilisera peu à peu et sera expulsée de l'alvéole où elle n'est plus maintenue désormais par l'antagonisme de sa couronne avec une dent correspondante : quelques mois plus tard, l'extraction deviendra facile. On a ainsi des succès à bon compte, avec les dents cassées antérieurement par d'autres. Lorsqu'on brise une dent, extraite pour les nécessités d'un traitement orthopédique, il faut toujours, si possible, reprendre et achever immédiatement l'opération, car le rapprochement des dents voisines, chez les enfants, peut la rendre encore plus difficile à exécuter dans l'avenir, et les portions de racines saines, même les plus minimes, ne se résorbent jamais.

Lorsqu'une couronne fracturée met à nu le contenu de la pulpe, si l'on ne peut terminer l'extraction, il faut détruire et enlever le germe, chose facile pour les dents à une racine et toujours possible pour les molaires.

Fractures de la mâchoire. — Les fractures complètes sont exceptionnelles; elles peuvent se produire surtout, comme nous l'avons dit, dans le cas d'extraction de dent de sagesse, chez les personnes âgées ou chez les prédisposés, dont le tissu osseux est friable et cassant (rachitiques, ostéomalaciques, etc.). Le bruit sec de la fracture la fera reconnaître, et il faut bien se garder alors de continuer l'opération. Ces fractures doivent être traitées comme il convient d'ailleurs, et en suivant les règles de l'antisepsie.

Les fractures partielles de l'alvéole sont fréquentes mais peu graves; les esquilles résultant de la fracture seront toujours enlevées immédiatement, car leur élimination spontanée peut être longue ou douloureuse et retarde la cicatrisation.

Il est toujours facile d'en débarrasser la plaie avec des pinces ou des crochets.

Luxation des dents voisines. — Accident fréquent lorsqu'on se servait de la clef, mais heureusement rare avec les pinces, arrive avec celles-ci lorsqu'on saisit l'alvéole dans le mors avec la dent; c'est l'alvéole alors qui, pouvant se détacher sur une large étendue, entraîne les autres dents. Il n'y a qu'à remettre vivement les dents en place, les y maintenir et aseptiser.

Ouverture du sinus. — Accident qui peut être utile s'il y a empyème; peu grave (écoulement de sang par le nez) si le sinus est indemne, car l'ouverture se referme avec la plaie alvéolaire. Se garder de ne rien faire d'abord, n'agir ensuite que s'il survenait des signes de sinusite.

Infection alvéolaire. — Accident exceptionnel dans les bouches saines, presque inévitable dans les bouches très infectées; cependant succède rarement, même dans celles-ci, à l'extraction d'une dent enlevée pour une autre cause que l'arthrite aiguë ou chronique du sommet (cause la plus fréquente), c'est-à-dire à racines saines. Il faut donc non seulement infection buccale, mais encore une sorte d'infection alvéolaire préexistante. Le plus souvent, c'est une ostéite alvéolaire infectieuse superficielle qui se produit, surtout lorsque l'extraction a été très laborieuse et que l'alvéole se trouve dépouillé de gencive sur une plus ou moins grande surface. Cette ostéite amène la mortification alvéolaire dans la partie dénudée, au bout d'une quinzaine de jours seulement; mais dans sa période aiguë, qui dure de 8 à 10 jours, elle est extrêmement douloureuse et l'on peut dire que rien ne peut calmer les douleurs dans cette période, pas même les lavages antiseptiques, ni les injections alvéolaires, ni les topiques. Elles cessent brusquement au bout de ce temps; la partie mortifiée de l'alvéole s'élimine et la cicatrisation se fait.

Hémorragies. — Quoiqu'on en ait dit, l'hémorragie est une complication rare de l'extraction, j'entends l'hémorragie qui dure ou qui, si elle s'arrête un instant, recommence encore, pendant une période de temps plus ou moins longue. Certains individus saignent plus longtemps que les autres, après une extraction, sans qu'on puisse dire que l'on ait affaire à de véritables hémorragiques. Une règle s'impose en tous cas, c'est de ne jamais abandonner le patient, avant que le sang ne soit complètement arrêté. Si l'écoulement de sang dépasse le temps normal, il faut d'abord comprimer avec les doigts les deux côtés de l'alvéole et la gencive pendant quelques moments, faire ensuite laver la bouche avec de l'eau très chaude; et ces moyens peuvent être suffisants. Si l'hémorragie persiste, il faut laver l'alvéole à l'alcool, et le tamponner seulement tout d'abord avec des boulettes de coton trempées également dans l'alcool et les maintenir par un tampon extérieur plus volumineux, sur lequel peut mordre le patient, en faisant lui-même la compression. Il est rare que les cas simples ne cèdent pas à ce premier tamponnement. S'il était encore insuffisant cependant, il ne faudrait pas hésiter à substituer à l'alcool le perchlorure de fer dilué ou même pur, et à comprimer les tampons comme précédemment. Je dois dire ici que je n'ai jamais constaté des inconvénients signalés de l'emploi du perchlorure de fer, quand on a soin de bien sécher ses tampons ; ces derniers doivent remplir exactement l'alvéole, car on n'ignore pas que, dans les hémorragies d'extraction, ce sont les vaisseaux osseux et alvéolaires qui restent béants et fournissent le plus de sang, les gencives ne concourant à l'écoulement que dans une proportion insignifiante. Le pansement peut être laissé en place sans inconvénient pendant vingt-quatre heures. Il est rare que l'hémorragie se renouvelle, si l'on n'a pas affaire à un de ces sujets prédisposés à un haut degré par une affection comme le purpura, ou une dyscrasie profonde comme l'hémophilie. C'est dans ces cas exceptionnels et vraiment graves que toutes les ressources de l'hémostase peuvent être impuissantes et qu'on a vu survenir la mort par épuisement.

Quel que soit le moyen employé, si l'on a affaire à un véritable hémophilique, on pourra arrêter le sang momentanément, mais l'hémorragie reparaîtra quand même d'une façon intermittente pendant une quinzaine de jours au moins. Entre les récidives fatales, il faut s'efforcer d'obtenir les accalmies les plus longues. Il ne faut plus compter sur le perchlorure de fer manifestement insuffisant au moins seul, mais avoir recours aux moyens mécaniques. On a conseillé les suivants :

gutta-percha ramollie, mélangée avec le coton et comprimée dans l'alvéole (Magitot), pour se mouler exactement dans la cavité; le tampon durci est maintenu en place par le rapprochement des mâchoires. La cire à cacheter pourrait remplir le même rôle, etc. Chez un hémophilique, dans un cas d'hémorragie ayant résisté à tous les autres moyens, nous avons vu la cire d'abeilles, comprimée fortement dans l'alvéole presque à l'état dur, maintenue par un tampon d'ouate perchlorurée et une gaine de gutta-percha moulée sur les dents, amener la cessation de l'écoulement sanguin, momentanée d'abord et bientôt définitive. De toutes manières et dans tous les cas, chez les hémophiliques, il faut soigneusement s'abstenir des cautérisations actuelles; il sera toujours permis de chercher à modifier l'état du sang par la médication intérieure (hamamelis, ergotine, etc.).

Ouverture des abcès. — Il n'est pas toujours nécessaire d'ouvrir un abcès causé par une dent, qu'il soit muqueux ou sous-cutané. L'extraction de la dent qui lui a donné naissance, surtout s'il s'agit d'un abcès sous muqueux dont le siège est rapproché de la dent, est presque toujours suffisante pour donner issue à la totalité du pus. Mais, d'autres fois, l'abcès sous-muqueux lui-même, et surtout l'abcès sous-cutané, n'a qu'une communication lointaine et irrégulière avec la dent et l'extraction de celle-ci le laisse subsister en grande partie. Il faut l'ouvrir alors directement après avoir choisi le meilleur moyen d'exécution.

On peut se servir, pour l'ouverture des abcès dans la bouche, du fer rouge ou du bistouri; ce dernier est plus facile à manier, plus expéditif, mais l'ouverture qu'il fait, surtout du côté de la muqueuse, tend à se refermer très rapidement; en outre la muqueuse des joues et des lèvres, très mobile, rompt le parallélisme des bords de la plaie et l'écoulement du pus s'arrête, en même temps que les lavages dans l'intérieur sont rendus difficiles. Une hémorragie plus ou moins longue est aussi toujours à craindre. Pour tous ces motifs, il faut préférer le fer rouge, thermo ou galvano-cautère, auquel on ne peut adresser les mêmes reproches. L'ouverture qu'il fait, aussi large qu'on veut, est franche et nette par destruction de tissu, ne saigne pas, ne se referme pas de longtemps et facilite l'écoulement du pus et les lavages antiseptiques. Lorsqu'on se sert du bistouri dans la bouche, il faut avoir soin de recouvrir une partie de la lame d'une gaine (linge ou caoutchouc), pour éviter de blesser les lèvres ou la langue.

Il faut toujours faire le possible pour ouvrir les abcès dentaires du côté de la bouche, même et surtout lorsqu'ils paraissent se diriger du côté de la peau, c'est-à-dire qu'il faut éviter à tout prix l'ouverture extérieure. Si, malgré tout, on est obligé d'ouvrir du côté de la peau, on peut se servir encore de la pointe du thermo ou galvano-cautère; mais le bistouri est très suffisant et laisse peut-être une cicatrice moins apparente dans la suite.

L'ouverture extérieure ne doit jamais être faite profondément avec l'instrument tranchant, mais ne comprendre que l'épaisseur de la peau dans la crainte de rencontrer les vaisseaux, surtout dans la région de l'angle de la mâchoire traversée par l'artère faciale, et dans la région sus-hyoïdienne et du plancher remplie de vaisseaux. Si le pus ne sort pas immédiatement, il faut aller plus profondément à sa recherche, mais alors avec une sonde cannelée qui écarte et divise les tissus. C'est dans ces abcès profonds qu'un drainage à demeure est souvent nécessaire pour l'écoulement, pendant quelque temps au moins, du pus et des liquides de lavage.

Lorsqu'on a affaire à ces abcès chroniques remplis de fongosités, qui simulent si bien les abcès froids (tuberculeux) ou les gommes, il faut, l'abcès ouvert, détruire les fongosités par le raclage et la cautérisation à l'intérieur de la paroi; les injections antiseptiques (sublimé) achèvent la guérison. Si, après l'enlèvement des dents et le traitement des abcès, la suppuration persiste, il faut conclure à la formation d'un séquestre osseux.

Cautérisation. — On peut avoir à cautériser les dents ou les gencives et, pour ce faire, avoir recours aux agents chimiques ou aux agents physiques; ceux-ci généralement préférables, et jouant un rôle plus réellement utile.

Dents. — Nous n'avons pas à revenir sur la cautérisation de la pulpe, dont nous avons suffisamment parlé au chapitre de la carie dentaire.

Nous n'avons en vue que la cautérisation faite dans le but de détruire localement la sensibilité des tissus durs de la dent. L'opération est parfois nécessaire pour les caries superficielles, douloureuses, ayant surtout leur siège en avant du collet des incisives ou en dehors du collet des prémolaires et molaires. La cautérisation se fait encore sur des surfaces récemment limées, restées sensibles au passage de l'air ou au contact des liquides froids ou chauds, et des agents extérieurs. Ainsi encore, dans le cas de fractures récentes et superficielles, dont la surface reste douloureuse au moindre contact.

Dans tous ces cas, c'est le fer rouge qui rendra le plus de services, sous toutes ses formes (celles dont on dispose) : cautère actuel, thermo ou galvano-cautère. Le fer rougi est promené ou appuyé sur la surface sensible qu'on veut atteindre, jusqu'à ce que celle-ci prenne une coloration dorée, qui indique que la cautérisation est suffisante. L'application peut en être répétée sur le même point ou sur des points différents. L'insensibilité est toujours obtenue instantanément, ce qui prouve bien qu'on a détruit sur place les éléments douloureux (fibrilles de l'ivoire). L'opération peut être renouvelée à quelque temps d'intervalle, mais rarement plus de deux ou trois fois.

Les agents chimiques, employés dans le même but (nitrate d'argent, perchlorure de fer, etc.) sont loin de donner des résultats aussi sûrs. On peut les essayer cependant, sur les personnes qui redoutent la douleur, toujours assez vive, de la cautérisation au fer rouge. Le nitrate d'argent en solution concentrée est le topique qui donnera les meilleurs résultats ; mais, en général, les caustiques chimiques sont plutôt réservés pour les cautérisations des gencives.

Gencives. — Le fer rouge appliqué aux gencives est surtout utile pour les cautérisations profondes ou les destructions de tissus : hypertrophie, épulis, pyorrhée, et n'a guère d'indication pour les cautérisations superficielles. Pour celles qui s'adressent surtout aux formes de la gingivite ulcéreuse, on a plutôt recours aux caustiques chimiques, au premier rang desquels il faut placer l'*acide chlorhydrique*, sans nier les services que peuvent rendre l'acide chromique, le nitrate d'argent, le perchlorure de fer, etc. Nous avons vu d'ailleurs les indications principales de ces substances, avec leurs avantages et leurs inconvénients, aux différents chapitres de la pathologie : nous n'y reviendrons pas. Nous voulons cependant nous élever contre l'usage un peu abusif qui est fait de la teinture d'iode. Comme cette substance n'a pas d'indications thérapeutiques précises, on l'applique indistinctement à toutes les affections muqueuses ou même dentaires, et cependant, elle a l'inconvénient de jaunir les dents, de fuser sur la muqueuse et d'en amener la desquammation, en créant ainsi de nouvelles surfaces infectées. On peut faire le même reproche à l'acide chromique qui aussi a le défaut de fuser, mais au moins est-il appliqué dans un but bien déterminé (pyorrhée). L'acide chlorhydrique, si utile dans la stomatite ulcéro-membraneuse, aphteuse, etc., dans le traitement des ulcérations diverses, aurait le grave inconvénient de décalcifier les tissus durs de la dent; mais avec les précautions nécessaires, on pourra toujours éviter son contact avec les dents, ou neutraliser ses effets par les alcalins.

Limage et résection des dents. — *Limage.* — Le limage des dents est une opération des plus simples et souvent utile. Il a pour but l'ablation progressive d'une partie plus ou moins considérable de la surface des tissus durs de la dent. Tantôt il opère pour séparer deux dents contiguës et favoriser le traitement ultérieur d'une carie superficielle; tantôt, plus simplement, pour supprimer un angle, une saillie, adoucir un bord ou une surface. Enfin il peut agir à lui seul pour faire disparaître complètement une carie superficielle, en transformant en surface plane et polie une cavité plus ou moins irrégulière, dans laquelle séjournaient les micro-organismes.

On emploie des limes de toutes formes et de toutes espèces : les *limes métalliques, plates*, dites limes à séparer; les *limes rondes*, les *limes à baïonnette*, maniées à la main. Mais à celles-ci on substitue souvent des limes en corindon plates, rondes, discoïdes, mues par le tour dentaire, avec lesquelles on atteint plus rapidement le même résultat. Elles ont d'ailleurs l'avantage d'occasionner moins de douleur.

Les limes métalliques, trempées d'abord dans l'eau tiède, doivent être tenues fermement et sans oscillation d'une main pendant que l'autre écarte les lèvres et les joues et les protège; l'opération est toujours pénible malgré les précautions prises, et difficilement supportée par les sujets nerveux, et aucune aussi n'exerce mieux la patience de l'opérateur.

Lorsque le limage est interstitiel, il doit être fait de telle sorte que les espaces obtenus entre les dents soient plus larges vers leurs bords que vers le collet, c'est-à-dire présentent la forme d'un V à sommet tourné vers la gencive. Cette disposition s'oppose à la pénétration et surtout à la rétention des aliments dans l'acte de la mastication, et au rapprochement ultérieur des surfaces limées. Lorsqu'on veut supprimer par le limage une carie superficielle des faces contiguës des dents antérieures, il faut toujours faire porter la perte de substance en arrière, en ménageant le plus possible la table antérieure, qui est généralement indemne, pour conserver à la bouche sa physionomie habituelle. On ne doit d'ailleurs toucher que la dent cariée en respectant la dent voisine, si elle est saine. Nous savons qu'il y a parfois nécessité de cautériser la surface sensible laissée par la lime.

Est-il besoin de dire que nous repoussons d'une manière absolue le limage des dents non cariées, mais trop serrées, fait uniquement dans le but de leur faire place et de prévenir la carie en permettant le nettoyage des interstices dentaires?

Résection. — Quand le limage doit être insuffisant ou trop prolongé pour faire disparaître tout ou partie d'une dent, on a recours à la résection.

Ainsi, pour enlever une couronne qu'on veut raser en conservant toute la racine; pour supprimer rapidement et d'un seul coup une zone d'émail, ou la paroi d'une carie en préparation.

Pour le premier objet, on se sert surtout d'une pince coupante droite et courbe, à forme de davier, dont les mors aplatis et recourbés arrivent exactement en contact. Le fragment ou la couronne de dent à supprimer est saisi entre les deux mors et sectionné par une pression rapide et énergique. Si la partie restante de la dent est irrégulière, la lime l'arrondit. L'opération, nullement douloureuse sur une dent morte, est plus vivement ressentie sur une dent à pulpe vivante, mais beaucoup moins douloureuse que la scie par exemple, à laquelle on peut être obligé d'avoir recours, si la dent à couper est trop épaisse et résiste.

Lorsque la résection de la couronne met la pulpe à nu, cette dernière doit être enlevée ou détruite et la racine appropriée au but qu'on se propose (dent à pivot).

Pour enlever un fragment d'émail ou une paroi de carie, pour ouvrir plus largement la cavité de celle-ci, ou pour agrandir un espace interdentaire, on emploie plus communément un ciseau d'acier bien trempé, *coupe-émail*, dont le tranchant, appliqué au point voulu, sous la simple pression de la main ou sous le choc d'un maillet, enlève d'un seul coup toute une épaisseur d'émail. C'est le *clivage* de la dent. Il faut seulement avoir soin d'agir dans la direction connue des fibres de l'émail; le choc est à peine ressenti par le patient.

Greffe dentaire. — Nous ne consacrerons pas de longs développements à cette opération entrée depuis longtemps, il est vrai, dans la pratique, mais réservée quand même à des cas exceptionnels. Les travaux de Magitot, de David, de nombre d'auteurs l'ont mise à la portée de tous : ses variétés, ses indications sont également connues et il nous suffira de les décrire brièvement.

Il y a greffe lorsqu'une dent, complètement séparée de son alvéole et des gencives, est remise, soit à sa même place : *greffe par restitution*, soit dans une autre place : *greffe d'emprunt* ou *par transposition* (David).

Si la dent appartient au même individu, la greffe est dans les deux cas *autoplastique*

Elle est *hétéroplastique* si la dent appartient à un autre sujet.

Toutes ces greffes sont *fraîches* lorsque la dent réimplantée a été récemment enlevée, et que sa racine et les ligaments sont encore humides et saignants (pulpe vivante ou non).

La greffe est dite *sèche* lorsque l'implantation est faite avec une dent réellement sèche, c'est-à-dire dépouillée depuis longtemps de tous ses éléments vitaux, de ses parties molles.

Enfin on a fait des greffes fraîches ou sèches, autoplastiques ou hétéroplastiques dans des alvéoles préexistants, ou créés de toutes pièces par des moyens artificiels.

La greffe peut être en quelque sorte accidentelle, comme nous l'avons indiqué dans le cas de luxation complète d'une ou plusieurs dents, par exemple.

GREFFES SÈCHES. — Pour nous y reconnaître, nous éliminerons d'abord en peu de mots les greffes sèches. On peut lire dans Laforgue (l'*Art du Dentiste*, 1802) qu'elles étaient couramment pratiquées par les dentistes de son époque. Quand on était obligé d'arracher une dent de devant, on la remplaçait par une dent sèche, qu'on choisissait de la même forme, en la dissimulant parfois, car on voulait faire croire qu'elle était fraîchement arrachée à une autre personne. Laforgue ne dit pas si l'opération réussissait souvent.

De nos jours, c'est un dentiste américain, Younger, qui a remis en honneur les greffes sèches, mais il les a singulièrement étendues en les faisant dans des alvéoles creusés artificiellement dans l'os et les gencives depuis longtemps dépourvues de dent.

Nous ne décrirons pas le manuel assez compliqué d'une opération rarement nécessaire, dont les résultats, peut-être brillants tout d'abord, ne peuvent jamais être durables (malgré quelques cas favorables). La même observation s'adresse à toutes les greffes sèches, qu'il y ait ou non alvéole préexistant, car il ne peut il y avoir reprise de connexions vitales, mais seulement consolidation momentanée et purement mécanique. Cette solidité apparente est probablement due à des fermentations chimico-parasitaires qui, amenant du côté du tissu osseux des exostoses et du côté de la racine des résorptions irrégulières, produisent ainsi, entre les deux parties, un certain degré d'engrenage. On comprend les incertitudes d'une opération, fondée sur des phénomènes aussi irréguliers, inconstants de leur nature et forcément peu durables. L'élimination de la dent semble inévitable au bout d'un temps plus ou moins long.

La GREFFE FRAICHE HÉTÉROPLASTIQUE d'une dent saine, prise sur un sujet pour la réimplanter sur un autre sujet, peut donner de bons résultats si la dent choisie est bien adaptée, comme forme et direction, à l'alvéole de la dent enlevée, et si l'opération est faite d'ailleurs dans de bonnes conditions aseptiques. Il y a reprise réelle des connexions vitales entre la racine et l'alvéole. Le résultat peut donc être durable, à moins qu'on n'ait été obligé de modifier sur trop de points la racine nouvelle, pour l'adapter à l'alvéole qui lui est destiné.

Ce genre de greffe est naturellement presque toujours réservé aux dents à une racine.

La greffe hétéroplastique n'est légitime que si la dent enlevée chez un individu, même consentant, l'a été dans un but thérapeutique pour lui (surdent, dent déviée). Aucun chirurgien de nos jours ne consentirait, je pense, à mutiler, même avec son assentiment, une personne au bénéfice d'une autre. On était moins scrupuleux autrefois.

La GREFFE AUTOPLASTIQUE PAR TRANSPOSITION n'a que des applications très restreintes, on le comprend. On a rarement l'occasion d'enlever une dent déterminée, pour la réimplanter sur un autre point, dans une même bouche. On a pu changer de place ainsi cependant une incisive latérale et une canine, transposées par anomalie, et faire ainsi du coup deux réimplantations. On a pu encore enlever une canine (en surdent) et la placer dans l'alvéole d'une première prémolaire du côté opposé, enlevée pour carie.

Greffe par restitution. — Nous restons donc en face de la greffe par restitution simple, qui a pour but le plus souvent d'amener la guérison d'une périostite alvéolo-dentaire chronique avec lésion du sommet de la racine sur une dent cariée avec accompagnement ou non de complications variées : abcès chroniques, fistules muqueuses ou même cutanées. La pyorrhée est une contre-indication formelle de greffe, et il y a d'ailleurs de plus sûrs moyens de la guérir.

Nous avons déjà vu, au chapitre des caries et arthrites dentaires, que la greffe par restitution était un des moyens extrêmes auxquels on pouvait recourir dans le traitement de l'arthrite du sommet. On a pu la considérer aussi comme un moyen plus facile et plus rapide (Ferrier) de traiter une dent cariée, même avec sa pulpe encore vivante mais découverte, lorsque la carie est placée dans un point difficilement accessible (face postérieure des molaires). La pulpe est alors détruite et la dent plombée en dehors de la bouche, entre les deux temps de l'extraction et de la remise en place. L'indication est loin d'être illogique, et dans cette voie, la greffe pourrait même avoir des applications plus étendues.

Quoi qu'il en soit, nous avons en vue surtout l'opération appliquée au traitement de la périostite du sommet, à condition que la dent mérite réellement d'être conservée, que son extraction ne présente pas de grandes difficultés, et que la guérison ne puisse être obtenue par des moyens plus simples (antisepsie, trépanation alvéolaire).

La périostite du sommet est le plus souvent chronique, mais elle peut être aiguë, avec fluxion et même abcès, et cette complication n'est pas une contre-indication absolue de l'opération. Nous avons présenté des observations de greffes réussies dans ces conditions à la Société de Stomatologie.

L'opération comprend l'avulsion, le traitement de la dent, la remise en place, la contention.

L'avulsion doit être faite avec lenteur, en ménageant le plus possible l'intégrité de la gencive et de l'alvéole. C'est ici qu'on sera autorisé à déchausser légèrement la dent, pour ne pas déchirer la gencive.

Le traitement de la dent en dehors de la bouche consiste : dans le nettoyage à fond de la cavité pulpaire et des canaux, sévèrement aseptisés, et dans l'obturation de la carie et des canaux de la racine; mais il consiste surtout dans la suppression du sommet radiculaire plus ou moins rongé et altéré et septique. Ce n'est pas parce qu'il est mort qu'on le supprime, car il n'y a jamais de séquestre dentaire partiel, mais parce qu'il est infecté. Pendant toutes ces manœuvres, la dent doit être tenue à l'aide d'un linge sec aseptique et n'entrer en contact qu'avec des instruments ou des substances aseptisées.

Avant la remise en place, l'alvéole, qui a été tenu absolument à l'abri de la salive (rouleaux de linge ou d'ouate aseptiques), est lavé par des injections plusieurs fois répétées (sublimé, eau phéniquée), débarrassé du sang et étanché avec de petits tampons imbibés de sublimé et bien exprimés. La dent peut alors être remise dans son alvéole par un mouvement ferme et progressif; elle s'y maintient suffisamment tout d'abord.

La contention n'est utile que pour les dents à une racine, incisives ou canines, et à la mâchoire supérieure; mais sur celle-ci elle peut être nécessaire. On l'assure par des fils fins de soie ou de métal qui ne doivent jamais être trop serrés, car la dent doit jouir dans son alvéole d'une certaine liberté, pouvoir s'allonger surtout un peu, ce qui se produit invariablement les jours qui suivent l'opération (deux ou trois jours), par gonflement irritatif des tissus mous.

Nous avons décrit (Société de Stomatologie) un procédé de contention qui nous semble plus simple et plus facile à appliquer à toutes les dents à une racine et même aux prémolaires, que les autres procédés connus : un fil de soie peu serré entoure au collet les deux dents voisines de la dent réimplantée et la dent elle-même; une lamelle d'étain souple, de la largeur de la couronne réimplantée, s'applique exactement sur elle; ses deux extrémités, passant sous l'anse du fil en avant et en arrière de la dent, sont simplement repliées sur la couronne. Ce petit appareil est parfaitement immobile et souple en même temps;

il ne permet en aucun cas à la dent de s'échapper, et les lavages antiseptiques de la bouche et de la région peuvent être assurés d'une façon qui ne gêne en rien la solidité des parties.

Il est rare que la consolidation d'une dent bien greffée ne soit pas suffisante au bout de huit ou dix jours, à moins de complications, et que celle-ci ne puisse être débarrassée de ses moyens de contention. Certaines complications, comme les abcès, les fistules persistantes ou même l'élimination de petites esquilles, ne sont pas un obstacle absolu à la consolidation, qui peut être seulement retardée.

QUATRIÈME PARTIE

HYGIÈNE ET THÉRAPEUTIQUE GÉNÉRALES DE LA BOUCHE

Nous nous proposons d'étudier dans cette dernière partie l'ensemble des moyens dont peuvent disposer l'hygiène et la thérapeutique, la première pour prévenir les maladies de la bouche, et la seconde pour les atténuer et les guérir; en même temps que les meilleurs moyens de les mettre en œuvre.

La médecine préventive ou curative dispose de nombreuses ressources, mais s'adresse en définitive, lorsqu'il s'agit de la bouche, presque exclusivement à un certain ordre d'agents, dont nous avons vu presque constamment l'importance au cours du livre, les *agents antiseptiques*.

Soit pour prévenir, soit pour guérir, leur rôle est presque toujours également important; le plus souvent ils précèdent, accompagnent ou suivent tous les autres traitements ou médications, et les opérations. Nous consacrerons donc ce premier chapitre à leur étude, qui doit précéder tout naturellement celle des applications à la bouche des lois générales de l'hygiène et de la thérapeutique.

CHAPITRE I

Les agents de l'antisepsie.

Les antiseptiques. — Le nom d'*antiseptiques* peut s'appliquer à toutes les substances d'ordre chimique, ou agents physiques, qui jouissent plus ou moins de la propriété d'arrêter les fermentations et le développement des micro-organismes. Ils sont donc tout désignés pour agir dans un foyer permanent de culture et de fermentation comme la bouche.

Il serait inutile, pour le but que nous poursuivons, de faire une étude approfondie du mode d'action des antiseptiques et surtout de tous les antiseptiques ; mais nous pouvons au moins envisager brièvement la manière dont ils jouent leur rôle, lorsqu'il s'exerce dans le milieu buccal. Nous le ferons surtout en tirant les conclusions des travaux des nombreux auteurs (Cornil, Duclaux, Hayem, Miquel, Miller, etc.), qui ont étudié à ce point de vue les antiseptiques.

Ceux-ci peuvent agir de trois façons différentes, ensemble ou séparément : sur les tissus vivants, sur les parasites, sur les produits secondaires de fermentation ou de sécrétion de ces derniers, diastases, ptyaline (?), et alcaloïdes divers qu'ils fabriquent.

Sur les tissus, comme l'a fait remarquer Hayem, l'antiseptique peut agir en coagulant leur albumine, en faisant contracter leurs vaisseaux, en les tannant pour ainsi dire, par soustraction d'eau, et entraver ainsi l'envahissement des microbes dans ces parties.

Sur les germes vivants, sur les parasites, les antiseptiques, dit Duclaux, procèdent le plus souvent par oxydation (soustraction d'hydrogène), ou au contraire par réduction (soustraction d'oxygène), l'une et l'autre amenant la mort immédiate de la cellule; ou par coagulation du protoplasma albumineux, incompatible aussi avec la vie cellulaire. Mais l'action de l'antiseptique peut être paralysante seulement, c'est-à-dire que pendant le contact elle s'exerce, pour s'effacer dès que le milieu échappe à son influence.

Enfin sur les produits de sécrétion et de fermentation, les antiseptiques agissent pour les modifier ou les détruire, d'une façon non douteuse, si elle est assez obscure, par des combinaisons chimiques aussi variées que ces produits eux-mêmes.

On peut remarquer en passant que les caustiques chimiques ou même physiques n'agissent guère autrement que les antiseptiques, mais seulement avec une puissance poussée au point d'amener la désorganisation complète des tissus, et de tous les éléments avec lesquels ils entrent en contact.

D'après ces indications, il semblerait facile d'établir une classification logique des antiseptiques : il n'en est rien ; car outre que leur action est rarement isolée, et s'exerce souvent à la fois dans les différents ordres de faits que nous venons de signaler, ils subissent eux-mêmes dans la bouche des actions en retour qui peuvent annihiler leur effet. Tel antiseptique qui amènerait la mort d'un germe, dans un certain milieu chimique, peut rester impuissant sur celui-ci, dans un milieu chimique différent, et ainsi à l'infini pour tous les antiseptiques et pour chaque espèce de microbe. Il en résulte que l'interprétation des phénomènes observés, et même l'interprétation exacte des expériences faites en dehors du milieu buccal, pour démontrer la supériorité de certains antiseptiques, est très laborieuse. Les expériences de laboratoire, qui parfois d'ailleurs donnent des résultats différents d'après les différents auteurs, ne peuvent donc pas se transposer dans la bouche et servir de guide exclusif dans le choix d'un antiseptique ; mais il en faut tenir grand compte cependant, en les comparant toujours aux résultats de l'expérience clinique, qui montrent directement l'effet thérapeutique des substances employées, dans les conditions les plus variées. L'observation directe doit venir en aide aux recherches scientifiques et si elles se trouvent d'accord, comme cela se présente pour quelques antiseptiques, en nombre assez restreint, le choix se trouvera ainsi en partie limité.

Le nombre est incroyable, en effet, des substances antiseptiques dont il y aurait à examiner la valeur comparative, s'il n'était permis d'en éliminer d'abord un certain nombre.

Miquel, dans sa thèse sur les organismes vivants de l'atmosphère, sans se préoccuper de l'action antiseptique des agents sur tel ou tel microbe, a recherché la plus petite quantité de substance nécessaire pour empêcher la putréfaction d'un litre de bouillon exposé aux germes de l'air, et par cette méthode indirecte il est arrivé à établir un tableau comparatif et des conclusions qui sont intéressants à connaître. C'est ainsi qu'on y voit figurer au premier rang les composés mercuriels, bichlorure et biiodure, l'eau oxygénée, le nitrate d'argent, l'iode; puis, en seconde ligne, l'acide salicylique, l'acide thymique, etc.; plus bas encore, l'acide phénique, le permanganate de potasse, et presque au dernier rang l'acide borique, le chloral, etc.

De ce tableau, qui comprend plus de 60 substances différentes, nous ne retenons d'ailleurs que celles dont l'application est possible pour les dents. Il est à remarquer toutefois que ces résultats s'appliquent aux spores des bactéries et non à celles des moisissures.

Miquel a étudié encore l'action des vapeurs antiseptiques, et il a trouvé que les corps dont les vapeurs tuaient le plus rapidement les bactéries étaient les suivants : iode, brome, chlore, acide chlorhydrique, etc., auxquels aucun germe ne résiste.

Dans les *Annales de l'Institut Pasteur* (1887),

Chamberlan a fait de très intéressantes recherches sur les propriétés antiseptiques des essences, agissant sur la bactéridie charbonneuse, et il a montré que les vapeurs qui la tuaient le plus rapidement étaient celles de cannelle de Ceylan, de vespetro, etc., et que les solutions les plus énergiques étaient celles de santal, de cannelle de Ceylan, de girofle, etc. Mais ces solutions, tout en ayant un pouvoir antiseptique assez grand, l'ont comparativement beaucoup plus faible que le bichlorure de mercure, qu'on peut toujours prendre comme type des antiseptiques.

En essayant, toujours sur la bactéridie du charbon, le pouvoir de quelques sels composés, comparativement à l'acide thymique, Chamberlan a trouvé que les sels les plus actifs étaient le bichlorure de mercure, le nitrate d'argent, l'acide thymique, le sulfate de fer, etc. Enfin, en comparant le pouvoir antiseptique d'un certain nombre de substances relativement à l'ensemble des micro-organismes, il est arrivé à cette conclusion très importante; que les composés les plus actifs étaient le *sublimé* et l'*acide thymique*. Résultat à retenir et conclusion qui s'accorde tout à fait avec l'observation clinique, car le sublimé et l'acide thymique sont incontestablement les deux antiseptiques entre lesquels le choix devra se faire le plus souvent pour la bouche. Ce sont ceux dont nous avons souvent éprouvé les bons résultats.

Miller (de Berlin) a plus spécialement étudié l'action comparative et le pouvoir destructeur des antiseptiques sur les microbes de la carie dentaire, et pour cette catégorie de micro-organismes, le résultat de ses expériences spéciales se rapproche beaucoup de celui obtenu par Chamberlan, à un point de vue plus général; il le corrobore ainsi heureusement. Ici encore, le sublimé reste au premier rang pour son pouvoir microbicide; puis viennent le nitrate d'argent, le thymol, l'iode et l'iodoforme.

Depuis quelques années, de nombreux travaux se sont attachés à faire bien connaître un nouvel antiseptique, le formol (aldéhyde formique), qui semble appelé à jouer un rôle important pour l'antisepsie chirurgicale et peut-être pour l'antisepsie buccale et dentaire. Le pouvoir antiseptique de cette substance, bien étudiée surtout par Berlioz et Miquel, serait bien supérieur même à celui du sublimé; mais il existe encore des opinions divergentes, et ce corps offre ceci de particulier que son pouvoir aseptique est beaucoup plus grand que son pouvoir microbicide, c'est-à-dire qu'il en faut une minime quantité pour empêcher le développement d'une culture, mais une beaucoup plus grande pour arrêter celle-ci lorsqu'elle a commencé; et c'est ici que le sublimé retrouve sa véritable supériorité, car il tue à coup sûr les microbes existants.

Le formol agit en solutions extrêmement faibles, ce qui est fait pour atténuer son action irritante en lavages sur les muqueuses et sur les plaies. Mais il a l'inestimable avantage aussi d'agir par les vapeurs mêmes de sa solution, qui s'en dégagent faiblement, mais d'une manière constante. Cette propriété l'a fait adopter très rapidement pour le pansement des dents cariées et septiques, les vapeurs pouvant ainsi atteindre les parasites dans la profondeur des canalicules de l'ivoire. On sait que l'iode en solution et l'iodoforme fréquemment employés pour le pansement des dents offrent, à un plus faible degré, le même avantage. Mais il ne faudrait pas tomber dans une illusion fâcheuse, ni oublier que les dents septiques qui ne guérissent pas, sont celles dont les lésions de la racine ne peuvent être atteintes par la voie des canaux dentaires; et dans la pratique, les pansements antiseptiques plus faibles mais fixes comme ceux à l'acide phénique, à la créosote (gaïacol) donnent pour les canaux des résultats très satisfaisants. Cependant, il est bon de savoir que les solutions purement aqueuses pour le pansement des canaux sont peu efficaces, même sur place, à cause de leur peu de diffusion et de pénétration. Les huiles essentielles (essences de cannelle, de santal) ou les médicaments diffusibles à un faible degré leur seront toujours préférés (créosote).

De l'ensemble des faits que nous venons d'exposer succinctement, il appartient à chacun de tirer les conclusions utiles; une des règles que nous appliquons pour notre part, consiste à ne pas nous adresser à une substance unique mais à plusieurs, soit successivement, soit ensemble, réunies et associées dans des formules variées. Nous ne savons presque jamais exactement à quelle catégorie de parasites nous avons affaire, ni quelle est la nature de leurs sécrétions, ni quelle est la modification apportée par les fermentations dans la composition de la salive, dont l'alcalinité ou l'acidité seules nous fournissent un élément d'appréciation. Est-ce que, par exemple, les alcalins précisément, qui ne sont pas à proprement parler des antiseptiques, comme le carbonate de soude, le borate de soude, etc., qui modifient simplement la salive acide, ne peuvent pas, dans certains cas, donner de meilleurs résultats que l'emploi des antiseptiques les plus puissants?

Il ne faut pas oublier que les antiseptiques, pour exercer leur effet, doivent être solubles, soit directement dans l'eau et la salive, soit indirectement, en étant d'abord incorporés aux substances qui les dissolvent le mieux; alcool, éther, essences. Dans leur emploi également, lorsqu'il n'existe pas une indication spéciale et commandée pour l'un d'eux, on s'adressera de préférence à ceux dont le maniement est le plus simple ou dont l'odeur et l'effet irritant sont le moins persistants.

Caustiques chimiques. — Après les antiseptiques dont nous venons de parler, il nous reste à indiquer une autre catégorie d'agents de l'antisepsie, les agents caustiques, dont l'efficacité est beaucoup plus certaine, et peut se manifester en tous cas par des résultats plus immédiats; on peut dire d'ailleurs qu'entre les antiseptiques purs et les caustiques chimiques, il n'y a dans leur mode d'action qu'une différence de degré et, pour quelques-uns même, il serait difficile d'établir la différence : l'acide phénique, la créosote, le nitrate d'argent, l'eau oxygénée, l'iode, etc., exercent sur les tissus un véritable effet caustique, mais qui, restant superficiel, ne les désorganise que très peu.

Les caustiques les plus fréquemment employés dans la bouche ont déjà pour la plupart été indiqués par nous au chapitre de la pathologie : nous pouvons rappeler l'acide chlorhydrique, l'acide chromique, l'acide arsénieux, le chlorure de zinc, etc. A des degrés divers, ils désorganisent les tissus et détruisent naturellement sur place les éléments infectieux quels qu'ils soient, mais à la condition d'être immédiatement en contact avec eux. Leur emploi doit donc être exactement limité, et leur application demande des indications précises.

Caustiques physiques. — Les caustiques physiques mettent en œuvre la chaleur sous la forme de gaz (air chaud surtout) et du fer rouge comprenant le cautère actuel, le thermo et le galvano-cautère.

L'air chaud a été utilisé depuis longtemps en chirurgie dentaire pour faire l'antisepsie des cavités de caries et des canaux radiculaires, et de nombreux appareils ont été imaginés pour rendre son application pratique. Il ressort d'une discussion approfondie à la Société de Stomatologie à la suite d'une communication du Dr Ferrier (1892), que si les avantages de l'air chaud sont incontestables et les résultats cliniques satisfaisants, aucun appareil ne permet de mesurer exactement la température à laquelle il s'élève, lorsqu'il arrive dans la dent et les canaux, et qu'il reste toujours un peu d'incertitude sur les effets antiseptiques obtenus. Mais c'est en tous les cas un agent parfait pour sécher les cavités, assurer la diffusion des antiseptiques empruntés aux agents chimiques, et favoriser leur action.

Le fer rouge est l'agent physique par excellence pour détruire à la fois les tissus malades, les parasites et volatiliser les sécrétions les plus virulentes, à condition de pouvoir être amené en contact avec ces différentes parties. Mais on comprend, qu'en raison précisément de sa puissance, il ne puisse être appliqué dans tous les cas, et surtout lorsqu'on doit ménager des tissus sains. Nous avons vu à la pathologie dans quelles circonstances multiples il pouvait rendre de signalés services; nous n'avons pas à y revenir, non plus que sur l'application très ingénieuse que le Dr Saladin en a pu faire à la destruction des pulpes, et pour aseptiser les dents infectées. L'aiguille qui porte son nom, élevée à une température pouvant aller jusqu'au rouge, pénètre jusqu'à l'extrémité des canaux les plus fins sans déterminer de douleur appréciable, même lorsque la pulpe est vivante, et permet souvent d'accomplir en une seule fois l'œuvre de nombreux pansements. Si l'idée n'était pas neuve, elle a été rendue singulièrement pratique en séparant l'aiguille de sa source de chaleur, qu'elle peut recevoir, dans sa cupule, d'appareils différents.

Agents mécaniques. — Il ne nous reste qu'à

signaler les agents mécaniques de l'antisepsie qui agissent en balayant le milieu buccal, en expulsant directement les micro-organismes, les débris d'épithélium, les corps étrangers, alimentaires ou autres; toutes substances susceptibles de fermenter plus ou moins dans la bouche. Au premier rang de ces agents mécaniques il faut d'abord mettre la salive elle-même, dont l'abondante sécrétion lave la muqueuse, les ulcérations et les plaies, entraîne les impuretés de leur surface, et dilue les sécrétions pathologiques.

Les brosses, les cure-dents, les poudres inertes plus ou moins dures, les fils, les bois taillés, etc., sont autant d'agents purement mécaniques servant au nettoyage de la bouche.

Les substances généralement connues comme dentifrices sous les noms variés d'opiats, de savons, associent le plus souvent les deux actions mécaniques et antiseptiques. Les dentifrices liquides ne sont à l'ordinaire que des alcools aromatisés ou rendus plus actifs par la présence d'un antiseptique soluble, dont on verse quelques gouttes dans l'eau, pour les soins journaliers de la bouche.

Quelques poudres agissent encore comme absorbantes, telle la poudre de charbon de Belloc, bonne en principe, mais qui, nous l'avons déjà dit, a le grand inconvénient de tatouer les gencives.

Ce chapitre serait incomplet si nous ne signalions, à côté des antiseptiques, les agents médicamenteux qui s'adressent à l'état général et aux affections constitutionnelles. On doit mettre au premier rang le phosphate de chaux, le plus efficace pour s'opposer à la décalcification des tissus et qu'on peut qualifier le meilleur tonique du système dentaire; à côté de lui, les médicaments capables de combattre l'anémie, la débilité générale et de hâter la convalescence des malades.

CHAPITRE II

Hygiène individuelle.

Dans l'état normal. — L'état normal comporte un si parfait équilibre de la santé, une intégrité si complète de tous les organes, de tous les tissus et de toutes les fonctions, qu'il semble écarter pour ainsi dire toute préoccupation d'hygiène. Mais on peut dire qu'ainsi défini, il n'existe jamais complètement pour la bouche, et qu'existât-t-il, l'hygiène aurait encore à se préoccuper de le maintenir.

Il n'y a donc en réalité qu'un état normal relatif, qui n'a pas besoin d'être défini, et dont on peut avoir une notion suffisante par le tableau que nous en avons présenté à la physiologie. Ces bouches n'ont évidemment pas besoin d'être soignées, puisqu'elles ne sont pas malades, et l'on peut voir souvent le déplorable résultat de soins exagérés chez des personnes qui, ayant précisément d'excellentes dents, ont le très légitime désir de les conserver, et pour cela abusent des poudres, des dentifrices, des frictions de toute sorte, au point d'amener des décollements, des inflammations gingivales et même l'ébranlement des dents et leur usure (au collet). L'hygiène ne doit pas aller aussi loin ; elle doit se contenter d'être préventive, c'est-à-dire éviter toutes les causes susceptibles d'altérer l'état local de la bouche et des dents en même temps que de troubler la santé générale, indispensable pour l'intégrité de ces parties. Indiquer ces causes possibles, c'est tracer les règles de l'hygiène préventive.

Aliments. — L'alimentation doit être particulièrement surveillée chez les jeunes enfants. Le lait est l'aliment par excellence du jeune âge ; on ne saurait donc trop s'assurer de sa pureté. On sait bien aujourd'hui que celui-ci peut-être la source de certaines affections buccales comme la stomatite aphteuse, peut-être la stomatite ulcéro-membraneuse, sans compter qu'il est encore quelquefois le véhicule de micro-organismes redoutables comme celui de la tuberculose, et peut-être d'autres affections générales.

Le séjour du lait dans la bouche, dans les interstices dentaires, détermine à coup sûr des fermentations acides (acides lactique, butyrique) qui jouent un grand rôle au début de la formation des caries.

C'est une bonne habitude chez les enfants de mélanger le lait avec de l'eau de Vichy (bicarbonate de soude) pour l'alcaliniser, et de faire aussi laver la bouche avec une solution alcaline.

Les adultes qui, pour une cause quelconque,

sont obligés de suivre le régime lacté quelquefois pendant des années, verront leurs dents s'altérer, se carier, même s'ébranler, et les gencives s'enflammer, s'ils ne s'astreignent à des soins particuliers. Car deux causes viennent s'ajouter : les fermentations acides et le défaut de mastication. Il est facile de s'opposer aux premières par les lavages alcalins de la bouche et l'usage régulier de dentifrices également alcalins. Le défaut de mastication laisse s'accumuler dans la bouche des déchets d'épithélium, des dépôts salivaires, le mucus des gencives ; il est donc utile que la brosse enlève ces matières et les balaye avec un savonnage bien fait tous les matins. Nous ne serions pas éloignés de conseiller aussi à ces malades une sorte de mastication artificielle qui pourrait se faire par exemple avec des boulettes de caoutchouc ; on entretiendrait ainsi les pressions normales supportées par les dents qui, lorsqu'elles ne mastiquent pas, s'ébranlent et s'altèrent par diminution de l'apport sanguin résultant des mouvements.

Le chapitre de l'alimentation peut prêter à des considérations hygiéniques multiples, même si l'on se place uniquement au point de vue buccal. Il est évident, par exemple, que la plupart de nos aliments étant empruntés au règne animal, s'ils séjournent dans la bouche, peuvent se décomposer et produire les fermentations variées, causes de caries et d'inflammation muqueuse ; et la question se réduit à éviter surtout le séjour dans la bouche de ces matières éminemment putrescibles. De là l'utilité du rince-bouche, du cure-dents et de la brosse qui enlèvent les parcelles alimentaires. On doit recommander de n'user que d'aliments frais, éviter l'abus des mets irritants, des épices, du vinaigre, des fruits verts acides (acides citrique, malique etc.), on peut ainsi donner des conseils à l'infini (sucre, bonbons, etc).

La question des boissons n'est pas moins importante : l'usage immodéré du vin, de l'alcool, peut produire une irritation incontestable de la muqueuse buccale et aussi des fermentations acides (acétique); l'usage du cidre (acide malique) a été souvent incriminé pour la production de la carie et, semble-t-il, à juste titre.

L'*eau* doit être absolument pure, et dans l'incertitude, elle doit être bouillie ou au moins filtrée. Cette précaution sera impérieusement commandée en *temps d'épidémie* surtout, sans qu'il soit besoin d'insister sur les raisons.

La *température* des aliments solides ou liquides introduits dans la bouche peut-elle avoir une influence sur l'état des dents? Les faits ne semblent pas bien démontrés; les dents saines paraissent pouvoir supporter une température assez élevée sans en éprouver aucun préjudice et les aliments même pris très chauds provoquent à peine leur sensibilité. On sait même qu'une cautérisation au fer rouge faite à leur surface ne compromet généralement en rien l'état de la pulpe centrale.

On n'en saurait dire autant du froid extrême. La sensation d'un corps froid, comme la glace, celle des réfrigérants (chlorure d'éthyle), est extrêmement désagréable, souvent insupportable, et ne saurait être répétée sans inconvénients. On sait aussi que le froid sur des dents déjà infectées, mais silencieuses, peut être le coup de fouet qui met en jeu brusquement l'infection. Le froid diminue dans ce cas la résistance des dents; c'est un rôle analogue qu'il faut sans doute attribuer aux courants d'air, sur la production des inflammations pulpaires et périostiques; ils provoquent sur la dent infectée la même dépression que dans une autre partie de la bouche ou plutôt de la gorge, si vulnérable par le froid. La muqueuse buccale elle-même, au même titre, ne doit pas échapper à l'action nocive des alternatives de froid et de chaud, bien faites pour aider toutes les inflammations.

Est-il nécessaire de rattacher à la question de chaud et de froid celle des influences très secondaires qu'on peut faire jouer à la barbe, aux cheveux, au point de vue de la préservation des dents? On ne peut réellement s'arrêter sur ces détails, les habitudes jouant d'ailleurs ici le plus grand rôle.

Corps étrangers. — L'usage des hochets, chez les très jeunes enfants, sous quelque forme (durs ou mous) qu'ils se présentent, doit être absolument proscrit. Outre que ces objets sont toujours malpropres, ils excorient les gencives et la muqueuse buccale et ouvrent une porte d'entrée aux parasites.

L'emploi du biberon, souvent nécessaire, sera spécialement surveillé au point de vue de l'asepsie. Le sein de la nourrice devra être toujours savonné et lavé à l'eau boriquée avant d'être donné au nouveau-né.

On empêchera les enfants plus âgés de casser des noyaux de fruits, de jouer avec les ustensiles de table, fourchettes, couteaux, etc.

L'usage du cure-dents, qui devient souvent une habitude fâcheuse, devra être modéré et ne sera toléré qu'en cas de nécessité, c'est-à-dire s'il n'y a que ce moyen de chasser les aliments introduits dans les interstices dentaires; encore, pour cet objet, la substitution de fils de soie ou de caoutchouc sera-t-elle possible et préférable. Le danger particulier du cure-dents, c'est que la pointe peut s'infecter dans la bouche et faire ainsi de petites inoculations septiques qui peuvent être l'origine très simple de nombre d'infections buccales, dont on rechercherait loin l'origine. L'abus des brosses trop dures et des poudres n'est pas sans présenter à un moindre degré les mêmes inconvénients. Les poudres, en particulier, dont l'asepsie n'est pas toujours suffisamment surveillée, peuvent produire, par pénétration dans les tissus, l'effet de petits grains septiques.

On peut considérer comme un corps étranger nuisible le *tabac*, introduit dans la bouche sous forme de fumée, et plus souvent en même temps sous forme de petits fragments (cigares, cigarettes), et en gros paquets (chique). A propos du tabac, nous ne voulons pas parler du cancer des fumeurs, dont on peut discuter l'origine; mais on ne saurait nier que le tabac est un irritant qui peut favoriser les lésions de la muqueuse buccale, les leucoplasies (*plaques des fumeurs*), ou si ces lésions existent, en retarder la guérison. Si, à cette action irritante du tabac vient s'ajouter le frottement continu d'un tuyau de pipe sur un point déterminé, ce n'est pas trop s'avancer que de voir dans cette cause l'origine de certains cancroïdes. L'action permanente du tuyau de pipe sur les dents peut en tout cas les user et produire de petites fractures de leurs bords.

Un fait qu'on ignore généralement c'est que le tabac à chiquer est sucré; chez l'adulte qui chique, il joue donc le rôle des bonbons ou des sucreries chez les enfants, et favorise les fermentations buccales (acétique). L'abondante sécrétion salivaire provoquée par la chique ne doit pas être non plus sans enlever à celle-ci une partie de ses propriétés actives dans la digestion. La chique devient heureusement rare.

La prétendue action microbicide du tabac est donc absolument à rejeter, et il reste toujours à son actif l'épaisse couche noire que les dépôts de fumée, mélangés au tartre, forment au collet de certaines dents.

Dans les pays d'Europe, il est presque superflu de prévenir contre les dangers et les abus de certaines substances qui, chez les peuples d'Extrême-Orient, jouent le rôle de la chique en Europe : le *bétel*, qui n'est autre que la feuille d'une pipéracée enveloppant une boulette de chaux vive et de noix d'arec, non seulement noircit les dents, mais les ronge et les détruit en contribuant à donner à la face une expression dégoûtante.

Est-il besoin de parler des mangeurs ou chiqueurs d'opium, de haschisch, toutes substances également nuisibles et incompatibles en tout cas avec le bon état de la bouche et des dents?

Médicaments. — Certains médicaments introduits dans la bouche dans un but thérapeutique, local ou général, peuvent avoir une action nocive sur les dents ou les gencives : l'action d'un acide comme l'acide chlorhydrique n'a pas besoin d'être expliquée : il décalcifie les tissus de la dent; on peut en dire autant des acides nitrique, sulfurique, etc. Les préparations ferrugineuses, sous toutes leurs formes, sont généralement incriminées : elles nous semblent avoir l'unique inconvénient de noircir les dents par leur dépôt d'oxyde ferreux. Le sulfate de fer peut toutefois, en se décomposant, mettre en liberté l'acide sulfurique qui attaque les dents.

L'*alun*, les sels de tartre acide (crème de tartre) introduits trop souvent dans les poudres ou opiats, incorporés à des poudres dures, pierre ponce ou corail, peuvent attaquer la surface des dents et les prédisposer à la carie. Il faut donc, sur ce point, avoir soin de surveiller les produits de l'industrie, et ne pas se servir de la première poudre venue.

Nous ne reviendrons pas sur l'effet des poisons pris à l'intérieur, et dont l'action peut retentir sur le système dentaire, sur les ligaments et les os mêmes des mâchoires. Cette action, que nous avons vue élevée à un haut degré avec les sels de mercure, le phosphore, peut se produire également, à un degré moindre, à la suite de l'absorption des sels de plomb, de bismuth, d'arsenic. A chacune de ces substances, on a voulu rattacher certains lisérés; on ne doit guère retenir que le liséré plombique dont nous avons indiqué la nature.

On sait que certaines *professions* exposent plus spécialement à l'absorption de quelques-uns de ces poisons. Des soins spéciaux seront donc nécessaires pour les ouvriers qui travaillent dans les industries du phosphore, du mercure, du plomb, etc.; nous les avons suffisamment indiqués en parlant de la nécrose phosphorée.

On a pu se préoccuper de la présence dans la bouche du mercure qui entre dans la composition des plombages connus sous le nom d'*amalgames*; bien à tort toutefois; car le mercure des amalgames n'est plus à l'état libre; et le fût-il, d'ailleurs, toujours en très petite quantité et pendant très peu de temps, il ne saurait exercer aucune action nuisible par son contact immédiat avec les tissus; pas plus que son absorption à dose insignifiante ne pourrait avoir d'effet indirect sur les mâchoires et les dents.

Hygiène dans les affections générales. — Les affections générales ont un tel retentissement sur le milieu buccal, c'est-à-dire sur la muqueuse et ses sécrétions, que la bouche a besoin d'être surveillée pendant tout le cours de celles-ci et dans la convalescence même, avec une attention spéciale. La diminution fréquente de la sécrétion salivaire, le défaut de mastication, l'abondance des déchets épithéliaux, sont autant de causes de fermentations, particulièrement virulentes dans ces conditions. En outre, la muqueuse dépouillée de son épithélium est moins bien défendue et prête à absorber les produits septiques qui sont à sa surface, et certaines infections secondaires n'ont pas d'autre origine. Ainsi peuvent se développer, dans le voisinage, les adénites, les parotidites, les otites, etc.; plus loin, les entérites et même des complications pulmonaires.

Les fièvres éruptives (variole, rougeole, scarlatine), la fièvre typhoïde, la pneumonie adynamique, toutes les fièvres graves s'accompagnent presque inévitablement de ces mauvais états de la bouche.

Chez les cachectiques, les tuberculeux, les cancéreux, les hémiplégiques, la bouche demande des soins tout aussi assidus.

Dans toutes ces affections, le bon état relatif sera assuré par des lavages répétés surtout avec des liquides alcalins, bicarbonate de soude, borate de soude, en solution; avec le savonnage qui, aidé de la brosse, sera le meilleur moyen d'entraîner et de balayer les impuretés de la bouche. En raison de la sensibilité particulière des muqueuses, les antiseptiques employés seront les moins irritants : le thymol, le lysol, l'acide salicylique, en solutions très diluées. L'usage de poudres absorbantes et désinfectantes, comme la poudre de charbon, pourra être momentanément autorisé. Il est surtout important de maintenir l'humidité et la souplesse de la muqueuse, et de ne laisser séjourner à sa surface aucune matière étrangère, ni du dedans ni du dehors.

Hygiène prothétique. — L'application d'appareils prothétiques plus ou moins complets dans la bouche, pour remplacer des dents manquantes, comporte certaines règles d'hygiène que l'on ne saurait négliger.

Les appareils fixes, qui ne comprennent qu'une dent, peuvent être appliqués sous la forme de dents à pivot ou de couronnes artificielles estampées, dont l'ajustage parfait, après le traitement des parties sous-jacentes (racines), est possible. Mais on doit proscrire les différents appareils fixes à plusieurs dents qui, sous le nom commun d'appareils à pont, retiennent toujours sur quelques points les matières alimentaires, qui fermentent et se corrompent, et sont toujours très difficiles à nettoyer. Les appareils à crochets fixes seront *a fortiori* interdits.

Les appareils mobiles, d'usage plus répandu, qu'on peut enlever et remettre après les avoir lavés et aseptisés, offrent moins d'inconvénients, à condition qu'ils portent le moins possible, ou même pas du tout, de crochets métalliques. Lorsqu'il reste des dents dans la bouche, le léger frottement d'un appareil bien ajusté sur celles-ci suffit pour le maintenir.

La question des racines laissées ou non dans la bouche, sous les appareils, a une grande importance au point de vue de l'hygiène buccale; des racines ramollies, creusées par la carie, dont les canaux n'ont pas été obturés, qui donnent lieu à des abcès et à des fistules et sont des foyers permanents d'infection, ne doivent, à aucun prix rester dans la bouche; il faut les extraire. Celles, au contraire, qui sont suffisamment consistantes et solides, dont les canaux sont obturés, peuvent être conservées sans inconvénient, et même avec avantage quelquefois, car elles maintiennent la hauteur des bords alvéolaires.

Lorsqu'il n'y a plus de dents, on peut choisir entre les appareils dits à succion, et les dentiers à ressorts, les premiers infiniment préférables, quand ils sont supportés. Chez certains sujets, en effet, les appareils à succion qui recouvrent forcément le palais, provoquent des efforts de vomissements incessants qui les font abandonner complètement par eux. Les conditions particulières de la muqueuse peuvent aussi s'opposer à la succion : les efforts faits pour obtenir le vide congestionnent les tissus sous-jacents au point d'y produire des hémorragies et un gonflement très douloureux : le contact même de l'appareil devient insupportable. Cette situation se rencontre souvent chez les cardiaques; on est alors obligé de recourir aux dentiers à ressorts, qui permettent de réduire le volume et l'étendue de la pièce du haut; c'est un pis-aller, mais avec des soins de propreté, les services qu'ils rendent sont encore supérieurs à leurs inconvénients.

Soins journaliers de la bouche. — Avec l'hygiène préventive, plus simple qu'elle ne semble, malgré les développements précédents, puisqu'elle consiste le plus souvent à s'abstenir, il doit toujours être possible de conserver la bouche dans un bon état relatif, surtout si l'on y ajoute quelques soins journaliers très simples, d'une application facile, qu'il faut bien se garder de formuler d'une façon trop précise, car ils peuvent varier dans une assez large mesure, suivant l'état particulier du sujet. Nous ne voulons pas échapper cependant à l'obligation d'en donner quelque idée.

Le matin, à jeun, se brosser une fois les dents et modérément, en avant et en arrière, avec une brosse de crin pas trop dure, mouillée et imprégnée d'une pâte de savon; se laver ensuite la bouche avec de l'eau boriquée, ou de l'eau tiède aromatisée avec un élixir, dont on fixe la formule généralement d'après les indications particulières (thymol, essences diverses).

Se laver la bouche après chaque repas avec de l'eau aromatisée (menthe); le soir, avant de se coucher, il est très important de ne pas garder dans la bouche des débris d'aliments, ou des produits épithéliaux qui auraient toute la nuit pour fermenter : l'usage modéré de la brosse sera donc encore recommandé le soir.

Ces soins sont très modestes et simples; ils suffisent dans l'état de santé. Mais il est évident que nous donnons plutôt ici des indications que nous ne formulons une prescription absolue. Quelques personnes pourraient se passer complètement de soins; pour d'autres, ceux que nous indiquons seraient insuffisants.

Nous insisterons seulement ici sur l'emploi du savon. Ce composé alcalin que nous prescrivons depuis longtemps et que le Dr Thomas, sur nos indications, a préconisé dans sa thèse[1], offre l'avantage de dissoudre le mucus et les enduits buccaux, les matières grasses qui recouvrent la surface des dents et des gencives, et empêcheraient le contact intime avec ces parties des solutions antiseptiques employées aux lavages. Il faut laver la bouche comme on lave ses mains, et les mains ne sont jamais bien lavées qu'au savon. Le savon, avec ses propriétés, peut d'ailleurs être incorporé et l'a été avec diverses substances antiseptiques (acide borique, etc.).

On remarquera que nous parlons peu des poudres ; on peut à la rigueur s'en passer, sans nier qu'elles ne puissent rendre des services pour blanchir les dents. Les meilleures seraient celles qui, après avoir servi pourraient se dissoudre complètement dans la bouche, pour ne pas y rester à l'état de corps étranger. Il est difficile cependant de ne pas y adjoindre quelques poudres inertes comme la craie ou la magnésie. Ces poudres, mélangées à l'acide borique, au borate de soude, au bicarbonate de soude et aromatisées, sont, avec d'autres, de celles qui remplissent des indications utiles (alcalins). Sur des indications spéciales, il sera permis d'y ajouter des substances antiseptiques. La poudre alcaline antiseptique sera en général le type dont se rapprocheront plus ou moins toutes les poudres.

Chez les enfants, jusqu'à l'âge de douze ans,

---

1. *Antisepsie appliquée aux affections parasitaires de la bouche*, thèse, Paris, 1892.

c'est-à-dire jusqu'à la fin de la seconde dentition, l'emploi de la brosse souple et du savonnage, tel que nous l'avons indiqué, avec les lavages de la bouche par les solutions alcalines et aromatisées, sera suffisant. Après cet âge seulement, on pourra autoriser les poudres, mais seulement si elles semblent nécessaires. Le caractère général des substances employées pour les soins de la bouche chez les enfants sera *d'être alcalin*; on sait quelle est la fréquence particulière chez ceux-ci, des caries molles à décalcification rapide (réactions acides).

Pour terminer ces conseils, qui laissent d'ailleurs à chaque médecin une grande latitude, disons surtout qu'il s'agit moins de prescrire que de surveiller et d'agir soi-même quand il est besoin. Les soins véritables doivent être donnés par le médecin : tel topique prescrit ne donnera aucun résultat si l'application en est remise au malade lui-même; il sera souverain placé par le médecin au point où il faut et comme il convient, Il ne faut pas surtout croire aux panacées ni aux secrets; ils n'existent pas plus pour les maladies de la bouche ou des dents que pour toute autre maladie.

CHAPITRE III

Hygiène collective.

Sous le nom d'hygiène collective, on pourrait comprendre l'ensemble des mesures hygiéniques applicables à quelques groupes humains, surtout réunis dans les écoles, les pensionnats et dans les casernes.

Écoles. — Une visite régulière à époque fixe de la bouche de tous les enfants, par un médecin spécialiste, devrait être obligatoire pour tous les pensionnats réunissant en groupes un certain nombre d'enfants. J'ai dit à dessein un médecin spécialiste, car malheureusement, avec l'organisation actuelle de l'enseignement médical, le médecin qui ne s'est pas appliqué particulièrement à l'étude de la stomatologie est peu apte à reconnaître les affections de la bouche et des dents et encore moins à les soigner ; et d'un autre côté le spécialiste qui n'est pas médecin peut être plus dangereux qu'utile par son ignorance forcée des nombreuses affections de la bouche qui relèvent de la médecine ou de la chirurgie générales. On sait d'ailleurs que certaines de ces affections sont ou contagieuses ou épidémiques et peuvent demander des soins, des mesures d'hygiène et de prophylaxie (isolement, par exemple) que le seul médecin peut imposer par son autorité.

Il ne serait pas moins important qu'un temps suffisant fût accordé aux enfants le matin et le soir pour la toilette de leur bouche et que ces soins mêmes fussent obligatoires pour eux et leur exécution surveillée : usage de la brosse, savonnage, etc. Le lavage de la bouche à la fin de chaque repas avec de l'eau simplement aromatisée (menthe) n'aurait rien d'exagéré.

Nous savons d'ailleurs qu'une heureuse tendance existe à remplir ces prescriptions dans nombre d'établissements privés ; il serait désirable qu'il en fût de même dans les établissements de l'État.

Les parents qui placent leurs enfants pensionnaires, dans les établissements universitaires ou libres, devraient également avoir ou se réserver le droit de faire sortir leurs enfants pour des soins qu'ils ne peuvent trouver qu'au dehors ; ce droit ne devrait jamais être méconnu, quand il est justifié.

Hygiène des soldats. — De grands progrès ont été réalisés, même au point de vue qui nous occupe, dans l'hygiène des soldats. L'un de ces progrès, indirectement, consiste surtout à imposer aux médecins militaires la connaissance plus exacte des affections buccales et dentaires et la pratique des opérations que celles-ci comportent ; ce qui ne veut pas dire qu'il n'y ait encore mieux à faire au point de vue de l'instruction des élèves du service de santé. Lorsque cet enseignement sera sérieusement donné, il assurera aux soldats les soins éclairés qu'ils trouvaient si difficilement autrefois.

Une autre mesure très importante, la suppression de la gamelle commune pour un certain nombre d'hommes, et aussi de la cruche où buvaient à même les soldats, est faite pour conjurer dans de grandes proportions le danger de la contagion de certaines maladies : stomatite aphteuse, ulcéro-membraneuse, qui sévissaient souvent à l'état épidémique et se communiquaient certainement de cette manière. Est-il besoin de parler des dangers de la syphilis buccale dans ses formes primitives et secondaires, et peut-être de la tuberculose?

Il resterait à assurer pour les soldats, comme pour les enfants, un examen périodique de la bouche; on pourrait au moins faire pour celle-ci ce qui se fait pour les pieds; ce n'est pas être trop exigeant.

Il y aurait lieu aussi à prescrire aux soldats, en leur accordant le temps et les moyens nécessaires, de se laver la bouche au moins sommairement avec de l'eau bouillie et une brosse une fois par jour, chose qui ne semble ni très difficile ni très compliquée, etc.

Nous en avons assez dit pour montrer dans quelle voie il serait désirable d'entrer, si l'on voulait en même temps qu'assurer la santé des soldats, épargner des forces et le temps perdus trop souvent pour le soin de maladies qu'on pouvait éviter.

Nous avions eu l'intention, tout d'abord, de placer à la fin de ce livre un formulaire général qui comprît : les solutions médicamenteuses, les eaux, élixirs et poudres dentifrices, les opiats, mixtures, collutoires; en un mot les multiples combinaisons de l'arsenal thérapeutique qui se sont particulièrement multipliées pour la bouche. Nous n'aurions eu que l'embarras du choix et fait autre chose que de reproduire ces formules qu'on retrouve toutes faites dans tous les livres de thérapeutique. Nous avons préféré consacrer les pages limitées qui nous étaient accordées, à préparer les connaissances et le jugement qui déterminent leur choix.

TABLE DES MATIÈRES

Préface.. v

PREMIÈRE PARTIE

NOTIONS ANATOMIQUES ET PHYSIOLOGIQUES

Chapitre I. — Notions anatomiques........ 1

Bouche en général............................... 1
Vestibule de la bouche.......................... 3
Parois de la bouche............................. 4
    Lèvres....................................... 4
    Joues.. 7
    Voûte palatine............................... 8
    Plancher de la bouche....................... 10
    Langue...................................... 10
Muqueuse buccale................................ 11
Gencives.. 12
Muqueuse linguale............................... 14
Structure de la muqueuse buccale................ 15
    Épithélium.................................. 15
    Glandes..................................... 15
    Vaisseaux et nerfs.......................... 16
Glandes annexes de la bouche.................... 16
Squelette de la bouche.......................... 16
    Os maxillaires supérieurs................... 17
    Sinus maxillaire............................ 18
    Maxillaire inférieur........................ 20
Système dentaire................................ 21
    Dents en général............................ 21
    Incisives................................... 22

Canines ou cuspidées...............................	23
Prémolaires ou bicuspidées........................	23
Grosses molaires supérieures.....................	23
Grosses molaires inférieures......................	24
Dents de lait...	24
Tissus dentaires...	25
Émail...	25
Ivoire ou dentine....................................	25
Cément..	26
Pulpe dentaire.......................................	26
Périoste alvéolo-dentaire ou ligament dentaire...	27
Développement de la bouche et des dents.............	28
Développement de la bouche.....................	28
Développement des dents.........................	29

CHAPITRE II. — CONSIDÉRATIONS PHYSIOLOGIQUES.. 31

Phonation...	32
Tact et goût..	33
Mastication...	33

CHAPITRE III. — LE MILIEU BUCCAL........ 36

Salive...	37
Salive parotidienne.................................	37
Salive sous-maxillaire.............................	38
Salive sub-linguale.................................	38
Salive mixte..	38
Microbes de la bouche..................................	40
Microbes non pathogènes.........................	42
Microbes pathogènes...............................	45
Microbes des dents.................................	46
Décalcification.......................................	48

DEUXIÈME PARTIE

PATHOLOGIE

CHAPITRE I. — MODIFICATIONS DU MILIEU BUCCAL. — TARTRE.	52
CHAPITRE II. — MALADIES DE LA MUQUEUSE BUCCALE......	57
Stomatites et gingivites en général..................	57

TABLE DES MATIÈRES

Stomatites spécifiques primitives	59
Stomatite aphteuse	60
Muguet	62
Stomatites spécifiques secondaires	65
Stomatites syphilitiques	65
Stomatites et gingivites septiques	67
Gingivite tartarique	68
Gingivite des femmes enceintes	68
Stomatite ulcéro-membraneuse	69
Stomatite gangréneuse. Noma	75
Stomatites toxiques ou toxi-septiques en général	77
Stomatite mercurielle	80
Ulcérations de la bouche	83
Ulcérations simples	84
Ulcérations tuberculeuses	85
Ulcérations syphilitiques	85
Ulcérations cancéreuses	86
Leucoplasies buccales	87

Chapitre III. — Maladies des Gencives 90

Hypertrophie des gencives	90
Epulis	92
Lisérés	93

Chapitre IV. — Maladies des Parois de la Bouche. 95

Maladies des lèvres et des joues	95
Maladies de la voûte palatine et du voile du palais	98
Abcès	98
Malformations de la voûte palatine et du voile du palais	99
Maladies du plancher de la bouche	101
Abcès et phlegmons du plancher	102
Angine de Ludwig	103
Grenouillettes	104
Maladies de la langue	106

Chapitre V. — Maladies des Machoires 107

Lésions traumatiques	107
Fractures des mâchoires	107
Nécrose des mâchoires	110
Nécroses en général	110

396 TABLE DES MATIÈRES

Nécrose phosphorée	115
Exposé historique	115
Pathogénie	117
Prophylaxie, hygiène et traitement	120
Actinomycose des mâchoires	125
Pertes de substance des mâchoires. Restauration	128

Chapitre VI. — Pathologie du Système dentaire. 131

Accidents de la dentition	131
Accidents de la 1re dentition	131
Accidents de la 2e dentition	139
Accidents de la 3e dentition. Dent de sagesse	141

Chapitre VII. — Anomalies dentaires... 151

Anomalies en général	151
Anomalies de forme et de volume	153
Anomalies de nombre	155
Par diminution	155
Par augmentation	156
Anomalies de siège	157
Anomalies de direction	159
Antéversion	160
Rétroversion	160
Inclinaison latérale	161
Rotation sur l'axe	161
Traitement des anomalies en général	161
Appareils orthopédiques en général	172
Plan incliné	172
Appareils à pression et à traction	175
Appareil de Gaillard	175
Anomalies de l'éruption	176
Eruption précoce des dents de lait	177
Eruption tardive des dents de lait	177
Eruption précoce des dents permanentes	178
Eruption tardive des dents permanentes	179
Anomalies de nutrition	181
Anomalies de structure	181
Anomalies de structure de l'émail	182
Anomalies de structure de l'ivoire	183
Erosion	183
Anomalies de disposition	187

TABLE DES MATIÈRES

Réunions anomales des dents..................	188
Athrésie des mâchoires.........................	189

CHAPITRE VIII. — MALADIES DE LA DENT 190

Lésions traumatiques................................	190
Usure des dents.................................	190
Contusion et ébranlement des dents............	193
Fractures des dents.............................	195
Luxation des dents...............................	198
Lésions organiques des dents........................	201
Carie dentaire...................................	201
Carie du 1er degré.............................	207
Carie du 2e degré...............................	208
Carie du 3e degré...............................	216
Maladies de la pulpe; pulpites	230
Pulpite aiguë.....................................	230
Pulpite chronique. Tumeurs de la pulpe..........	234
Maladies de l'articulation dentaire ou du périoste alvéolo-dentaire.................................	236
Arthrites ou périostites........................	236
Périostite alvéolo-dentaire......................	237
Ostéo-périostite alvéolo-dentaire ou péri-odontite. — Pyorrhée alvéolaire........................	249

CHAPITRE IX. — MALADIES D'ORIGINE BUCCALE ET DE VOISINAGE.................. 267

Adénites..	269
Fistules dentaires et d'origine dentaire..............	273
Kystes radiculaires ou périostiques.................	281
Empyème du sinus maxillaire.......................	287
Accidents oculaires.................................	293
Accidents de l'oreille...............................	297
Névralgies faciales d'origine dentaire...............	299
Névralgies faciales communes....................	300
Tic douloureux de la face.........	303

TROISIÈME PARTIE

OPÉRATIONS QUI SE PRATIQUENT SUR LA BOUCHE ET LES DENTS

Chapitre I. — Anesthésie 312

Anesthésie générale 312
    Protoxyde d'azote 312
    Bromure d'éthyle 314
Anesthésie locale 316
    Réfrigérants 317
    Méthode des injections locales 320
Accidents de l'anesthésie 324

Chapitre II. — Hygiène des opérations 325

Opérateur 326
Instruments 327
Champ opératoire 329
Pansements 329

Chapitre III. — Opérations 331

Extractions dentaires 334
    Instruments 335
    Difficultés de l'extraction 340
    Accidents de l'extraction 341
Ouverture des abcès 346
Cautérisation 348
Limage et résection des dents 351
Greffe dentaire 354
    Greffes sèches 355
    Greffe fraîche hétéroplastique 356
    Greffe autoplastique par transposition 356
    Greffe par restitution 357

QUATRIÈME PARTIE

HYGIÈNE ET THÉRAPEUTIQUE GÉNÉRALES DE LA BOUCHE

Chapitre I. — Les Agents de l'Antisepsie..... 362

Les antiseptiques................................. 362
Caustiques chimiques............................. 369
Caustiques physiques............................. 370
Agents mécaniques................................ 371

Chapitre II. — Hygiène individuelle...... 373

Dans l'état normal............................... 373
Dans les affections générales.................... 381
Hygiène prothétique.............................. 383
Soins journaliers de la bouche................... 384

Chapitre III. — Hygiène collective....... 388

Hygiène dans les écoles.......................... 388
Hygiène des soldats.............................. 389

Coulommiers. — Imp. Paul BRODARD. — 743-98.

MASSON & Cie, Éditeurs
LIBRAIRES DE L'ACADÉMIE DE MÉDECINE
120, Boulevard Saint-Germain, Paris

EXTRAIT DU CATALOGUE

CHARCOT — BOUCHARD — BRISSAUD
Babinski, Ballet, P. Blocq, Boix, Brault, Chantemesse,
Charrin, Chauffard, Courtois-Suffit, Dutil, Gilbert, Guignard,
L. Guinon, G. Guinon, Hallion, Lamy, Le Gendre, Marfan, Marie,
Mathieu, Netter, Œttinger, André Petit, Richardière, Roger,
Ruault, Souques, Thibierge, Thoinot, Fernand Widal.

VIENT DE PARAITRE

Traité de Médecine

DEUXIÈME ÉDITION

Publiée sous la direction de MM.

BOUCHARD
Professeur de pathologie générale
à la Faculté de médecine de Paris,
Membre de l'Institut.

BRISSAUD
Professeur agrégé
à la Faculté de médecine de Paris,
Médecin de l'hôpital Saint-Antoine.

10 volumes grand in-8°, avec figures dans le texte.

CONDITIONS DE PUBLICATION

Les matières contenues dans la deuxième édition du TRAITÉ DE MÉDECINE seront augmentées d'un cinquième environ. Pour la commodité du lecteur cette édition formera dix volumes qui paraîtront successivement et à des intervalles rapprochés, de telle façon que l'ouvrage soit complet dans le courant de 1900. Chaque volume sera vendu séparément. Le prix de l'ouvrage est fixé dès à présent pour les souscripteurs jusqu'à la publication du Tome II à 150 fr.

TOME Ier

1 volume gr. in-8° de 845 pages, avec figures dans le texte. **16 fr.**

- **Les Bactéries,** par L. Guignard, membre de l'Institut et de l'Académie de médecine, professeur à l'Ecole de Pharmacie de Paris.
- **Pathologie générale infectieuse,** par A. Charrin, professeur remplaçant au Collège de France, directeur de laboratoire de médecine expérimentale (Hautes-Etudes), ancien vice-président de la Société de Biologie, médecin des Hôpitaux.
- **Troubles et maladies de la Nutrition,** par Paul Legendre, médecin de l'hôpital Tenon.
- **Maladies infectieuses communes à l'homme et aux animaux,** par G.-H. Roger, professeur agrégé à la Faculté de médecine de Paris, médecin de l'hôpital de la Porte d'Aubervilliers.

Bibliot. Proust.

Traité de Chirurgie

PUBLIÉ SOUS LA DIRECTION DE MM.

Simon DUPLAY
Professeur de clinique chirurgicale
à la Faculté de médecine de Paris
Chirurgien de l'Hôtel-Dieu
Membre de l'Académie de médecine

Paul RECLUS
Professeur agrégé à la Faculté de médecine
Secrétaire général
de la Société de Chirurgie
Chirurgien des hôpitaux
Membre de l'Académie de médecine

PAR MM.

BERGER, BROCA, DELBET, DELENS, DEMOULIN, J.-L. FAURE, FORGUE
GÉRARD-MARCHANT, HARTMANN, HEYDENREICH, JALAGUIER, KIRMISSON
LAGRANGE, LEJARS, MICHAUX, NÉLATON, PEYROT
PONCET, QUÉNU, RICARD, RIEFFEL, SEGOND, TUFFIER, WALTHER

DEUXIÈME ÉDITION ENTIÈREMENT REFONDUE

8 vol. gr. in-8 avec nombreuses figures dans le texte. En souscription. . . **150 fr.**

TOME I. — *1 vol. grand in-8° avec 218 figures* . . . . . . **18 fr.**
RECLUS. — Inflammations, traumatismes, maladies virulentes.
BROCA. — Peau et tissu cellulaire sous-cutané.
QUENU. — Des tumeurs.
LEJARS. — Lymphatiques, muscles, synoviales tendineuses et bourses séreuses.

TOME II. — *1 vol. grand in-8° avec 361 figures* . . . . **18 fr.**
LEJARS. — Nerfs.
MICHAUX. — Artères.
QUÉNU. — Maladies des veines.
RICARD et DEMOULIN. — Lésions traumatiques des os.
PONCET. — Affections non traumatiques des os.

TOME III. — *1 vol. grand in-8° avec 285 figures* . . . . **18 fr.**
NÉLATON. — Traumatismes, entorses, luxations, plaies articulaires.
QUÉNU. — Arthropathies, arthrites sèches, corps étrangers articulaires.
LAGRANGE. — Arthrites infectieuses et inflammatoires.
GÉRARD-MARCHANT. — Crâne.
KIRMISSON. — Rachis.
S. DUPLAY. — Oreilles et annexes.

TOME IV. — *1 vol. grand in-8° avec 354 figures* . . . . **18 fr.**
DELENS. — L'œil et ses annexes.
GÉRARD-MARCHANT. — Nez, fosses nasales, pharynx nasal et sinus.
HEYDENREICH. — Mâchoires.

TOME V. — *1 vol. grand in-8° avec 187 figures* . . . . . . **20 fr.**
BROCA. — Face et cou. Lèvres, cavité buccale, gencives, palais, langue, larynx, corps thyroïde.
HARTMANN. — Plancher buccal, glandes salivaires, œsophage et pharynx.
WALTHER. — Maladies du cou.
PEYROT. — Poitrine.
PIERRE DELBET. — Mamelle.

TOME VI. — *1 vol. grand in-8° avec 218 figures* . . . . **20 fr.**
MICHAUX. — Parois de l'abdomen.
BERGER. — Hernies.
JALAGUIER. — Contusions et plaies de l'abdomen, lésions traumatiques et corps étrangers de l'estomac et de l'intestin. Occlusion intestinale, péritonites, appendicite.
HARTMANN. — Estomac.
FAURE et RIEFFEL. — Rectum et anus.
HARTMANN et GOSSET. — Anus contre nature. Fistules stercorales.
QUENU. — Mésentère. Rate. Pancréas.
SEGOND. — Foie.

Les tomes VII et VIII paraîtront successivement et à intervalles rapprochés.

# Traité de Gynécologie
Clinique et Opératoire

Par le Dr Samuel POZZI
Professeur agrégé à la Faculté de médecine, Chirurgien de l'hôpital Broca.
Membre de l'Académie de médecine.

TROISIÈME ÉDITION, REVUE ET AUGMENTÉE

1 vol. in-8° de XXII-1270 pages, av. 268 fig. dans le texte. Relié toile : **30 fr.**

Je n'ai pas à faire l'éloge de ce traité qui, traduit en allemand, en anglais, en espagnol, en italien et en russe, a fait connaître la gynécologie française au monde entier. La troisième édition aura tout le succès des deux premières, si rapidement épuisées, parce que, comme ses sœurs aînées, elle a le mérite de contenir et de mettre au point les découvertes les plus récentes, sans rien négliger des acquisitions antérieures de la science gynécologique.

L'ordonnance générale du traité n'est pas changée, mais de nombreuses additions et des figures multiples sont venues l'enrichir. La thérapeutique chirurgicale des opérations pelviennes, en particulier, a été complètement revisée, et M. Pozzi, tout en restant laparotomiste convaincu, reconnaît à l'hystérectomie vaginale la large place qui lui est due... Au point de vue thérapeutique, je mentionnerai, comme nouvelles, les pages relatives aux différents procédés d'hystéropexie vaginale recommandés ces derniers temps, celles qui sont consacrées au traitement chirurgical du prolapsus et de la périnéorrhaphie. — L'anatomie pathologique et la bactériologie tiennent une grande place; de nombreuses figures originales inédites viennent très heureusement compléter des descriptions qui seraient un peu ardues à la simple lecture.

E. BONNAIRE (*Presse médicale*, 2 janvier 1897).

Précis d'Obstétrique

PAR MM.

A. RIBEMONT-DESSAIGNES
Agrégé à la Faculté de médecine
Accoucheur de l'hôpital Beaujon
Membre de l'Académie de médecine

G. LEPAGE
Professeur agrégé à la Faculté
de médecine de Paris
Accoucheur de l'hôpital de la Pitié

QUATRIÈME ÉDITION
AVEC 590 FIGURES DANS LE TEXTE DESSINÉES PAR M. RIBEMONT-DESSAIGNES

1 vol. grand in-8° de plus de 1300 pages, relié toile : **30 fr.**

Le Précis d'Obstétrique de MM. Ribemont-Dessaignes et Lepage est un bel et bon ouvrage, appelé à rendre de grands services aux praticiens par son plan et son exécution qui sont parfaits. Tenant le milieu entre les Manuels qui tentent les étudiants, mais ne leur apprennent pas grand'chose, et les traités magistraux qu'ils n'ont guère le temps ni les moyens d'aborder, cet ouvrage nous paraît réaliser parfaitement le but des auteurs, d'être un livre d'enseignement proprement dit. Et cet enseignement, c'est, dans ses grandes lignes, celui de M. Tarnier et de M. Pinard.
(*Revue scientifique.*)

Cet ouvrage est appelé à rendre de grands services, non seulement à l'étudiant qui prépare ses examens, mais aussi au praticien, abandonné qu'il est, la plupart du temps, au milieu des multiples difficultés de la clinique, et avec une instruction pratique souvent insuffisante...

...Nous devons aussi parler de la partie iconographique de l'ouvrage, tous les dessins qui sont l'œuvre personnelle de M. Ribemont-Dessaignes, joignant à une exactitude photographique un aspect artistique qui donne au livre un aspect particulier.
(*Revue de chirurgie.*)

MASSON ET Cie, Libraires de l'Académie de médecine

L'ŒUVRE MÉDICO-CHIRURGICAL
Dr CRITZMAN, *directeur*

Suite de Monographies cliniques

SUR LES QUESTIONS NOUVELLES
en Médecine, en Chirurgie et en Biologie

La science médicale réalise journellement des progrès incessants; les questions et découvertes vieillissent pour ainsi dire au moment même de leur éclosion. Les traités de médecine et de chirurgie, quelque rapides que soient leurs différentes éditions, auront toujours grand'peine à se tenir au courant.

C'est pour obvier à ce grave inconvénient, auquel les journaux, malgré la diversité de leurs matières, ne sauraient remédier, que nous avons fondé, avec le concours des savants et des praticiens les plus autorisés, un recueil de Monographies dont le titre général, *l'Œuvre médico-chirurgical*, nous paraît bien indiquer le but et la portée.

Nous publions, aussi souvent qu'il est nécessaire, des fascicules de 30 à 40 pages dont chacun résume et met au point une question médicale à l'ordre du jour, et cela de telle sorte qu'aucune ne puisse être omise au moment opportun.

Nous tenant essentiellement sur le terrain pratique, nous essayerons de donner à chaque problème une formule complète. La valeur et l'importance des questions seront examinées d'une manière critique, de façon à constituer un chapitre entier, digne de figurer dans le meilleur traité médico-chirurgical. Cette nouvelle publication pourrait être intitulée aussi : *Complément à tous les Traités de Pathologie, de Clinique et de Thérapeutique.*

CONDITIONS DE LA PUBLICATION

Chaque monographie est vendue séparément . . . . . **1** *fr.* **25**

Il est accepté des abonnements pour une série de 10 Monographies au prix à forfait et payable d'avance de **10** francs pour la France et **12** francs pour l'étranger (port compris).

MONOGRAPHIES PUBLIÉES

N° 1. **L'Appendicite**, par le Dr Félix Legueu, chirurgien des hôpitaux de Paris.

N° 2. **Le Traitement du mal de Pott,** par le Dr A. Chipault, de Paris.

N° 3. **Le Lavage du Sang,** par le Dr Lejars, professeur agrégé, chirurgien des hôpitaux, membre de la Société de chirurgie.

N° 4. **L'Hérédité normale et pathologique,** par le Dr Ch. Debierre, professeur d'anatomie à l'Université de Lille.

N° 5. **L'Alcoolisme**, par le Dr Jaquet, privat-docent à l'Université de Bâle.

N° 6. **Physiologie et pathologie des sécrétions gastriques**, par le Dr A. Verhaegen, assistant à la Clinique médicale de Louvain.

N° 7. **L'Eczéma**, par le Dr Leredde, chef de laboratoire, assistant de consultation à l'hôpital Saint-Louis.

N° 8. **La Fièvre jaune,** par le Dr Sanarelli, directeur de l'Institut d'hygiène expérimentale de Montévidéo.

N° 9. **La Tuberculose du rein,** par le Dr Tuffier, professeur agrégé, chirurgien de l'hôpital de la Pitié.

N° 10. **L'Opothérapie. Traitement de certaines maladies par des extraits d'organes animaux,** par A. Gilbert, professeur agrégé, chef du laboratoire de thérapeutique à la Faculté de médecine de Paris, et P. Carnot, docteur ès sciences, ancien interne des hôpitaux de Paris.

RÉCENTES PUBLICATIONS

VIENT DE PARAITRE

Éléments de Botanique

Par Ph. Van TIEGHEM
Membre de l'Institut, professeur au Muséum d'Histoire naturelle

TROISIÈME ÉDITION, REVUE ET AUGMENTÉE

2 volumes in-16 comprenant ensemble 1170 pages et 580 figures intercalées dans le texte, cartonnés toile .... 12 fr.

L'auteur a fait tous ses efforts pour mettre cette nouvelle édition au courant de tous les progrès accomplis en botanique depuis l'année 1893, date de l'achèvement de la deuxième édition. Ces progrès ont intéressé d'une part la morphologie et la physiologie des plantes, c'est-à-dire la botanique générale, traitée dans le premier volume, de l'autre l'histoire des familles végétales, c'est-à-dire la botanique spéciale, qui fait l'objet du second volume. De là, dans le premier volume, toute une série de modifications et d'additions, portant notamment sur la structure de la racine, de la tige et de la feuille, sur la formation de l'œuf, etc., qui l'ont augmenté d'environ cinquante pages avec les figures correspondantes. De là, surtout dans le second volume, un remaniement complet de la classification des phanérogames, où une place a dû être faite au groupe nouveau des inséminées avec ses cinq ordres et ses trente-neuf familles, remaniement qui a nécessité une addition de cent pages, avec les figures correspondantes. C'est, en somme, une augmentation de cent cinquante pages qui, jointe à de nombreuses corrections et modifications de détail, fait de cette édition un ouvrage véritablement nouveau.

VIENT DE PARAITRE

PRÉCIS
DE
BOTANIQUE MÉDICALE

Par L. TRABUT
PROFESSEUR D'HISTOIRE NATURELLE MÉDICALE A L'ÉCOLE
DE PLEIN EXERCICE DE MÉDECINE ET DE PHARMACIE D'ALGER

DEUXIÈME ÉDITION, ENTIÈREMENT REFONDUE

1 *volume in-8º de 740 pages avec 954 figures dans le texte* .... **8 fr.**

L'étude des végétaux, faite en vue d'en retirer des données applicables à la médecine, constitue la botanique médicale, science bien ancienne, née avec la médecine des temps primitifs et qui est depuis longtemps et reste la principale source où puise la thérapeutique; d'un autre côté, par la bactériologie, elle devient la base de la pathogénie.

Dans ce petit volume, l'auteur s'est efforcé de condenser les notions de botanique médicale indispensables au médecin comme au pharmacien. Éliminant toutes les obscurités et les longueurs, il a cherché à accumuler dans ces quelques pages des renseignements précis et pratiques. Il est bien difficile de séparer la botanique médicale de la matière médicale; aussi l'auteur n'a-t-il pas hésité à citer les principales drogues d'un usage courant, après avoir donné les caractères des plantes qui les fournissent. Un grand nombre de figures (954) accompagnent et facilitent les descriptions en permettant d'analyser les caractères des plantes et de vérifier les détails de leur organisation.

MASSON ET Cie, Libraires de l'Académie de médecine

VIENT DE PARAITRE

L'Anatomie comparée des Animaux
BASÉE SUR L'EMBRYOLOGIE
Par LOUIS ROULE
LAURÉAT DE L'INSTITUT (Grand Prix des Sciences Physiques),
PROFESSEUR A L'UNIVERSITÉ DE TOULOUSE (Facultés des Sciences).

Deux volumes grand in-8° de XXVI-1970 pages avec 1202 figures dans le texte . . . . **48 fr.**

" ..... Ce livre est, à la fois, un traité élémentaire d'anatomie appuyée sur l'embryologie, et un exposé succinct de philosophie zoologique. La manière dont les faits, mis en leur lieu naturel, se groupent et se complètent, donne par elle seule, avec une évidence toujours plus nette, le sentiment d'une lente évolution, subie incessamment par la matière vivante, et des voies qu'elle a suivies. La méthode scientifique part des faits pour arriver à concevoir les causes..... "

Ce traité ne s'adresse pas seulement aux étudiants désireux d'avoir un guide en anatomie. Il est de portée plus haute. Par sa méthode de rigoureuse logique, par son esprit de synthèse, il mérite d'intéresser les personnes qui, de près ou de loin, s'attachent aux sciences biologiques, soit pour elles-mêmes, soit pour leurs applications, soit pour leurs conséquences philosophiques.

L'ouvrage comprend deux volumes, et compte 1970 pages. Il est divisé en seize chapitres, dont chacun renferme l'étude anatomique d'un embranchement déterminé. Les chapitres varient, dans leur étendue, suivant l'importance des embranchements ; certains se réduisent à quelques pages ; d'autres, celui des *Vertébrés* par exemple, en mesurent près de six cents, et constituent autant de traités spéciaux. Les figures, nouvelles pour la plupart, sont nombreuses, et fort soignées ; rien n'a été omis pour les rendre des plus artistiques, sans ôter à leur valeur scientifique ni à leur simplicité.

VIENT DE PARAITRE

Les Colonies animales et la formation des organismes
Par Edmond PERRIER
Membre de l'Institut, Professeur au Muséum d'Histoire Naturelle.

DEUXIÈME ÉDITION

1 vol. gr. in-8° avec 2 planches hors texte et 158 figures. **18 fr.**

Dans cette deuxième édition d'un livre bien connu non seulement des naturalistes mais aussi des philosophes et des sociologistes, l'auteur n'a eu à modifier en rien ni le fond de sa doctrine, ni les arguments principaux sur lesquels il s'appuyait. Certains chapitres ont été plus ou moins profondément remaniés de manière à enregistrer quelques points de vue nouveaux ou à éliminer quelques objections ; tel est le chapitre relatif aux *Formes originelles des vers annelés et des animaux articulés;* tel est aussi le chapitre sur l'*Individualité*, auquel la sanction du temps écoulé permettait de donner des conclusions plus fermes et plus rigoureusement scientifiques.

La préface de la première édition était uniquement consacrée à présenter au public l'idée mère du livre qui, neuve alors, n'a plus, aujourd'hui, besoin d'être présentée ; M. Perrier a pensé qu'il convenait plutôt d'en montrer la fécondité ; il a résumé dans une préface de 32 pages toute la théorie de la formation et de l'évolution des organismes, et mis en relief la part qu'ont prise à cette évolution les diverses forces qui agissent encore autour de nous.

RÉCENTES PUBLICATIONS

Traité des
OUVRAGE COMPLET
Maladies de l'Enfance

PUBLIÉ SOUS LA DIRECTION DE MM.

J. GRANCHER
Professeur à la Faculté de médecine de Paris,
Membre de l'Académie de médecine, médecin de l'hôpital des Enfants-Malades.

J. COMBY
Médecin
de l'hôpital des Enfants-Malades.

A.-B. MARFAN
Agrégé,
Médecin des hôpitaux.

5 vol. grand in-8° avec figures dans le texte. . **90** fr.

TOME I. — 1 vol. in-8° de XVI-816 pages avec fig. dans le texte. **18** fr.
Physiologie et hygiène de l'enfance. — Considérations thérapeutiques sur les maladies de l'enfance. — Maladies infectieuses.

TOME II. — 1 vol. in-8° de 818 pages avec fig. dans le texte. **18** fr.
Maladies générales de la nutrition. — Maladies du tube digestif.

TOME III. — 1 vol. de 950 pages avec figures dans le texte. **20** fr.
Abdomen et annexes. — Appareil circulatoire. — Nez, larynx et annexes.

TOME IV. — 1 vol. de 880 pages avec figures dans le texte. **18** fr.
Maladies des bronches, du poumon, des plèvres, du médiastin. — Maladies du système nerveux.

TOME V. — 1 vol. de 890 pages avec figures dans le texte. **18** fr.
Organes des sens. — Maladies de la peau. — Maladies du fœtus et du nouveau-né. — Maladies chirurgicales des os, articulations, etc. — Table alphabétique des matières des 5 volumes.

CHAQUE VOLUME EST VENDU SÉPARÉMENT

Dictionnaire usuel des Sciences médicales

PAR MM.
DECHAMBRE, MATHIAS DUVAL, LEREBOULLET
Membres de l'Académie de médecine

TROISIÈME ÉDITION, REVUE ET COMPLÉTÉE

1 vol. gr. in-8° de 1800 pages, avec 450 fig., relié toile. **25** fr.

Ce dictionnaire usuel s'adresse à la fois aux médecins et aux gens du monde. Les premiers y trouveront aisément, à propos de chaque maladie, l'exposé de tout ce qu'il est essentiel de connaître pour assurer, dans les cas difficiles, un diagnostic précis. Les gens du monde se familiariseront avec les noms souvent barbares que l'on donne aux symptômes morbides et aux remèdes employés pour les combattre. En attendant le médecin, ils pourront parer aux premiers accidents, et, en cas d'urgence, assurer les premiers secours.

Traité de
Thérapeutique chirurgicale

PAR

Émile FORGUE
Professeur de clinique chirurgicale
à la Faculté de médecine de Montpellier.
Membre correspondant
de la Société de chirurgie,
Chirurgien en chef de l'hôpital St-Eloi.
Médecin-major hors cadre.

Paul RECLUS
Professeur agrégé
à la Faculté de médecine de Paris,
Chirurgien de l'hôpital Laënnec,
Secrétaire général
de la Société de chirurgie,
Membre de l'Académie de médecine.

DEUXIÈME ÉDITION ENTIÈREMENT REFONDUE
AVEC 472 FIGURES DANS LE TEXTE
2 volumes grand in-8° de 2116 pages . . . . **34 fr.**

C'est un livre nouveau plutôt qu'une édition nouvelle que viennent de faire paraître MM. Forgue et Reclus. Nombreux sont en effet les chapitres inédits dans cet ouvrage, et il n'est pour ainsi dire pas de page où quelque addition n'ait été apportée. Nous retrouvons partout les qualités dominantes qui nous avaient déjà frappé lors de la première édition, c'est-à-dire la clarté de l'exposition, la simplicité du plan, et surtout la sage discussion des interventions chirurgicales. Les auteurs ont en effet comblé une lacune dans la bibliographie chirurgicale en donnant un livre qui soit à la fois une œuvre de médecine opératoire clinique et en même temps un traité des indications, et l'on comprend facilement que le succès d'un pareil travail ait obligé les auteurs à en publier rapidement une deuxième édition. Dans celle-ci on peut se rendre compte en quelque sorte des progrès, des modifications qui sont survenus depuis ces dernières années dans la thérapeutique chirurgicale. (*Lyon médical*, 13 février 1898.)

Traité élémentaire
de Thérapeutique

Par le Dr Gaston LYON
Ancien chef de clinique médicale à la Faculté de médecine de Paris

DEUXIÈME ÉDITION REVUE ET AUGMENTÉE
1 volume grand in-8° de 1154 pages . . . . **15 fr.**

La première édition de cet ouvrage a été épuisée en deux ans. Ce succès s'explique par les réels services que peut rendre le traité de M. Lyon. C'est qu'en effet l'auteur a employé la méthode qui semble la meilleure pour la pratique. Au lieu de décrire successivement les divers médicaments ou de passer en revue la médication, il a étudié les affections et les troubles de chaque appareil et a montré quels étaient les procédés thérapeutiques auxquels on pouvait s'adresser. On trouve aussi les traitements à employer dans les maladies du tube digestif, des appareils circulatoire, respiratoire, urinaire, du système nerveux ; puis viennent d'importants chapitres sur les infections, les maladies de la nutrition, les intoxications. Enfin, dans un appendice, on trouve, rangés par ordre alphabétique, la liste des médicaments les plus usuels avec leur mode d'emploi et leur posologie...
... Ce livre ne constitue pas une œuvre de compilation : c'est un véritable guide pour le traitement des malades. Voilà, je crois, le plus grand éloge, et il est pleinement mérité, qu'on puisse faire de cet ouvrage. (*Presse médicale*, 27 février 1897.)

Paris. — L. MARETHEUX, imprimeur, 1, rue Cassette. — 13916.